中医药畅销书选粹·临证精华

心有灵犀一脉通

——寿氏心理脉学与临床

寿小云 著

中国中医药出版社·北京

U0334495

图书在版编目（CIP）数据

心有灵犀一脉通/寿小云著. —2版. —北京：中国中医药出版社，2012.12（2018.1重印）

（中医药畅销书选粹. 临证精华）

ISBN 978-7-5132-0661-7

Ⅰ. ①心… Ⅱ. ①寿… Ⅲ. ①脉学 Ⅳ. ①R241.1

中国版本图书馆 CIP 数据核字（2011）第 230715 号

中国中医药出版社出版

北京市朝阳区北三环东路 28 号易亨大厦 16 层

邮政编码 100013

传真 010 64405750

赵县文教彩印厂印刷

各地新华书店经销

*

开本 880×1230 1/32 印张 9.75 字数 251 千字

2012 年 12 月第 2 版 2018 年 1 月第 4 次印刷

书 号 ISBN 978-7-5132-0661-7

*

定价 25.00 元

网址 www.cptcm.com

◆ 出版者的话

中国中医药出版社作为直属于国家中医药管理局的唯一国家级中医药专业出版社，自创办以来，始终定位于"弘扬中医药文化的窗口，交流中医药学术的阵地，传播中医药文化的载体，培养中医药人才的摇篮"，不断锐意进取，实现了由小到大、由弱到强、由稚嫩到成熟的跨越式发展，短短的20多年间累计出版图书3600余种，出书范围涉及全国各级各类中医药教材和教学参考书；中医药理论、临床著作，科普读物；中医药古籍点校、注释、语译；中医药译著和少数民族文本；中医药政策法规汇编、年鉴等。基本实现了"只要是中医药书我社最多，只要是中医药教材我社最全，只要是中医药书我社最有权威性"的目标，在中医药界和社会上产生了广泛的影响。2009年我社被国家新闻出版总署评为"全国百佳图书出版单位"。

为了进一步扩大我社中医药图书的传播效应，充分利用优秀中医药图书的价值，满足更多读者，尤其是一线中医药工作者的需求，我们在努力策划、出版更多更好新书的同时，从早期出版的专业学术图书中精心挑选了一批读者喜欢、篇幅适中、至今仍有很高实用价值和指导意义的品种，以"中医药畅销书选粹"系列图书的形式重新统一修订、刊印。整套图书约 100 种，根据内容大致分为七个专辑："入门进阶"主要是中医入门、启蒙进阶类基础读物；"医经索微"是对中医经典的体悟、阐释；"名医传薪"记录、传承名医大家宝贵的临证经验；"针推精华"精选针灸、推拿临床经验；"特技绝活"展现传统中医丰富多样的特色疗法；"方药存真"则是中药、方剂的精编和临床应用；"临证精华"汇集临床各科精妙之法。可以说基本涵盖了中医各主要学科领域，对于广大读者学习中医、认识中医和应用中医大有裨益。

今年是"十二五计划"的开局之年，我们将牢牢抓住机遇，迎接挑战，不断创新，不辱中医药出版人的使命，出版更多、更好的中医药图书，为弘扬、传播中医药文化知识作出更大的贡献。

中国中医药出版社
2011 年 12 月

内 容 简 介

作者 1982 年毕业于北京中医药大学，长期从事中医脉象研究。多年来致力于中医脉学基础理论的探讨和临床应用研究，在国家级期刊发表了多篇具有较高学术价值的脉学文章。

本书是在挖掘传统中医理论和融合各民族脉法的基础上形成新的脉学理论，是具有临床实用价值的心理脉学诊法。它力图在人类心理情感活动与中医脉诊之间建立起一座沟通的桥梁，使人类第一次能够直接面对他人的心理情感活动和心理致病因素，实现心理上的对话。这一研究成果，为直接感受人类心理情感活动，解决心理学研究中最困难的环节，提供了有益的支持。

本书通过脉象心理研究感知各种医疗过程中的心理现象，为解决身心疾病中心理成分的确认和识别，探讨心理因素和病理因素在同一疾病发展过程中的不同影响及演变规律，发展全新的身心医学，开辟了一个跨越中医学和心理学之间的研究领域。

本书就心理脉象的基本理论、物质基础和临床实践作出系统探讨。它对传统中医诊法，在诊查内容和诊查手法等方面做了重大的更新，增加了许多新的实用内容。本书对于心理学工作研究者、医学理论工作者、中医临床医师、中西医结合工作者，以及对此项研究感兴趣的读者是一部重要的参考书。

全书内容丰富，资料翔实，着重于资料的科学性、实用性、系统性，体现了中医脉学和中医心理学研究的最新成果，在国内外研究领域具有一定的先进性和创新性。

引　言

中医脉诊延续了数千年。作为中医诊查疾病的首要手段，首先在于它的实用价值。而目前最大的问题，恰恰是人们对它实用性的疑虑。在通常的脉诊中，我们很难对特定的疾病或心理下确切的诊断，以致有人对脉诊的真实性和使用价值提出质疑。我们迫切地感到这样的压力：如果不能确切解决脉诊实用性问题及其理论研究，在新的一轮竞争中，中医脉诊这个最值得炫耀的标志将会面临生存的挑战。

中医有能力应付这个挑战。

在过去的皇宫里，太医们隔着幔帐给皇后、嫔妃们诊病，记载了众多的脉案。中医的脉诊始祖扁鹊、仓公等都有着世人瞩目的事迹。

在皇宫御医后代、多代单传的脉诊世家、藏医、蒙医等不同人身上，都可以看到令人感为观止的脉诊结论。他们都可以精确地指出疾病的部位和症状。

目前问题的症结在于：目前世上所流传的脉诊方法基本上沿袭古籍《脉经》所描述的内容。正如我们所看到的，公开流传的脉诊方法临床诊断意义有限，不能准确地诊断人体心理和疾病。浩浩数千年，就我们所能涉猎到的古今脉书，尚未有一本书系统谈到那些脉诊世家所采用的、能够实际诊病的脉诊方法。这些方法实际上或在家族间口传心授，秘不外宣，或疏漏于个别书籍的字里行间。

作者 20 余年来通过对中医脉象进行系统研究，对国内各民族医学涉及的脉学理论和实践研究部分进行深入探讨，在挖掘传统中医理论和融合各民族脉法的基础上形成新的脉学理论，是具有临床实用价值的脉象诊法。它和传统诊法相比有了重大更新，增加了许多新的内容和新的诊查手段，使之成为国内外脉学研究领域具有一定先进性和创新性的脉学诊法。

作者的脉学理论分为中医病脉诊断体系和中医心理脉象体系两大部分。而本书主要围绕中医心理脉象体系的内容进行阐述。其基本内容是：

1. 该项研究作为脉象信息多源化的新尝试，把中医脉诊引入医学心理学的研究范畴。首次把中医脉象划分为中医病脉体系和中医心理脉象体系两大脉象体系，并把心理现象从中医病脉脉象体系扩展到心理脉象的研究领域，形成中医病脉体系之外又一新的独特的脉象研究体系。

2. 中医心理脉象把传统中医古老的脉象研究赋予了新的生命。它使人类第一次能够直接面对他人的心理活动，直接感受各类心理情感活动和心理致病因素，从而实现心理上的对话。

3. 新的脉象体系是中医脉诊和中医尺肤诊法结合的产物。它把脉象的搏动形式，脉管周围组织的形态学改变，脉象振动觉改变放到重要位置上。形成一个包括脉象本身的变化、脉管周围组织形态学变化，以及脉象振动觉变化在内的综合的脉象信息网络。脉诊、尺肤诊以及脉象振动觉感应的结合，扩大了信息来源和信息量，给脉象诊断增加了新的研究途径。

4. 新的脉象体系是以生物全息论为基础的脉象识别体系，它不再是单纯的寸关尺浮中沉的三部九候诊法。它是以寸、关、尺为中心，向各分部的上下左右各方位进行延伸，各分部分散着不同心理情感的反馈点，每种心理情感活动在寸口脉上都有其对应的反应部位。因此，它是一种全息的脉象诊断体系，代表了全方位的立体诊断模式，反馈了全身的心理情感信息。

5. 心理脉象研究中提出了脉象振动觉、脉象温度觉等新的脉诊手段，为脉诊增加了新的信息来源。尤其脉象振动觉频率变化多端，特异性很强，成为许多脉象，尤其是心理脉象的主要鉴别指标。

6. 本书就心理脉象的基本理论、物质基础和临床实践作了系统探讨。

——这是一个古老又崭新的话题。终将有一天，直接感知人的心理情感活动不再成为障碍，它将运用心理脉诊这一武器，和你一起去揭晓人类心理的奥秘。

前　言

脉象与人类心理的关系一直是历代中医研究形神关系时重视和探讨的内容之一。它主要围绕人类心理活动与脉象学反应之间的相互关系，讨论心理活动导致脉象形态学改变，研究其临床意义和演变规律，借以正确认识人体的身心状态和身心疾患的发生、发展及演变规律，达到保障人体身心健康的目的。

为了更好地表达这一命题，我们把伴随心理活动而产生，代表某种特定心理活动或心理状态的脉象改变，称为心理脉象。

心理脉象作为一门新发展的学科领域，它把中医古老的脉象研究赋予新的生命。它的重要意义是使人类第一次能够直接面对他人的心理活动，直接感受各类心理情感活动和心理致病因素，从而实现心理上的对话。它以脉象信息这个最简捷的形式把大脑高级神经活动的心理情感袒露无遗。这一新课题的发掘，为中医脉学和医学心理学的发展，提供了一个新的有效的研究途径和研究手段。

中医心理脉象的研究和发展，作为中医临床医学的一个延伸，把心理现象从中医病脉脉象体系扩展到心理脉象的研究领域，形成中医病脉体系之外又一新的脉象研究体系。

该项研究作为脉象信息多源化的新尝试，首次把中医脉象划分为中医病脉和中医心理脉象两大脉象体系，开拓了中医脉学研究的新领域，并且把中医脉象研究引入医学心理学的研究范畴，使之进入系统化和规范化研究系列。

这一研究领域的开拓，以脉象心理学为主导内容，跨越中医学和医学心理学两大学科领域，必将为心身医学的发展做出自身的贡献。

中医心理脉象研究旨在丰富和发展中医脉学的理论宝库并为临床应用研究提供一个有力的武器。

该研究重点在于中医心理脉象基础理论和脉象实质的探讨，着重解决脉象信息符号与医学心理学之间的相关性联系，以感知人体心理状态、个性心理特征及情感致病因素的病因、种类、程度、来源，以及发展变化、转归为目标，为中医临床心因性疾病和疾病过程中各种心理因素的分析、诊断和研究提供具体的信息内容。

作为新的理论观点和学术研究，很重要的一点是它的应用价值。心理脉象的突出优点是特征鲜明，专属性强。各种脉象心理成分的表达形式和形态特征涉及多种物理量。不同心理脉象之间形态清晰、界限分明，不易混淆，具有明显的专一性。这种脉象比中医病脉中一种脉象可涉及多种病证，一种病可出现多种脉象的情况有较大的优势。

本书的阐述虽然是理论与实践并举，但主要的重心放在解决心理脉象的临床应用上。让读者既能对心理脉象有一个理论上的了解，更重要的是在医疗实践中有所应用，能够通过本书的学习掌握各种心理脉象的临床特征，并通过脉诊直接感知各类心理情感现象。

寿小云

目 录

上篇　心理脉象理论研究 ……………………………… 1

第一章　总　论 ………………………………………… 1

第一节　中医心理概述 ………………………………… 1

第二节　心理脉象的研究对象、特点、意义 ………… 4

第三节　心理脉象的研究内容及范围 ………………… 7

第四节　人类心理活动的交流方式 …………………… 11

　　一、人类心理活动的表达方式 …………………… 11

　　二、研究心理现象的一般方法 …………………… 13

第五节　人体的心理状态和情感因素在
　　　　脉象上是能够被感知的 …………………… 16

第二章　心理脉象基础 ………………………………… 20

第一节　心理脉象是人体心理生理的产物 ………… 20

第二节　心理脉象与病脉是两类不同
　　　　性质的脉象体系 ………………………… 21

第三节　手指的感觉功能 ……………………………… 24

　　一、触觉 …………………………………………… 25

　　二、温度觉 ………………………………………… 28

　　三、振动觉 ………………………………………… 33

第四节　脉象振动觉手感训练 ………………………… 57

　　一、举按寻手法的训练 …………………………… 57

　　二、振动觉感应最佳位置的训练 ……………… 58

　　三、振动部位的识别训练 ……………………… 59

　　四、振动觉的感觉训练 …………………………… 60

第五节　中医心理脉象与振动觉 …………………… 61

一、经典中医心理脉象中的振动觉 ·········· 61

二、脉象振动觉与其他脉象信息的关系 ········ 63

第三章 古代心理脉象研究 ··················· 65

第一节 《内经》心理脉象研究 ·············· 69

一、心理脉象是人体心理活动的产物 ········ 69

二、心理脉象是独立存在的一类脉象 ········ 70

三、心脉之间有特定对应关系 ············· 71

四、心理脉象的特异性脉象成分 ··········· 72

五、脉、证、病机并重 ················· 74

第二节 张仲景心理脉象研究 ·············· 74

第三节 王叔和心理脉象研究 ·············· 77

第四节 陈无择与七情心理脉象 ············ 79

一、起源 ························· 79

二、后世七情心理脉象 ················ 80

三、七情心理脉象的再认识 ············· 82

第四章 心理脉象实质初探 ················· 86

第一节 心理脉象成分指征的确定 ··········· 86

一、心理脉象成分指征的确定 ············ 86

二、中医心理脉象与尺肤诊 ············· 94

第二节 心理脉象物质基础的探讨 ··········· 95

一、脉象振动觉物质基础探讨 ············ 96

二、脉象局部组织形态的改变 ··········· 101

第三节 心理脉象分部候诊规律探讨 ········· 103

第四节 心理脉象实质探讨 ··············· 108

一、心理脉象机理的研究 ·············· 109

二、心理脉象感应机理研究 ············ 122

下篇 心理脉象临床 ···················· 128

基础篇 ··························· 128

第一章 脉诊心理修养与心理条件控制 ········· 128

第一节 脉诊心理修养 ················ 128

一、调心 …………………………………… 129

二、调息 …………………………………… 130

三、虚静为保 ……………………………… 131

四、诊有大方 ……………………………… 132

第二节　患者不同就诊心态对脉象影响 ……… 133

第三节　不同时间、气候、节气对
　　　　心理脉象的影响 …………………… 134

第四节　诊满五十动与诊法以平旦 …………… 135

第二章　心理脉象临床识别 …………………… 137

第一节　心理脉象的结构组成和基本成分 …… 137

一、心理脉象的结构组成 ………………… 137

二、心理脉象的有形脉象成分 …………… 140

三、心理脉象的无形脉象成分 …………… 164

第二节　心理脉象的分部候诊规律及脏腑特征 … 168

一、心理脉象诊断部位的确定 …………… 168

二、心理脉象诊断部位的分布 …………… 171

三、心理脉象的脏腑特征 ………………… 176

第三节　心理脉象中指法与不同手指功能的运用 … 177

第四节　心理脉象的一般识别方式 …………… 180

第五节　多重复杂心理脉象的识别 …………… 185

一、抓主要的情感致病因素 ……………… 186

二、进行情感的分部位的诊断 …………… 186

第三章　心理脉象各论 ………………………… 192

一、肝郁脉象 ……………………………… 192

二、生气脉象 ……………………………… 194

三、怒脉象 ………………………………… 195

四、郁怒脉象 ……………………………… 197

五、心里不痛快的脉象 …………………… 198

六、内心痛苦的脉象 ……………………… 200

七、心烦脉象 ……………………………… 202

八、恐惧脉象 ·· 204

九、惊悸脉象 ·· 207

十、紧张心理的脉象 ·· 208

十一、心理负荷重的脉象 ······································ 209

十二、心理承受能力强的脉象 ······························ 210

十三、逆反心理的脉象 ··· 213

十四、戒备心理的脉象 ··· 215

十五、生活艰辛造成的脉象 ··································· 217

十六、心理创伤脉象 ·· 218

十七、无依无靠感觉的脉象 ··································· 219

十八、惊悸脉象 ·· 221

十九、悲伤脉象 ·· 222

二十、凄凉脉象 ·· 223

二十一、容易冲动性格的脉象 ······························ 224

二十二、忌妒心理脉象 ··· 225

二十三、心理上疲劳感觉的脉象 ···························· 225

二十四、喜脉象 ·· 226

提高篇 ··· 228

第四章　心理脉象的高层次识别 ··································· 228

第一节　心理脉波间的相容性、相互制约性及向周围扩张的
　　　　趋势 ·· 228

一、不同心理脉波间的相互制约性 ······················· 228

二、不同心理脉波间的相容性 ······························ 231

三、不同心理脉波向周围弥散扩张的趋势 ··············· 234

第二节　心理损伤程度的判定 ······························· 238

一、胃气的有无是衡量情感刺激及损伤
　　程度的主要指征 ··· 239

二、从脉象形态学改变看心理损伤程度 ·················· 241

三、从脉象清晰度的变化观察心理损伤程度 ··········· 242

四、从心理脉象的作用强度观察心理损伤程度 ······ 242

　　五、从局部脉象的延伸和扩张程度观察心理
　　　　损伤程度 ······························· 243

　　六、从感受的难易和典型程度判定心理损伤的轻重 ··· 243

　　七、通过脉象振动觉的改变观察心理损伤的程度 ··· 243

　　八、从脉象心理效应的自我感觉判断心理
　　　　损伤的轻重 ··························· 245

第三节　情志致病时间的判断 ························· 245

　　一、从脉象振动觉范围和轮廓形态判断心理
　　　　损伤年代远近 ······················· 246

　　二、从振动觉主体成分的深浅层次判断心理
　　　　损伤的时间 ··························· 248

　　三、从振动感觉的弥散特征判断情感因素的时间 ······ 248

第四节　"善者不可得见，恶者可见"的
　　　　脉诊原则与胃气脉 ··················· 250

第五节　无脉证的心理判断 ························· 254

第六节　外源性情感障碍与内生性情感障碍 ············ 260

第七节　心理脉象与脉象心理效应 ··················· 266

　　一、脉象心理效应是客观存在的 ·················· 266

　　二、脉象心理效应与脉象振动觉反应是两个
　　　　不同概念 ··························· 267

　　三、脉象心理效应的三种表现形式 ·················· 268

　　四、运用脉象心理效应进行心理诊断 ··············· 270

　　五、脉象心理效应的感觉训练 ·················· 272

　　六、脉象心理效应感觉过程中的自我保护 ··········· 273

第五章　心理脉象脉案 ···························· 276

上篇 心理脉象理论研究

第一章 总 论

第一节 中医心理概述

中医对心理现象的认识由来已久。

人类的心理活动，人体的精神、意识、思维活动等，从中医角度来看是属于"心神"的范畴。张景岳曰："魂魄以及意志思虑之类，皆神也。"人体"聪明智慧，莫不由之。"《类经》进一步分析说："分言之，则阳神曰魂，阴神曰魄，以及意、志、思、虑之类皆神也；合言之，则神藏于心，而凡情志之属惟心所统，是为吾身之全神也。"心藏神而总摄人体思维意识活动，这是中医对人类心理活动基本认识之一。

精神、意识等心理活动虽然总属于心，但同时又分属五脏。《素问·宣明五气论》提出五脏藏神的概念，将人体神、魂、魄、意、志这五种主要精神活动分别归属于五脏所特有，该文说："心藏神，肺藏魄，肝藏魂，脾藏意，肾藏志，是谓五脏所藏。"

中医"五脏藏神"确实是一个很奇特的概念，它把不同精神活动以特定的隶属关系分派到不同脏腑。这一概念是如何形成和演变过来的，其理论依据又是什么，至今仍是个难解之谜。

《素问·灵兰秘典论》对五脏与神的关系做了进一步详尽的论述，其指出："心者，君主之官也，神明出焉。肺者，相傅之官，治节出焉。肝者，将军之官，谋虑出焉。胆者，中正之官，决断出焉。膻中者，臣使之官，喜乐出焉。……肾者，作强之官，伎巧出焉。……主明则下安，以此养生则寿，殁世不殆，以为天下则大昌。主不明则十二官危，使道闭而不通，形乃大伤，以此养生则殃，以为天下者，其宗大危。戒之戒之。"

《内经》阐明各脏器分别主宰着不同类型的心理活动，而心神在心理活动中起总摄及决定性的作用。对心神在心理活动中地位的高度重视和五脏相关的理论是中医心理学的特色之一。

《内经》这一认识对中医心理脉象的发展和以后心理脉诊的寸口分布定位有着重要意义。

古代医籍很早就建立了中医心理学的思想体系和理论体系。在《内经》中，率先对神、魂、魄、意、志、心、思、智、虑等中医心理学的基本概念做了详尽的论述和分类。

《内经》中有大量篇幅介绍了人类的各种神经心理活动。如《灵枢·阴阳二十五人》针对人体个性心理特征等不同，将人格体质分为二十五种类型。《素问·阴阳应象大论》论述了脉象五志的心理现象。《灵枢·本神》论述了人体精神活动与五脏的关系。《素问·灵兰秘典论》论述了五脏各自所主的心理现象及心作为君主之官对精神意识的主宰作用。《素问·移精变气论》论述了远古时期祝由的心理疗法。《素问·血气形志》论述了形志苦乐造成的不同疾病及其治疗方法。《素问·厥论》论述了由于阴阳之气不能顺接产生的神志病变。《素问·疏五过论》论述了脉诊尤其要注意患者社会心理因素造成的各种临床症候。《灵枢·大惑论》对一些精神症状的出现作出了解释。《灵枢·百病始生论》论述了七情病因损伤脏腑的病理现象。《灵枢·口问》论述了某些心理现象的病因、病机等等。如此众多广博的内容，充分体现了中医对医学心理背景的深刻理解，为心理脉象理论体系的形成提供了相当丰富的历史资料。

中医心理学的基础理论包括了众多的内容，如整体阴阳论、阴阳五行论、心主神明论、五脏藏神论、形神统一论、脏象五志论等。其主要学说有七情学说、阴阳人格体质学说、阴阳身心发展学说、阴阳睡眠学说、调神摄生学说等。中医心理脉象的理论阐述则是建立在以上各学说的基础上的。

中医经典著作对于各种心理因素与疾病之间关系，从病因、病机、诊断、治疗到转归预后，都有详尽的论述，特别是对情志因素造成的疾病过程具有更深刻的认识。

《灵枢·百病始生》说："喜怒不节则伤脏，脏伤则病。"《素问·举痛论》说："余知百病生于气也，怒则气上，喜则气缓，悲则气消，恐则气下，……惊则气乱，……思则气结，……怒则气逆，甚则呕血及飧泄，故气上矣。喜则气和志达，荣卫通利，故气缓矣。悲则心系急，肺布叶举，而上焦不通，荣卫不散，热气在中，故气消矣。恐则精却，却则上焦闭；闭则气还，还则下焦胀，故气不行矣。……惊则心无所倚，神无所归，虑无所定，故气乱矣。……思则心有所存，神有所归，正气留而不行，故气结矣。"这一论述，为心理脉象情志致病的病因病机学说提供了理论依据。

中医理论从实践中升华而来又为实践服务，它始终贯穿和指导着对心理疾病的治疗。为此，中医学对心理性疾病创造出一整套独特的心理疗法，如抑情顺理法、激情刺激法、情志相胜法、祝由导引法、暗示解惑法、以诈治诈法、言语开导法等，为心理诊断后的心理治疗提供必要的医学手段。

古代中医心理学的另一杰出方面是调神摄生，心理保健和心理卫生方面的贡献。

《素问》首篇《上古天真论》指出：远古的人寿命百岁而行动自如，不见衰老；今天的人，年仅半百就身行迟钝，形体衰老了。这是因为远古人知道养生调神之道，节制保身，才能长命百岁。现在人不知保护精气元神，只图快乐，起居无常，所以半百而衰弱了。从而提出了著名的养生哲学："虚邪贼风，避之有时；恬淡虚无，真气从之；精神内守，病安从来。

……是以嗜欲不能劳其目，淫邪不能惑其心，愚智贤不肖，不惧于物，故合于道。所以能年皆度百岁，而动作不衰者，以其德全不老也。"

由此看来，清静养神是中医调神摄生的主要措施，保持心理健康则是中医养生延年的主要手段。

此外，中医还提出节欲保精、和情怡志、四季调神、气功导引等不同的养身方法。

在古代，人们因心理因素而导致疾病的情况较少。作为一种历史背景的探讨，人们往往归结于那时民风淳朴。《素问·上古天真论》论述了远古人们怡然自乐的心理状态，书中说那时人们"志闲而少欲（望），心安而不（恐）惧，形（体）劳而不倦，气从以顺，各从其欲，皆得所愿"。这种安逸宽松的精神生活，为人类提供了一个心理上的大同世界，确实为我们所向往。

这里提出了一个有趣的话题。回归自然，俭朴的生活环境使人"各从其欲，皆从所愿"，而现代文明社会所带来的却是心理上的压力和负重。这一反省确实值得我们深切思索和探讨。

古代社会心因性疾病较少，究其原因，与其社会形态及生产力的发展水平密切相关。《素问·移精变气论》解释说："往古人居禽兽之间，动作以避寒，阴居以避暑，内无眷慕之累，外无伸官之形，此恬淡之世，邪不能深入也。"因此精神上的恬淡安逸，别无杂欲是造成古代心因性疾病较少的原因之一。

古人清心寡欲以求身心健康，为心理保健提供了学习的楷模，也从宏观的角度印证了当今心理疾病产生的根源。

第二节　心理脉象的研究对象、特点、意义

现代社会的发展，早已摆脱了远古时代的那种精神内守、恬淡虚无的社会形态，同时也脱离了那种"日出而耕，日没

而息"的小农经济的社会。大工业的发展，商品经济的冲击，生活节奏的加快，人际关系的复杂，在这令人眼花缭乱的现代社会中，大量的心因性疾病随之涌现出来。有报道说，30%～50%以上的疾病伴有不同程度的心理因素。心理失调、心理障碍，以及心因性疾病大量、普遍地存在。人们对心理疾病和心理因素的求知达到空前的地步。

作为医学概念的进步，随着社会的发展，人们对健康的概念有所更新。我们的医学早已摆脱那种单纯"生物医学模式"的医学体系，从而进入到以身心双重健康为标志的"生物—心理—社会医学"发展模式方面。

现代医学对于身体健康的标志，已经不再单纯把没有疾病叫做身体健康，更重要的还包括心理上的健康。一个没有心理陶冶和心理健康的人，不是一个完全健康的人。

良好的心理素质和心理状态是心理健康的基本保证，追求身心健康已成为人们共同的向往。因此，以研究心理生理、心理病理和心因性疾患为目标的现代医学心理学也走上了迅速发展的道路，展现出蓬勃的生机。

当代心理学的发展对人体心理活动的发生、发展及其变化规律进行了深入的研究，而医学则在研究人体健康及疾病相互转化规律的方面有了飞跃的发展。

作为这两方面融合的产物，中医心理学在现代多学科发展的基础上，把中医学和心理学相结合，两者相互交叉渗透，形成一门新的边缘科学。

在此基础上，中医脉象心理学作为中医心理学的一个分支，以中医基础理论为指导，充分汲取了中西医学心理学的丰富内容，其把中医脉象作为诊查手段，从信息学的角度出发，通过多重脉象信息的理论探讨和衍变规律来感知人体的心理现象，探索人类心理和形体之间的生理、病理变化以及相互影响的规律，以达到预防、诊断和治疗与心理活动有关疾病的目的。

作为进一步的要求，这项研究利用心理过程来促进病理过程的转化及生理功能的恢复，使人类达到更高层次的心身健康。

任何一门科学都有其特定的研究对象和研究领域。我们的研究则跨越人类心理学和中医脉学两大学科，在脉象心理学的学科领域里加以探讨。对其独特的理论基础和研究内容进行逐步的了解，则是本篇论述的主要目的。

脉象心理学的主要研究对象是人类的心理现象。它是研究脉象信息与人体心理活动的相关性及内在演变规律的一门学科。

脉象心理学主要围绕人类心理活动与脉象学反应之间的相互关系，讨论心理活动所导致的脉象形态学改变及临床意义，进一步揭示人类心理活动的存在特征。

脉象心理学以感知个体心理为媒介，从而达到知晓人体的心理状态，心理特征和个性心理目的，并以此为研究手段，借以正确认识人类心理生理和病理的变化规律，心因性疾病的发生、发展及转化规律，应用于心因性疾病以及疾病过程中心理因素的诊断和治疗，达到保障人体身心健康的目的。

脉象心理学的研究，在中医学和心理学两者之间开辟一个边缘科学的新领域。这一过程探索中医脉象心理学的研究途径、研究手段和研究方法，同时也提出中医脉象学及心理学的一些新概念和新问题。

脉象心理学在中医学研究方面，通过心理脉象概念的确立把人类的心理活动以脉象学改变的形式反映出来，并对其机理、物质基础、表现形式及临床特征进行深入的研究；在心理学方面，通过心理脉象的研究，首次把人类的心理活动通过脉象感应的形式显现出来，突破了传统心理研究时不能直接感受对方心理的难点。

脉象心理学使人类第一次能够通过脉诊这一直观手段，直接感受他人的心理情感活动，并对人类的脉象心理及演化规律，做了初步的探讨，并直接为心理学和医学心理学的心理研究提供了一个新的认识途径和研究手段。

脉象心理学概念的提出与研究，力图通过中医脉诊这一古老的诊病手段，去感知和认识各种医疗过程中的心理现象，为解决身心疾病中心理成分的确认和识别，探讨心理因素和病理因素在同一疾病发展过程中的不同影响及演变规律，为发展完善全新的中医身心医学，开辟一个跨越中医学和中医心理学之间的新的研究领域。

第三节　心理脉象的研究内容及范围

脉诊在中国具有数千年的悠久历史，它是伴随中医学发展起来的旨在进行医学诊断的临床学科。作为中医诊断学的认识论和方法学，脉诊在中医学术体系中始终占有重要的地位。

中医心理学作为远古图腾时期即逐渐发展起来的一门医学理论，其核心机制是把心理学的研究纳入中医学的范畴，形成中医理论体系指导下的集临床医疗、保健、养生为一体的身心医学。

作为心理脉象研究体系的开拓，把中医脉学的研究成果导入心理学研究领域，进一步发展了传统中医脉学的研究领域，同时为心理学的研究增加新的研究手段。

作为一种新发展的学科领域，脉象心理学有别于其他心理学的研究。其特点主要以心理脉象为研究手段，来探讨人体的心理现象。因此，所研究的内容主要围绕脉象与心理活动的背景展开。

自古以来，中医学科始终是从实践基础上孕育和发展起来的一门临床学科。以中医脉学为基础发展起来的脉象心理学，作为脉学和心理学之间的跨学科领域，更加注重理论与临床应用的有机结合，开展基础理论和临床实践多层次、多角度的跨学科研究。目前它所研究的范围大致包括：脉象与心理的经典论述，心理脉象基础理论，心理脉象组织结构、心理脉象基本特征、心理脉象实质研究、心理脉象识别特征、心理脉象临床等主要内容。

心理脉象对人类心理的感受有其特殊的方式和途径。虽然心理脉象的显著特征是可以直接感觉对方的心理现象，但应指出，心理脉诊并不等于感觉人体心理活动的全过程。为了更明晰地阐述这个问题，我们对人体心理活动的全过程做一个初步的回顾。

人的心理由心理过程、心理状态和个性心理三部分组成。

心理过程是人类心理活动的基本形式，也是人体的心理表现的重要方面。由于个体心理过程的性质和形态的不同，又可以把它分为认知过程、情感过程和意志过程。

认知过程是人脑对客观事物的现象和本质的反映过程，是人体通过各种感觉器官的接收、储存、加工和理解各种信息而形成对客观事物整体的认识。人体的情感是周围环境与人体共同作用的结果。

人类是有理性、有思维、有感情的群体，现实事物对人总是具有一定的这样或那样的意义。外界环境经过人体感官的认知过程，反映到大脑中，根据该事物是否满足人体的需要、意愿的程度，产生不同的情感。人们对事物的认识有所不同，而通常以某种特殊色彩的体验的形式表现出来。这就是心理现象的情绪过程。

意志过程则表现为在前两个过程的基础上所采取的意志和决心的心理过程。

在整个心理过程中，认知、情感和意志等三种心理过程互相联系和互相制约，共同形成一个完整的心理过程。

在整个心理过程中，较有意义的是心理现象的情感过程。它作为认知过程和意志过程的衔接主体，既反映个体对外界事物的情感心理，又作为意志决心的派生依据而左右着整个心理过程。由于情感过程体现了人体对外界客观世界的基本态度，掌握这一过程，也就把握了心理活动的基本导向。

对于医学心理学理论来说，情感对人体有着更加特殊和鲜明的意义。心理因素既是心因性疾病的发病因素和演化条件，又作为疾病演化过程中的心理条件而贯穿于疾病发展的全过程。因此，情感过程以其鲜明的临床特征和衔接心理过程的主要媒体，在医学心理学的观察中被广泛重视。

目前医学心理学所研究的人体心理过程和人体生理、病理的相互关系，各种心理状态和情志致病因素对人体的影响等等，都是在情绪过程的基础上产生的。因此，感知人体不同心理状态及情感过程对认知和判断心因性疾病起重要作用。

在医学心理学中，情感因素是导致心理疾病的主要途径。通过对这个过程的认识，也就掌握了对方的致病因素及来源，达到认识心因性疾病的主要目的。

我们在阐明情感过程对整个心理过程的意义和作用之后，再回到心理脉象这个主题上来。

应该指出，心理脉象的本体是一种信息符号。在认知、情感和意志这三个心理阶段中，它主要是通过情绪的内心体验，即情感过程来实现对人类心理的认识。

心理脉象对认知过程的感觉、知觉、思维、记忆等过程不善于感知。

其对于意志过程来说，我们则是通过意志的脏腑效应，或意志、决心所引起的心理情志变化来理解对方的意志心理。比如说"化悲痛为力量"，阐述了对方悲的情感中夹杂或转化为某种意志、决心所带来的新的情绪状态。我们正是通过脉象上情绪状态的演变过程来理解对方的意志状态。

综上所述，心理脉象的本质是通过对方情绪或情感过程来识别各种心理现象的。

心理状态是我们研究脉象心理学时注重的内容之一。心理脉象的另一特点是能够感知人的心理状态。

心理状态是人的心理活动不可缺少的一种形式，心理状态是心理活动在某一段时间内所独有的特征。如喜悦、悲痛、忧伤、激动、愤怒、惊慌、恐惧等，它们都是以不同形式表现出来的心理状态。

心理状态有两个主要特点：

1. 心理状态是具有一定的持续性。它既不像心理过程那样流动、变化而过，也不像个性心理那样持久而稳定，它一经产生可以持续一段时间，从几分钟、几天，甚至几个月到几年。

2. 它具有完整的结构。虽然情绪是心理状态的主要成分，但不能包括心理状态的全部内容。任何一种心理状态既有各种心理过程的成分，又有个体差异的影响；既有心理活动的内在体验，又包含外部的行为表现。

任何心理过程的进行都要受到某种心理状态的影响，而心理过程也总是以一定的心理状态为背景的条件下进行，因此心理状态在心理活动的进程中占有重要地位。

临床心理性疾病经常表现为长期、过度的情感致病因素作用于人体而产生的一类疾病，而心理状态本身又产生较持久的情绪状态。因此，不同的心理状态对心因性疾病的发病更有双重重要意义。正因为心理状态作为一种持久的情感因素，在脉象上有着比其他内容更加明晰的痕迹，这也成为心理脉象的研究中对心理状态格外重视的原因之一。

人类的心理活动不仅表现为各种各样的心理过程和心理状态，而且还表现出各自不同的个性差异。个性差异在能力、气质、性格等方面的特征称为个性心理特征。它是个体在社会关系中形成的带有一定倾向性的、本质的和稳定的心理特征的总和。个性心理也是心理活动的基本形式，同样是心理脉象中注重诊断的内容之一。

个性心理在心因性疾病的发病过程中具有重要意义，它是心因性疾病的重要发病诱因之一。我们可以看到，同样的外界刺激事物对于不同的人可以造成不同的心理效果。比如同一个心理上的挫折，心理豁达的人往往泰然处之，不产生明显的心理波动；心胸狭窄的人则易产生焦躁、郁闷的心理；而爱生气的人则产生肝郁气滞的心理状态。因此不良个性心理的人往往比他人更多、也更容易地患有心理性疾病。

中医脉象对个性心理同样有良好的感受能力。许多异常个性心理在心理脉象上有明显的反映。比如爱生气的性格、执拗性格等在幼儿脉象上即可发现。代表个性的脉象一经携带则往往延续多年，甚至终生。

医学心理学和普通心理学的区别在于：普通心理学注重心理过程和机制的研究，而医学心理学则注重医学与心理的关系，注重和心理相关的医学现象，注重心理性疾病的发病与病理机制。在脉象心理学的领域，则与医学心理学有着更为密切的关联性。

通过以上介绍导出这样的印象：心理脉象的感觉主体是心理现象所导致的脉象改变，了解脉象的特征性成分，并通过这些成分所表达的信息来分析对方的心理。心理脉象对人体心理过程的表现形式如情感过程、日常心理状态和个性心理都有较好的感知和识别能力，这种对于心理情感的良好感识能力，是心理脉象研究的基础。

第四节　人类心理活动的交流方式

一、人类心理活动的表达方式

心理交流在人的社会生活中占有重要地位。

心理是客观世界在人脑中的主观映象。人作为自然实体和社会实体的统一，既有自然属性一面，但更有其社会属性方面。每个人在社会中都要与他人及社会背景环境进行信息交流，这种交流是多方面的，经常进行的。

人们实现这种交流表达和传递的方式，通常是通过自身语言符号系统来进行的。

在人类社会中，语言是个体交流思想、互相了解和沟通的载体。人类的语言也经常和某种情绪状态联系着的，其无时无刻不反映着某种特定的心理状态。人们正是通过言语的应用，来进行思想情感的沟通和各种交流。

这套语言系统包括身态语言、语音语言和书面语言。人们通过不同语言的方式认识世界，来沟通思想和实现与他人的情感交流。

身态语言是通过自己的身形姿态来向别人传达信息及自己内心情感的一种表达方式。身态语言的表达是通过机体的运动来实现的，其中包括随意运动和非随意运动。随意运动受人体认知、动机、意志等高级心理活动的影响，在人体大脑的支配下进行情绪表达，人体的相当一部分身态语言是通过人体的表情肌和躯体姿态表现出来的，并由这些构成身态语言的主体内涵。非随意运动也是构成情绪和情感过程的外在表现之一，其特点不受人体主观意识的直接支配，主要是在植物神经支配下进行表达的，包括人体的立毛肌、汗腺、瞳孔等，如人恐惧时瞳孔扩大等。

不同的身态语言可以表达多种心理活动和内心状态。我们常用眉开眼笑、喜笑颜开、笑容满面等身形状态来表现喜悦心情。用愁容满面、怒发冲冠等行为表现来描述发愁、愤怒的心理活动。表示悲痛的身态语言如：哀号、抽泣、掩面痛哭、号啕大哭等行为状态。表示忧愁的身态语言如：愁眉苦脸、愁眉不展等行为表现。人们通过这些身态语言，可以理解到对方不同的心理情感。

身态语言中随意运动的情感表达要受大脑意志决心的调控；而非随意运动虽然较为真实地反映心理情感，但很多情况下不易为人察觉感受。

语音语言是通过人类特有的第二信号系统来阐明。人类通过语音语言来交流信息、沟通自己的情感，将他人或自己的思想、情感、意向和愿望客观化。例如在医疗实践中，医生主要是通过患者的叙述来了解和分析对方的心理活动的。

书面语言为人们所熟悉，就是通过文字来反映个体的思想和信息。书面语言和语音语言使人类的思想和心理情感得以记载或传播，相对摆脱具体情景的直接约束，并构成抽象思维。

心理脉象的出现，是在人类的情感信息的交流体系中增加了又一套语言系统，这就是脉象语言系统。脉象语言特点是真实准确，它忠实地记载和反映了人类深层的情绪心理，不存在任何的虚假成分，能够直接、准确地认识人体心理生理和心理病理状态。它为人类心理的研究提供了一条新的有效途径。

二、研究心理现象的一般方法

人类的心理现象是世界上最复杂的现象之一，对这种现象的研究则采用多种科学的方法。常见的研究方法有以下几种。

观察法：是在自然条件下有目的、有计划地通过被试者的外部表现（如言语、表情和行为等）去了解其心理现象。这种观察方法的优点比较客观、自然而真实。其缺点是观察本身有时具有一定的偶然性、片面性和不精确性，容易造成主观臆断。

实验法：是有目的地通过严格控制或创造的条件，主动地引起或改变被试者的某种心理现象以进行研究的方法。这是一种有控制的观察，具有心理条件可以控制、实验精确度高、可重复性强等特点，是心理学中常用的基本研究方法之一。其缺点是：对多重、复杂心理现象的实验难以做到，并在临床的条件下普遍施行有一定的困难。

自我观察法：是通过被试者自我观察的陈述来研究被试者的内心活动的方法。这是医疗过程中最常用的方法。在就诊时，医生经常通过患者自我观察和自我感觉的主述，来了解对方的心理状态，确诊病因，对症下药。

调查法：是通过搜集被试者的各种有关材料间接了解其心理活动的方法。临床在进行心理咨询和治疗时，对陈述有困难的患者常用这种方法。

测验法：即临床常用的心理测验法，是使用某种量表对人的心理进行测量的方法。是临床心理测试经常使用的方法。

数量统计分析法：是搜集和处理研究资料时进行定量分析的方法，是使心理研究趋向定量研究的方法。

通过以上介绍和研究各种方法的优劣之后，则对心理脉象的认识和研究方法有进一步的印象。可以看出，现代科学技术的飞跃发展为现代医学心理学的研究和完善提供了坚实的基础，人类对心理现象的研究也达到了空前的高度。但是人类在研究心理活动的过程中存在一个主要难点，就是医生缺乏直接可靠地感知对方心理活动的状态、直接感知各类心理活动的性质、影响范围和程度的能力；同时对于一些复杂心理情感缺少相应的检测仪器和实验手段。因此日常临床医生对心理活动的观察较多地依靠患者的主观叙述和对人物语言、行为的观察分析。

由于以上的原因，有些论著直接提出幼儿、不能和医生合作者、不能正常表述自己情感的人，无法通过语言接触交谈的精神病人，不能作为医学咨询的直接对象。这使我们在心理研究领域里，丧失了很多能够及时、准确地了解患者心理的机会。

实际上我们对人体心理活动的认识还要受更多因素的影响。例如说外界环境作用于人体产生的情绪过程要受心理特征、思维方式以及情绪状态的影响；而情绪的自身体验，则在下丘脑、边缘系统进行，不受主观意识的控制；可是情绪过程的下一个步骤——意志过程，又要完全在大脑皮层的支配下进行，为人的意识所左右。

作为情绪过程来说，对患者表达的是情绪的内心体验；而作为医生来说，则是对情绪过程的识别。这个过程医生通常是借助患者情绪的外在表现来完成的，也就是我们前面所说的各种表达、传递情感的方式。相当一部分情绪是通过患者意志过程和各种语言系统表现出来的，而这个过程要受到人的意识和理智所支配。因此我们所观察到的现象是否能够真实反映对方的情感状态，对其准确性和可靠程度就有一个需要辨别真伪的问题了。

可以说，人类的内心活动是极其丰富的，而人们客观表达自己心理活动的能力及其准确程度是有限的。比如我们说"身心如一"，"面慈心善"，是讲人的内心和心理活动的外在身态语言是一致的。而"满嘴仁义道德，满肚子男盗女娼"，"表面慈悲，心如蛇蝎"，"口是心非"，"貌合神离"，"强作欢颜"等等则是讲人的实际内心活动与其语言系统表述的心理状态完全相反。

可以看出，从对方的语言和情感的外在表现中分析人物的心态和心理活动往往造成一定的难度，其中包括患者对自己心理的认识正确与否与表达能力的强弱，以及患者的隐私和不易显露的心理，使我们无法准确地判知情绪的真实性。

在另一方面，医生对患者心理认识的差异和理解不当，也使心理现象的真实性和可靠性受到影响。《儒门事亲》提到一个事例，其谈到贫富之差造成情志致病时说："贫家之子，不得纵其欲，虽不如意不敢怒，怒少则肝病少。富家之子，得纵其欲，稍不如意则怒多，怒多则肝病多。"实际上贫家之子劳苦艰辛，亦有情志不遂而不敢怒，造成郁滞于中；富家之子，吃穿安逸，亦有不满之处可随意发泄而随心所欲。相比之下，贫家之子情志更加抑郁难伸。如果只从其因为受身世处境制约而不能把内心情感表现出来，就断言其情志致病少，未免持之以偏。

以上情况说明人体外在情志表现与真实内心情志状态，由于受环境、性格、修养等制约，往往有一定差距。由于生活节奏加快，社会环境的多元化和复杂性，在实际生活中，表面上一如常人，实际内心烦躁、恐惧、紧张、忧伤、愤怒、痛苦、压抑等异常心理的人不乏其例。在临床医学中，由心理异常因素导致身心不适或疾病的人，占有很大比例，这就要求我们更准确、更迅速地了解心理学所面对的问题。

作者治一个胃下垂病人，曾多方服用"补中益气汤"及其他中西药品，胃脘堵闷的感觉总不能消除，自述像有一块石头压在心口。

我仔细诊了他的六部脉象，发现他的胃脉弦细，心脉郁滞微涩，心理脉象表达的信息是情志致病。可以说患者是由于心情郁滞，导致胃气不降。我对患者表达了自己对病情的理解，认为他的病情并非是中气下陷所致，而是精神因素所导致的。患者听到后大为振奋，说心情不舒畅已有二三年，但从来没有想到和胃下垂有何关系。脉证合参，则治以丹参饮、百合乌药汤合香苏饮解郁安神，通达气机，加上心理咨询，病情很快缓解。

可以看出，通常采取以患者行为、语言来了解对方心理状态，判定心理与疾病的相关模式，对临床医生来说确有一定难度。特别是如遇上不能自制、表述不全、心理变态，以及种种原因未能客观表述真实心理的人，在短期内更是真假难辨，而此时心理脉象的诊断则表现出较大的优势。

第五节　人体的心理状态和情感因素在脉象上是能够被感知的

或许听说这类传闻：游子在外，突然觉得心中忐忑不安，一打听，家中母亲病了；或某人突觉心神不宁，结果是家中出事了。这种情况在临床诊断中是难以理解的。如何直接感受对方真实的心理状态呢？心理脉象的应用为这一问题的解决提供了帮助。

中医认为，人类的脉象与心神活动有着密切的关系，医师可以通过脉象感知对方的心神活动。早在《灵枢·本神》篇就论述了这层关系，提出有"脉舍神"之说。张景岳做了进一步的发挥，说："善为脉者，贵在察神。"《内经》进而提出："得神者昌，失神者亡"的著名论断。

这里"脉舍神"的含义之一，就是讲述在脉中寄舍、包容着人类的心神，也就是说，脉中蕴涵着人类全部的精神、意识、思维等心神活动。由此提示我们，只要把脉象中蕴涵的心理意识活动信息提炼出来，就可以直接感应到人类的心理现象。

大约在 20 年前，作者在为病人摸脉时，偶尔感到手臂有十分难受的情况。形容这种感觉，就像触了麻筋似地强烈难受的感觉，也可以说像是握住石块去划玻璃板那样的酸麻手感，一直传到心里。我留意地拜访一些老中医及其他人，一些人否认这种感觉的存在，另一些人则认为诊脉太疲劳所致，甚至一位气功师告诉我："这是病人的病气传到你手上了。你要用意念排掉它或者甩甩手，把它甩掉。不要让病气缠在身上积累起来。"我诚惶诚恐地甩了些日子手，这种感觉仍然还有出现。我开始注意哪些人的脉会使人有这种难受感觉，寻找它的规律。

首先发现这种感觉与病情轻重无关。给一些病情危重的病人诊脉时不一定会有这种感觉；相反倒是一些行动自如，但心理状态不佳的人经常出现这种情况。由此可知，这种现象的出现并非是气功师所说的病气原因。如果是病气的话，总是随着病情越重，病气越重的，不会出现病情重感觉轻的情况。

进一步观察，发现那些性格怪僻的人、爱生气的人、更年期的人、有心理创伤的人，出现这种情况就多。有一天，给一个妇女诊脉，这种难受感觉又出现了，一传到心里，压抑得心中透不过气来。我仔细询问患者的病情、身体状态、家庭状况。患者讲述了几年来巨大的心理创伤，极端压抑的痛苦心情。我突然明白了《内经》中的道理："悲哀愁忧则心动，心动则五脏六腑皆摇。""五脏六腑之气味，皆出于胃，变见于气口。"这是患者的创伤心理化为一种郁滞的脉象通过寸口透发出来，传递给诊脉者。也就是说，人体的情感因素是能够通过寸口脉象，被他人感知的。

这一现象的出现对心理脉象研究是一个重要启示。被诊者不良心理以某种脉波的形式传导给诊者，使诊者产生不适的感觉，或产生心理共鸣。而诊脉者也正可以通过这种感觉来感知患者的心理状态和心理致病因素。

我抱着这一观念询问其他人。一些留意脉诊手感的人也表示在诊某些人脉象时，手上或心中有不舒服的感觉，从心里不愿意去诊这些人脉象。实际上，这种手上的不适感觉就是患者心理脉象传导的信息，脉诊时产生某种不适手感的情况是存在的，心理情感是可以通过某种脉象的形式传感脉象信息的。

随着时间的推移，通过几年的艰苦摸索，对这种脉诊上不适手感意义和特征的理解逐步明确，而分辨能力及清晰度逐渐提高；对寸口脉情感致病因素的候诊部位、影响范围，对患者心理损伤程度及其代表的心理含义逐步清楚。目前已经能够从脉象上识别多种单纯和复杂心理现象，如代表情绪过程和情感状态的激动、愤怒、狂怒、怒火、郁怒、郁火、气郁、郁闷、生气、悲伤、悲愤、凄凉、忧郁、忧伤、苦闷、孤独、担心、畏惧、恐惧、恐慌、惊悸、心慌、心烦、烦躁、焦虑、躁郁、躁狂、心境平和、喜悦、忌妒、仇视心理、抵触心理、生活工作不顺利造成的心理状态、心理紧张度高、心理负担重、精神压力大、心理不平衡、心理创伤、戒备心理、警惕心理、心理上的防卫圈、操劳造成的心理痕迹、心理上疲劳感、生活艰难造成的压抑心理、神经紧张等。代表气质、性格等个性心理的如易惊、善恐、执拗心理、性格虚伪、性格个性、性格刁钻、性格暴躁、性格胆小、肝火盛易怒、急脾气、慢脾气、心胸狭窄、对事物思虑过多（心重）、心理承受能力差、心理承受能力强、情感脆弱、心地善良、性格内向等数十种心理特征，形成了中医识别心理脉象的基本框架。

作为一项新的研究，需要不断充实和完善的过程。为了解决脉象信息符号与人体医学心理学之间的相关性联系，以感知人体心理状态、个性心理特征及情感致病因素的病因、种类、程度、来源，以及发展变化、转归为目标，作者在传统心理与脉象论述的基础上，对脉象和心理关系进行了多年的探讨研究，并且取得进展。

　　首先在突破通过脉诊手段感觉他人心理成分的基础上，以理论研究和脉象临床意义识别为目标，完成了心理脉象基础理论研究和脉象实质研究的假说，并进行了疾病过程中的各类心理活动和各种致病心理因素的识别研究。经过临床实践的检验，完善了中医心理脉象的理论和实践研究，逐步形成了今日的脉象心理学。

第二章　心理脉象基础

第一节　心理脉象是人体心理生理的产物

　　心理脉象作为人心理意识活动的外在表现，其理论基础是建立在《内经》形神统一论理论体系上的。人的形身和精神意识活动都是统一机体的不同表现形式，而脏腑功能活动和人体精神意识活动有着更为密切的关系。

　　《素问·宣明五气》提出五脏藏神的概念。其将人体神、魂、魄、意、志这五种主要精神活动分别归属五脏，曰："心藏神，肺藏魄，肝藏魂，脾藏意，肾藏志，是谓五脏所藏。"五脏藏神的概念将不同精神意识活动和特定脏腑功能活动联系在一起，表明精神意识活动是一定脏腑功能活动的产物。

　　人体精神意识又如何与脉象表现联系在一起。《灵枢·本神》指出人体精神意识之神在产生之后并不为五脏独有，神除五脏之外还寄舍于血脉之中，这就是"脉舍神"的观点，说明人的血脉之中除了营血之外还蕴涵寄舍着人体的精神意识之神。《灵枢·营卫生会》对此做了进一步阐明："血者，神气也"，则已经把血脉和人体精神意识活动作为一个共同的实体来认识。

　　通过古人的阐述可知，人的心理意识活动是依于血脉的；人的形身，思维意识活动和血脉之间存在着密不可分的生理上联系。其中五脉藏神的功能，构成了脏腑和心理之间矛盾统一体的两个对立方面。一方面，"人有五脏化五气，以生喜怒思忧恐。"（《素问·天元纪大论》）五脏的功能活动产生人体正常的精神情志活动；反过来精神情志又对脏腑发生反作用。正像《灵枢·口问》所说："悲哀愁忧则心动，心动则五脏六腑皆摇。"心理活动和脏腑之间互相作用、相互影响的结果，产生了人类的脏腑心理活动。

"脉舍神"产生了两方面的心理效应：一方面由于神寄舍于脉中，使脉中蕴涵了精神思维意识活动的全部信息；另一方面由于不同精神意识寄舍并且作用于血脉之中，使血脉产生种种精微变化。其结果造成脉象信息内涵的传导变化，导致种种心理脉象的形成。

《素问·五脏别论》提出了"肺朝百脉"的命题，系统阐述了脏腑心理生理活动能够反映到寸口脉的机理。它们是通过"肺朝百脉"的功能，把五脏精气转输到寸口的结果。其说："五脏六腑之气味，皆出于胃，变现于气口。"进而论证了《内经》中的观点，即心理脉象和心理活动都是伴随脏腑功能活动和"脉舍神"的功能而衍生出来的，人体心理生理的产物。

第二节　心理脉象与病脉是两类不同性质的脉象体系

传统中医脉象主要围绕病脉的生理病理研究进行，而本书主要围绕心理脉象的心理生理和心理病理研究进行的，它们属于两种不同性质的脉象体系。

中医经典著作《内经》为两类脉象的存在提供了理论依据。《素问·经脉别论》说："黄帝问曰：人之居处动静勇怯，脉亦为之变乎？岐伯对曰：凡人之惊恐恚劳动静，（脉）皆为变也。"这里指出人体的一切生理和病理变化，脉象都会随之"皆为变"。这一著名的论断，揭示了与人类心理生理活动有关的脉象变化广泛地存在于一切个体的机体活动之中。不论是惊恐、恚恨、劳心、劳力，乃至动静之间的各种变化，脉象都将随之演化。这种脉象的变化形式是以脉搏形态学改变而反映出来的，因此是可识的。

心理脉象与病脉并存于寸口，有可能混杂并存。但这种并存不是混杂一团，不可区分的，它们具备各自独立的组织结构和形态特征。搞清心理脉象和病脉的临床差异，是识别心理脉象的关键。这种差异主要表现在以下几点：

1. 脉象信息来源不同

虽然心理脉象和病脉同出寸口，但它们的信息来源各异。病脉来源于疾病造成的病理状态；而心理脉象来源于人体的心理生理活动。它们是两个独立的信息来源结构，相互之间可以有一定的联系，但没有必然的因果关系。

2. 形态特征的差异

病脉的主体结构是二十八病脉，而心理脉象则往往具有二十八病脉之外的某些特殊的脉象成分和形态特征。病脉更多地依赖于脉象形态特征的变化；而心理脉象的识别主体是脉象振动觉成分。例如《素问·大奇论》说："肝脉骛暴（肝脉出现躁疾散乱的现象），有所惊骇。"分析惊骇这种心理现象中，具有躁动不安、急疾和散乱三种脉象成分。在人所共知的二十八种脉象中，没有任何一种单脉或复合脉能够具备这种躁疾散乱脉象的形态特征和频谱特征。"肝脉骛暴"特殊的脉象形态是区别其他病脉的脉象心理成分。

3. 指感特征差异

许多心理脉象中存有普通病脉所不具备的特殊指感，如恐惧感、惊悸感、愤怒感、陷落感、紧张感、悸动感等。这些指感特征与特定的心理活动相对应，代表不同类型的神经心理活动。

在传统中医论述中，由于时代的局限性，未能将心理脉象作为一个独立的脉象体系从病脉中分离出来。某些古籍对于心理脉象的命名总是力图保留在病脉脉象体系内解决，因此在命名方式中往往深深地刻有病脉的痕迹。在这种学术背景下，出现了某些心理脉象的脉名混杂于病脉脉名中的情况。

应该指出，在古代虽然有时心理脉象使用与病脉相同的脉名，但它们所代表的指感特征却有差异。例如《内经》中肾风善惊的"大紧"脉，这里所表述的脉象特征不是普通病脉体系中大脉和紧脉的结合，它是一种悸动紧急的指感。悸动表现为脉搏高峰很快从指下滑过，带有动荡不安的感觉；紧急是脉管壁紧张度高，血流滑过有急疾感。而这种悸动紧急的指感是普通病脉所不具备的。

又如代表怒的促脉（《景岳全书》）是"促上击"之促，它的形态类似《素问·平人气象论》所描述的："寸口脉中手促上击者，曰肩背痛。"这是一种向鱼际方向搏击上窜的脉，代表怒气上冲的心理状态。其指感特征与后世"数而时有一止"的促脉毫无共同之处。

4. 信息内涵不同

虽然从中医角度讲病脉和心理脉象都是脏腑功能活动的外在表现，但病脉反映的是脏腑病理生理的信息，心理脉象则反映五脏藏神的信息。心理脉象主要反馈人体心理过程中的情感过程、心理状态和个性心理；而二十八病脉则反映疾病发生、发展和演变过程的信息。从信息学的角度讲，它们反馈的信息内容完全不同，是两个独立的信号系统。

5. 诊断特征成分不同

心理脉象诊断核心的主体部分是脉象振动觉，或脉象振动觉、形态学双重诊断。其中脉象振动觉是心理脉象的必备诊断指标。病脉体系主要观察形态学改变，或形态学、振动觉双重诊断，诊断的重点主要参考形态学改变。

6. 脉象演化模式的独立性

心理脉象和病脉的演化模式具有相互独立性。

在临床过程中疾病可伴随心理现象，但这种心理既可以是某种不良心理，也可以是战胜疾病的健康心理。同样，人体的情感既可以是正常生理的情绪状态，也可以过激而成为情志致病因素。因此在脉象的表现形式上，心理脉象和病脉之间没有固定的维系渠道、演变模式和发展趋势，它们是互相区别而又有联系的信息符号系统。

可以看出：作为脉象的表达形式，心理脉象和病脉属于两类不同形式的脉象体系。心理脉象是独立于病脉外存在的又一个脉象系统，它和我们通常诊病的二十八病脉从来源、脉象形态、指感特征到信息内涵都有不同之处。我们在研究心理脉象时注意把它们区分开来，把心理脉象作为一个新的独立的脉象体系来研究。

第三节　手指的感觉功能

心理脉象的研究有两个基本内容。一个是心理脉象的产生过程，主要重点在于心理脉象物质基础的探讨。一个是诊者手指对心理脉象的感知过程，包括手指的感觉基础和神经心理传导机制。其中前者我们在"心理脉象实质初探"一节中讨论，本节主要讨论手指的感觉功能。

为了识别心理脉象，我们首先要感觉到它。感觉是客观世界在人体大脑中的主观反映，感觉作用是感知事物的最单纯的属性。作为心理脉象的基础条件有赖于诊者手指对脉象的感觉功能。

手指的感觉作用是一种综合感觉。从总体上说，人体的感觉功能大致分为躯体感觉、内脏感觉、视觉、听觉、味觉、嗅觉等。其中躯体感觉根据感受器的分布部位及作用不同又分作浅感觉和深感觉。

浅感觉主要包括触觉、压觉、振动觉、温度感觉等等。浅感觉的感受器主要位于皮肤的真皮层。皮肤中广泛分布着感觉神经末梢，并构成真皮神经网络。

深感觉是指深部压觉与关节、肌肉的运动和位置觉，是有关肢体位置、运动及受力的感知觉，又称为本体感觉。其感受细胞则分布在关节、肌肉、肌腱等组织中。

内脏感觉和机体的深、浅感觉不同，在一般情况下，这种感觉不投射到人体意识中来，不能产生明确的感知觉，而是通过延脑、下丘脑等调节内脏功能的皮质下中枢，对机体的内环境自动进行调节作用。

内脏感觉在情绪的脏腑效应（外周效应）和脉象心理效

应的感知中占有重要地位。

皮肤感觉的神经通路有两条。一条是脊髓丘脑通路，传递轻微触觉、痛觉和温度觉的信息。第二条是后索通路，传递精细触觉（两点辨别及复杂的触知觉等）与本体觉（肌、腱、关节等感觉）的信息。传递肤觉的脊髓丘脑通路和后索通路最后都投射到大脑皮质的中央后回，经过大脑的综合分析、加工，以产生对脉象形态的知觉。

与脉诊有关的手指感觉功能主要是人体的浅感觉和深感觉，其中包括触压觉、温度觉、振动觉、动觉、位置觉及内脏感觉等。不同的手指感觉功能传递给大脑的脉象信息成分是不同的。我们就心理脉象感知过程中主要感觉相关量的物质基础和感觉机理加以探讨。

一、触觉

（一）触压觉

触压觉是脉诊中最基础的感觉功能。其包括触觉和压觉，这是两种性质不同的感觉功能。其感受器官分为手指皮肤的触觉感受器和压觉感受器。

外界物体接触皮肤时，其中轻微的，不引起皮肤明显变形的刺激就可以引起触觉。手指部位的触觉，主要靠触觉小体兴奋引起。

触觉感受器特点对压力的变化速度十分敏感，而对静止不动的压力不敏感。压力是指皮肤表面产生相对位移，这时牵动触觉感受器引起神经冲动；位移停止，神经冲动也消失。神经冲动的频率与皮肤相对位移的速度或压力作用速度呈幂函数关系。

压觉感受器的兴奋，主要是由于受刺激部位皮肤的变形，引起压觉感受器的变形，引起其兴奋状态而发放冲动所造成的。

压觉感受器对外部刺激适应性较差，在长时间恒定压力的作用下，所引起的传入神经冲动频率不降低。皮肤压力不同，神经冲动发放频率随之发生变化。其频率与压力强度之间呈幂函数关系。

在脉诊时，随着手指位置及压力变换强度的差异，使手指产生不同的触压觉变化。随着触压觉产生感应的阈值强度不同，轻轻地触到皮肤就会有接触觉。当刺激强度增大，压力增加，逐渐产生压觉。我们诊脉时采用的浮取、中取、沉取等，就是手指在不同的压力的状态下，通过手指触压觉的变化形态及速率来感受脉搏信息的，其中主要是脉搏压力波变化强度、节律和速率的改变。

作为脉诊现代化的信息探讨，临床使用的单探头脉象仪，其主要是通过测出血管壁径向位移波来测量脉搏压力波变化的，也属于压觉感应器的一部分。而点阵式多探头脉象仪，除感受压力波的变化外，还能代替部分触觉的感受。

（二）触摸觉

临床上除了触压觉之外，还有一种触摸觉。触摸觉是皮肤感觉和肌肉运动感觉的联合，是手指的运动觉和肤觉的结合，也称触觉——运动觉，属于主动触觉的范畴。

主动触觉在脉诊中占有重要地位，其特点能够提供脉搏的动态信息变化。在诊脉时，脉管及周围组织存在有多重脉学特性和细微结构需要感知，如组织的质地、韧性、虚实、弹性、脉搏的动感，血管壁的形态及硬化程度，局部细小的结节，组织的增生等等。当我们需要掌握这些寸口脉局部的形态、轮廓、质地、硬度以及局部组织结构的细微变化时，主要依赖主动触觉的感知。而这些信息的来源，都和精细触压觉及触摸觉有着直接关系，其产生的手指精确感觉则是脉诊的基础。

在实际脉诊时，通常是触压觉和触摸觉同时起作用，相辅相成，共同组成手指的皮肤复合感觉。这种复合感觉所获得的脉象信息，是心理脉象临床诊断的主要信息来源之一。

手指触压觉和触摸觉的敏感度都是很高的。它的感觉功能，属于人体肤觉灵敏度最高的部分之一。其原因是手指感觉神经中枢在大脑中央后回的皮质层，比其他感觉器官占有相对大得多的位置。经过长期训练的手指可以感受1毫米左右的微小脉管的变异，小的结节，局部异常搏动等变化带来的微小压力波的变化，以及形成局部某些特殊的皮肤感觉，如虚浮感、强实感、陷落感、紧张感等等。这些感觉的形成都有赖于手指精细肤觉的感知。其中脉搏最基本的物理量—压力波的感觉变化，也与触压觉的感知有关。

（三）触压觉的适应性

手指触压觉有很强的适应性，大约只经过三秒钟，触压觉的感受性就要下降到原始值的25%。这就是说，脉诊时留给我们精确触觉的时间仅仅是一两秒钟。

这似乎是一个很可怕的现实，如果手指在寸口脉上按住不动的话，只要短短的两三秒钟，手指对一些精密触压感觉的灵敏度会几乎下降到难以接受的程度。

手指触压觉的适应性改变是造成脉诊指下难明的重要原因之一。临床一些细微的脉象感觉，往往越体会，手下感觉越模糊，就和这个原因有极大的关系。

为了解决这个问题，我们仔细观察某些脉诊专家时，可以发现他们脉诊时往往都屏息凝神，手指在寸口脉上忽上忽下、忽内忽外，忽而举而循之，忽而按而探之；或如彩蝶纷飞，点点之中，变换不定；或神色凝重，举按寻幽，章法有据。实际这是一些脉诊高手，他们在动态变化之中，寻求脉息瞬息变化的真谛，以避免造成手指适应性改变的结局。

另一个有利的因素是手指触觉对不断动态变化着的压力较敏感，而脉搏本身周期性的搏动所造成压力波的动态变化，则恰恰符合这一特征。脉搏周期性的搏动，造成一定变化速率的动态压力改变的状态，这一点恰恰非常有助于防止手指敏感度急剧下降的情况发生，也就是有助于防止手指适应性改变的结局。

尽管如此，诊脉时长时间按压在固定部位会使手指感受性明显降低，因此是不可取的。尤其值得注意的是，心理脉象的特异性成分，需要比一般脉象诊察具有更大的灵敏度，只要时间稍一长就会感觉迟钝，使心理脉象难以感知。

在脉诊时，心理脉象的第一印象和瞬时的感觉是非常重要的。尤其在大脑高度兴奋或敏感的状态下，这种第一感觉的准确性更高。脉搏中有些信息，如很小局部异常搏动的感受只在脉搏的一瞬间，甚至稍纵即逝。有的脉象的心理感觉，还没有达到很清晰的程度就消失了。这时特别要注意宁心安神，不要因为手指精细触压觉或触摸觉的敏感度下降，造成脉象信息丢失就轻易否定第一印象，而要及时调整操作或休息，选择适当时机再去检验它。

由于手指存在这种适应性变化，在诊心理脉象时要格外注意动态中诊脉，注意手指位置的适当变换及弛张结合。总之，对于心理脉诊来说，尤其是感觉某些无形无态的心理成分时，除非为了数脉率或感知脉象早搏，特别要避免长时间固定按住脉搏不放。

二、温度觉

（一）温度觉一般概念

皮肤上存在着冷觉感受器和温觉感受器，当它们接受冷或热的温度刺激时，就会产生温觉和冷觉。温觉有很大的适应性，当刺激温度恒定不变时，比如把手放在10℃～40℃的水内，手的温度感觉逐渐减弱，甚至消失，这时尽管温度刺激继续存在，可我们手并不觉得有冷或者热的感觉。

这种使人既没有冷觉又没有温觉的温度，是一种温度上的中性的状态，称作生理零度。高于生理零度的温度刺激引起温觉，低于生理零度的温度刺激引起冷觉。

手指的温度觉感受范围有一定阈值。在人体体温变化的范围内，以生理零度为基础，只需变动0.1℃～0.15℃，即可引起手指冷和温的感觉。也就是说，人体对温度变化的绝对值和变化幅度，具有较高的敏感性。

　　脉诊时，手指的温觉一般通过传导热和辐射热两种形式感传。由于手指指目部位表皮较厚，脉诊时传导热引起的温度觉差异，反应速度较慢。又由于皮内组织存在不同的温度阶差，传导热引起的皮肤温度觉比实际肤温存在滞后现象，即手指对传导热感觉变化的速度跟不上脉搏搏动的变换速度。这种情况的出现，往往造成诊脉者对脉象温度变化的主观感觉不甚清晰的印象。

（二）寸口脉的辐射热

　　寸口脉的辐射热是指诊者感受对方寸口部位皮肤散发的辐射热。这种辐射热的传播方式及形成的指感特征有如下特点：

　　1. 辐射热的传播方式

　　热辐射以波的形式传播，其传播速度比传导热快，并有一定的向皮肤深层组织渗透能力。因此辐射热避免了传导热传感速度慢的问题，可使皮内温度感受器温度变化的速度加快，容易产生一定的温差变异，脉象温度觉印象也较清晰。

　　2. 寸口脉辐射热的周期性传播特征

　　寸口脉皮肤的辐射热来源于寸口脉搏搏动所带来的大量内脏血液，其温度高于皮肤的温度。随着脉搏的每一搏动，寸口局部血管扩张，小血管充盈，大量温热的血液给寸口脉局部带来了热量和升温。这种热量的增加，一部分以传导热形式发散出来，另一部分就以辐射热形式发散出来，造成寸口脉温度觉变化的基本框架。

　　寸口脉温度觉的传播过程，其中传导热部分受皮肤的缓冲作用，不表现出明显的周期性；而辐射热部分，受寸口脉搏搏动的调制作用，表现出有周期性节律变化的特征。这种周期性变化的辐射热与寸口脉周期性搏动感觉叠加组合，造成手指上有一定变化速度的温热指感。

　　这使诊者指下的热感出现类似周期性变化的感觉，一种辐射播散的感觉。正如《灵枢·论疾诊尺论》所描述的"尺炬然而热"的指感，反映出手指接触皮肤时，这种热辐射如同火浪一样炬然播散的特殊感觉。

临床上凡是和温、热、燥、气郁化火、肝火、心火、肾火、怒火等与热象有关的脉象指感特征，都有类似的受脉搏搏动调制的辐射特征，都伴随着脉搏搏动而呈现周期性的强弱变化的趋势。这种周期性以一定速度变化的辐射热，提高了指感的清晰度及灵敏度，也体现了不同心理现象的皮肤温度觉特征。

3. 影响寸口脉局部热效应的生理因素

影响脉搏辐射热能量和变化速度大小的因素，主要受局部血液温度，血管舒缩的大小和血液搏动性强度变化的控制。我们在观察一些怒火胸中燃烧人的脉搏动时发现，其左关脉局部明显扩张愤起，搏动有力，按之局部组织张力加强和紧张度增加，受脉搏调制的周围血管高度扩张所带来的温热感，周期性地扑指而来。这是由于人在愤怒时，机体处于应激状态，交感神经兴奋，肾上腺素分泌增加，使心搏加力，血压升高，肌肉紧张度升高，血液从内脏送到四肢。这种机体内兴奋性增高，代谢增快的情况，造成体内产热增加。反映到寸口脉，脉壁紧张度升高，心搏有力，血管充盈。

按照中医的理论，怒火炽盛虽然可以影响全身机体状态，但更主要反映到肝经的变化，因此主要表现为左关部位的异常搏动。

事实正是如此。在人怒火炽盛时，人体左关脉壁紧张度明显增高，脉搏亢奋而有力，脉壁由于充盈扩张而比周围组织显得愤起。左关这种变化程度超过其他部位。这时指下感觉，随着脉搏周期波动的温热感觉喷涌而来。如果左关充盈越明显，局部血管搏动越强，这种周期性搏动的辐射热的感觉就强，反之就弱。这种寸口局部组织状态的改变与局部辐射热相关性变化，是与火和热有关的心理现象的脉象变化特征之一。

4. 心理脉象中真假温度觉变化的识别

心理脉象的温度觉特征中，存在需要注意鉴别寒热真假的问题。在通常的病脉中，寒热的属性一般是由脉象本身的寒热属性决定的。

如《伤寒论·辨脉法》曰："凡脉大、浮、数、动、滑，此名阳也；脉沉、涩、弱、弦、微，此名阴也。"阳脉所涉及的疾病多为热性病，阴脉所涉及的疾病多为寒性病。如脉来浮洪滑大，必然是内热阳盛的，而脉沉、迟、伏、微，必然阳气不足。但这些都只是从笼统理论的角度上谈论寒热。

人的机体是复杂的，人体的寒热虚实及心理状态是多变的，有时仅以阳脉和阴脉来划分寒热属性难以准确区分病性。

比如血液病人经过反复输液，血液稀释而且伴有贫血，部分病人可出现浮大滑数脉象。但此时阳脉未必就是热证，这是一种典型的气血俱虚，浮阳于外的脉象。

又如高血压、体胖、肝火旺、又伴心动过缓，此时脉来沉迟也未必就是虚寒证，也可以是一种肾虚于下，肝阳亢奋于上的脉象。

另一方面，临床上寒热错杂的情况更是大量存在着，如肾阳虚心火盛；肝寒胃热；下热上寒；上热下寒；胃寒心火；心阳不足，下焦湿热等众多复杂的临床证候，这时脉象总体的阴阳属性就很难表达。

简单地说，如心烦脉数而又有肾阳不足，尺脉应有何等形态改变就很难敲定。如尺脉出现是沉脉，那么对体胖而脉沉的人就未必一定是阳虚。如是紧脉，应为腰痛；如为细脉，可为肾阴不足；如为脉数而无力，某些平素血压低的人也可能如此。此时种种其他脉象都未必是肾阳虚必备的特征。

基于以上问题，对感觉肤温时要特别注意排除假象。

在心理脉象中，最典型的、最准确无误地代表脉象寒热属性的是寸口脉上的温热感和清冷感。如果脉上哪一部位出现了异于它部温热感或温躁感，就预示该部位的热象或火症。如心火盛的人左寸可出现温热感。肝火盛的人，左关可以出现温热感。肾阳不足的人尺脉可出现清冷感。

古人对此有着丰富的经验。指出脉诊时初按不热，而久按之大热者，是假寒真热；初按时热，而久按不热者，是假热真寒。这种根据时序差别造成的寒温感觉，是通常诊病脉和诊心理脉象时常用的诊察方法。

如在脉诊时心火、肝火等火证时，其指感如果是皮肤表层的温差造成热感，手指按上之后很快就与肤温一致了，达到了生理零度不再感觉到热了。真正的心火，肝火烦躁的热象，是从肌肤深层透发出来的热感。那种深层的灼热感，始终和诊脉者的手指感觉存在温差梯度，因此不为久按而衰减。

同样阳虚的冷感，久按之后乃有冷森森的感觉，这种冷感就像摸在蛇皮上的那种感觉。这是由于阳虚所带来皮肤深层温度的降低而使辐射热减少，导致寸口脉和诊脉者手指存在的温度阶差，不因久按而变温造成的。

因此，决定心理脉象中的寒热感觉，并非是来自皮肤表层的温度，而主要是来自皮肤深层的温度变化，那种久按之后皮肤深层的温差梯度变化。这是脉诊温度觉变化的实质内容，也是诊查脉象温度觉改变需要着重注意的问题。

在这些问题上，需要不断提高我们的识别能力。古人有一句名言应是我们的座右铭，《景岳全书·从舍辨》曰："虽曰脉有真假，而实由人见之不真耳，脉亦何从假哉！"

5. 环境因素对温度觉的影响

肤温受环境影响很大，不同的环境温度引起肤温的差异较大，常可造成诊断失误。因此特别要求患者的肤温要在室温内恒定下来，皮肤要有与室温适应的过程，然后再诊脉。同时室温过高、过低都是不可取的。

对于诊者来说，自身发烧或饥饿、寒冷造成手温过低，都会影响自身对温度觉的判断。

综上所述，手指温度觉的作用主要是区别疾病和心理特征的寒热属性。凡属于温热和躁性质的心理成分，手感可有温燥的感觉。如属火邪，则有明显炬然而热和播散的感觉。如果火盛，脉象上温热感播散特征就盛，其影响的范围就会增加和扩展，手下温燥不安的感觉就越加明显。如属偏寒性质的心理现象，则与热邪完全相反，它是以局部热辐射减少，指感清冷为基本特征。

脉象的结论是一个综合的参量。对于一种寒或热的脉象感觉，在寸口脉上并不单纯是温度觉的变化。尤其对于心理脉象来说，这种温热和寒凉的脉象感觉，还要有其他多种成分特征的参与。其中主要是脉搏频谱特征的变化，手指振动觉感应及特异性脉象形态的改变。当出现温热感时，局部高频躁波增多，代表温躁频域特征的振动成分增多；当出现清冷感时，局部高频躁波减少，代表温躁频域特征的振动成分减少。这些都将在以后逐步说明。

三、振动觉

（一）振动觉的一般概念

一个振动着的物体接触皮肤时产生的感觉叫振动觉。振动觉是在振动源的作用下，皮肤组织出现反复的位移，触动皮肤振动感受器引起的肤觉。心理脉象振动觉的产生来源于寸口脉搏的搏动及周围组织的固有振动，手指振动觉感应在心理脉诊中占极其重要的地位。

人体对振动的感受性在身体不同部位有不同的灵敏度，并且有较大的差异。如 Wilska 的试验，在 200 赫兹的正弦振动的条件下，同样接触面积（1 平方厘米），在全身各个不同部位，其绝对阈限（以 1 微米为参照的分贝数目）手指皮肤为 −23 分贝，属全身最敏感的部位。脉诊时，手指皮肤对振动觉的感应有特殊的敏感性。在脉诊某些频率范围内，手指可以感受到 1 微米以下的极微小的振动。如果经过长期的脉诊训练，其感应能力，尤其是对寸口不同部位发出心理脉波频率特征的感受能力，还可以大幅度地增高。手指对心理脉波良好的感应能力是心理脉诊的必备条件。

（二）振动觉的频率特征

对于不同的频率范围，手指的感受能力是不同的。这点造成手指皮肤对振动感觉的绝对阈限不同，其中对 10 ~ 40 赫兹的频率范围只要有几个微米的位移就可以产生振动觉。随着振动频率的升高，其感受的灵敏度更加升高。100 赫兹左右，1 微米的位移就可以产生振动觉。另外，振动的感受性对于振动频率有一定的下限，如振动频率低于 10 ~ 18 赫兹，对于手指皮肤将不产生振动觉。

10 赫兹以上频率成分的增加，在脉诊中代表着脏腑功能活动的异常频率范围。这主要是脉搏的高频谐波成分，即高频功率能谱的主要部分所在范围。手指在此频率阶段的良好感受性，有利于我们感知脉象频率特征的变化，以及由此产生的相应振动觉变化，借此识别一些疾病的性质及脉象心理变化。

手指对脉搏的谐波成分，以及周围组织固有频率而产生的振荡有很好的识别能力。在脉搏最主要的谐波成分中，对于 25 赫兹的范围内，只要频率增加 5 赫兹，手指就可以觉察出这些差别。而在其他频率范畴，则要增加更多的频率，手指才能觉察出差异。手指在脉象频域范围内的高度敏感性，是我们识别心理脉波的基础。

（三）振动觉的温度特征

皮肤温度对振动觉的绝对阈限有一定影响。当皮肤温度高于或低于正常温度时，其振动阈限都将发生变化。当低于正常皮肤温度时，皮肤振动觉的感受性随之降低，温度降得愈低，皮肤感受性也降低愈多。

在我们脉诊阳虚体质的脉象时，由于被诊者阳气不足，皮肤温度偏低，对诊脉者手指的传导热及辐射热也低，由此产生肤冷的感觉。随着皮肤温度的降低越多，皮肤对振动觉的感受性也降低愈多。

因此在对阳虚患者的脉诊中，寸口脉搏高频谐波成分减少使手指振动感觉减弱；同时由于肤温降低，手指对脉搏振动波的感受性也随之降低。脉搏振动成分的减少和手指振动觉感受性的降低，造成阳虚患者尺脉振动觉低弱的特有现象。再加上局部肤温偏低，由此形成阳虚脉诊局部的清冷感觉。

相反，随着皮肤温度略微升高，手指对振动觉的感受性升高，以及人体各种内热、肝火、心火等肌体状态均可以导致的皮肤肤温轻度升高，形成寸口脉局部皮肤的温热感。随着皮肤对振动感受性增高，脉搏搏动有力及其引起的谐振波加强，手指对寸口脉传感增强，反映脏腑变化的振动波波形的感受性也加强，并可向手臂传感。这种振动觉的传感及手指的温热感觉，当达到某种强度和一定的播散特征，就形成寸口脉火势上炎，炽然而热的手感特征。

（四）振动觉的时间效应

手指皮肤的振动觉具有较强的时间效应，表现为随着时间的延长，阈限的刺激强度明显降低。这种现象的出现，不依赖其频率特征。在脉诊的不同频率区段，随着候诊时间的延长，不同频率的感受强度都下降。尤其心理脉象的诊断更多地依赖于各种特异性振动波的识别，其敏感程度下降更快。只要2~3秒钟后，手指对心理脉波的感觉明显降低，而且对不同频率的波形所代表含义的分析能力均有下降，指感模糊，甚至感受不到。这是心理脉诊的一个主要特征。

振动觉敏感度的时间依赖性，这是心理脉象识别的突出特征。这也是心理脉象往往第一印象最准，以后越感觉越模糊，或者突然感觉到某种心理成分，接着就感觉不到了的原因。因此，快速训练感应不同频率振动所代表的心理含义，加快感应速度，在心理脉象的诊断中是至关重要的问题。

手指振动觉随着振动刺激时间的延长，其感受性降低的情况在某种程度上是可以改变的。对于人体振动觉感受性来说，只要振动刺激停止，振动感受性下降的情况就可以得到恢复或改善。因此对一次感觉不准确或由于感应能力下降，造成指感模糊的情况下，马上停止感应；或先去感觉其他部位脏器的状态；或稍事休息，防止感觉适应性的加重。待手指敏感度及大脑兴奋度恢复之后，再来感应。这些都是改善手指敏感度下降的方法。

另外，在诊心理脉象时要避免把手指长时间停留在某一诊断部位，要在动态中观察心理脉象，这对防止手指振动觉感应性下降的情况有很大益处。

（五）振动觉的汇集规律

脉象振动觉的效应关系中有一种重要的规律称作汇集规律，根据其汇集特征又分别表现为振动频率的汇集和振动强度的汇集。

1. 振动频率的汇集

当一系列刺激强度相同，其振动频率相差成倍数关系（如 10 赫兹、20 赫兹、40 赫兹、80 赫兹、160 赫兹等）的振动波作用于手指同一部位时，在这一系列刺激中，只有其中间值的一个频率（40 赫兹）被感觉到，而其他的振动频率则未被感知到，出现抑制。这种现象被称为频率汇集现象。

频率汇集现象使我们在感受脉搏的谐振波时，不是感到多种低弱的谐波成分的重叠，而是以某种统一的频率状态出现。不同心理现象脉搏振动频率特征的汇集效应，造成各自不同而有特定频谱的指感特征。

下面谈到振动频率汇集现象时应重视两个问题。

第一，振动频率汇集现象有其特定的汇集条件，它不是在任意频率汇同关系的条件下、各种不同特性频率的汇集。而是在特定的、振动频率相差成倍数关系的振动波之间所产生的汇集。具体到脉诊过程中，它仅仅是发生在脉搏主波及其谐波之间的一种特定的频率汇集关系。

第二，特别应指出，脉搏的每一搏动周期本身并不是自始至终表现为单一的振动频率。脉搏波本身并不是连续曲线，而是由时相曲线段组成。实际上每一个脉动周期包含了多个脉动时域区段，并由它们组合而成。这里面包含了整个心脏和血管系统在不同时相所产生的频率特征汇集的总和，每一脉搏周期都是诸多频率特征的脉波汇集的结果。

从大的方面讲，每一脉动周期构成有心房波、二尖瓣开瓣音，接下去有心室波、二尖瓣膜关闭、主动脉瓣打开的振荡波、大动脉舒缩的振动波等，它们共同组成脉搏周期的复合波。因此，每一脉动周期根据不同脉动时相也都可以分解成不同频率特征的区域脉搏波。

在每一脉动周期都有其主导频率。但实际上每一脉动周期的每一脉动时点都和其他脉动时点的振动特征有所差异，即每一脉动时点都可以分解出即刻的频率汇集的总和。

频率汇集效应使脉诊时感应到的不是多重谐波成分，而是中间的那个频率。就脉诊本身而言，频率汇集效应的结果使我们所感受到的频率既不很高，也不很低（10～18 赫兹以下的频率人体将感觉不到振动觉），而是一个适中、人体较敏感的频率阶段。

2. 振动强度的汇集。

汇集效应的另一个表现是刺激强度的汇集。当我们感觉到某种振动波时，其刺激强度不是单一一种频率的强度，而是其他的未被感觉到的振动刺激增加了被感知到的那个频率的强度，出现了刺激强度的总和。

不同谐波成分刺激强度汇集现象的出现，有助于解释在感应某种脉搏成分时，常常可以感到病理性高频谐波成分所造成振动觉反应的强度，并未达到弱不可知的地步。虽然高频谐波能谱很小，甚至只有脉搏主波的百分之几，但由于有不同谐波成分的频率汇集和强度汇集作用，乃能使我们有所感应。

（六）寸口脉振动波的来源与组成

我们在认识皮肤振动觉的一般规律的基础上，更加注重振动觉在脉象学方面的特殊反应。从组成结构讲，寸口脉振动波包括三个来源、两种谐波成分和四个组成部分。

心理脉象振动波的特点表现为非单一谐波成分所组成。其原因在于每一心理脉象的本身由不同来源、不同组分、多重谐波分量所组成。它是多种谐波成分组合成的复合波。

从寸口脉的组织结构来看，由血管和血管周围组织构成。其中血流传递着脉搏基础振动频率；血管壁和血管周围组织在传递着脉搏基础振动频率同时，对脉搏基础振动频率产生传导、吸收和共振作用。同时它们在基础脉搏的冲击下，可以依其固有频率产生振动；也可以不受基础脉搏的冲击，单纯以其固有频率产生固有振动。

在寸口脉的振动波中，虽然包括有不同来源和不同的组成成分，但就谐波的性质来说，却只包含两类。它们是与脉搏基波频率的谐波成分有关的振动波和血管及周围组织固有频率有关的振动波。这两类谐波分别从脉搏谐波特征和局部组织固有频率特征两个不同角度反映了人体的信息。

就来源分类来说，这两种不同性质的谐波成分来源于三个不同方面。它们分别是来自脉搏基础频率的谐波振动成分，脉管周围组织受到每一脉搏的激荡而产生的振动成分，和寸口局部组织的固有振动产生的振动成分组成。

这三种不同来源的振动成分的脉象特征及频率特征各有差异，代表不同的脉象信息。它们按照不同的时相分别作用于寸口脉，构成不同的频率特征的振动觉反应，组合成寸口总体脉象。为了更好地进行临床识别，目前心理脉象的分类多从组成结构入手进行，大体分为四个组成部分。它们分别是脉搏主波的谐波成分；血管壁和血管周围组织对脉搏频率共振或衰减后产生的谐波成分；血管壁和血管周围组织受脉搏冲击后依自身固有频率产生的谐波成分；周围组织固有频率产生的振动谐波成分。（见表 2 - 1）

表 2 –1　振动波来源、组成成分及谐波分量结构图

三个振动来源	结构组成四个方面	两类谐波特征
脉搏基础搏动波	基础脉搏谐波分量	脉搏主波谐波特征
局部组织受脉搏波冲击后产生的振动	对基础脉搏共振或衰减形成的振动波	同脉搏主波谐波特征而振动强度不同
	局部组织固有频率受激发产生振动波	具有固有振动自身的谐波特征
局部组织的固有振动	局部组织自身固有振动产生的振动波	具有固有振动的谐波特征，但强度弱

　　以下我们把寸口脉谐波成分的特征，按照脉搏基波频率的谐波成分、血管及周围组织固有频率的顺序分别加以说明。

　　1. 与脉搏基波频率的谐波成分有关的振动波

　　（1）脉搏基波的谐波成分

　　正常人体脉搏的振动频率是每分钟 60 ~ 90 次，这一频率构成脉搏基波的频率。

　　心脏的搏动是产生寸口振动波的原始动力和激发源。其中脉搏本身搏动的频率，与心脏射血频率一致，其主要产生脉搏周期性压力波变化的感觉。这种搏动的谐波产生两类谐波效应，一类是基础频率的谐波成分本身构成的振动觉反应，另一类是血管及周围组织对其共振产生的各种振动波及谐波成分。

　　脉搏基础频率由多重脉动成分按照不同时相排序组合而成。其中脉搏波传到寸口脉时，已经携带了多重脉象成分。其中一部分和脉搏的基础频率相同，包括心房波、心室舒缩波、瓣膜开闭波、主动脉扩张和回弹形成的脉搏初始波等。这些脉搏成分作用于寸口脉上，造成血管压力的时高时低，使血流量时快时慢，血管壁时张时缩，形成了脉搏的基础波形。这种波形的变化反映到脉象上，表现为通常所用的二十八种脉象。

　　脉搏基本频率的谐波成分由基础频率整倍数的简谐振动构成，其中又包括心房波、心室波、瓣膜关闭的振荡波、大动脉的振动波，以及基础频率在动脉系统始端和终端，在管壁、在动脉截面积改变时多次反射、重叠而形成复合波的谐波成分。

　　因此，脉搏波传到寸口脉时，已经不是一种单纯的心搏基波成分，它已携带了多重附加的脉搏谐波成分，其中一部分形成了脉象振动觉反应。

　　脉搏基础频率主要产生两种振动谐波效应，一种是基础频率的谐波成分，另一种是周围组织受脉搏搏动冲击而产生的振动波及谐波成分。

　　作为一种识别特征，脉搏基本频率及其谐波成分在手指上的感觉特征是截然不同的。

　　基础脉搏波的频率很低，不能使手指产生振动感觉，其产生的指感主要是压力波的变化。而其高频谐波成分（10 赫兹以上），则可以产生附加在主波上的振动觉反应。

　　脉搏不同频率的谐波成分在传播过程中有其特殊的传导程序，表现为不同频率的谐波成分沿着脉管壁传播的速度和衰减常数不一样，高频成分比低频成分传播速度快，但衰减常数也较大；低频成分传播速度慢，衰减也慢。

　　不同频率谐波速度和衰减常数不同，造成了脉搏波在传播途中，不同谐波之间在传播速度和传播距离强度方面都形成离散现象，其结果在传播途中不同部位组合成的脉搏波和初始波之间产生变化，形成各具特征的寸口脉搏波及振动觉反应。

　　特别应指出，脉搏波本身并不是连续曲线，而是由时相曲线段组成。反映在脉图上，脉搏波包括心房波、左心室收缩波、大动脉阻尼振荡波、重搏波等多种搏动成分组成。在每一脉动周期中，每部分波形具有各自独立的生理学意义。任何一部分波形的改变，都可以影响寸口脉搏的变化，导致谐波成分的改变，并引起相应手指振动觉的改变。

　　脉搏谐波成分附加在主波上，成为整个脉搏搏动特征的一个组成分量。其中脉搏高频谐波成分的增加，使基波在搏动过程中增加了躁扰、激动、紧张、动荡不安、搏击、振荡、悸动、拘紧、跳跃等不同的指感特征。其中有一部分谐波的脉象振动特征则构成临床心理脉象的手感特征之一。一般来说亢奋的，激动的，阳盛的，温热的，火盛的，这些属于外向型的心理活动和与紧张、恐惧、害怕、疼痛、惊吓等紧张度增高，企图摆脱导致这类情志状态的情感因素，其心理脉波经常发生这种基础脉搏异常谐波成分增多的情况。

（2）寸口局部组织对脉搏产生共振而形成的振动成分

中国古代就已经认识到脉象中有种独动的现象，即在脉搏的某一部位出现异于它部的异常搏动。《素问·三部九候论篇》曰："察九候，独小者病，独大者病，独疾者病，独迟者病，独热者病。独寒者病，独陷下者病。"

独动现象是脉学领域专有的一种传导规律。它是指脉搏的某一区域出现异于它部的异常搏动。

可以说，我们之所以可能进行脉象诊断，就是因为有独动现象的存在。我们目前所有的脉象诊断都是建立在独动现象基础上的。这种现象使一种脉象得以区别于其他脉象。如果没有独动现象的存在，也就丧失了心理脉象鉴别与其他脉象的基础标志。

分析脉搏独动现象的形成，在一定程度上依赖于寸口脉局部组织对脉搏的共振效应。如果局部组织对脉搏波中某一频率段产生共振，则使这一频率分量的功率谱能及手感效应大大加强。其结果造成代表这一频率特征的振幅和振动觉特征出现异常搏动的现象。

脉搏的共振效应，是脉象中异常脉波产生的根源之一。如果说脉象的频域特征反映了脏腑的信息内涵，那么局部组织的共振作用则对这些信息内涵产生强化和显露的作用，其结果使许多脉象的振动特征以异于它部的独动的脉象形式反映出来。

例如怒气勃发，左关隆起并出现搏激的异常振动；又如动脉，使寸口局部出现豆状的、动荡不定的搏动感。正因为有这种独动现象的存在，它使我们将一种脉象区别于其他脉象而鉴别出来。

2. 与寸口脉局部组织固有频率有关的振动成分

（1）寸口脉局部组织受脉动冲击产生的振动成分

寸口脉另一种与手指振动觉有关的振动脉波，就是寸口局部组织受到脉搏搏动的激发而产生的局部振动脉波。由于这种振动波是受到外力（脉搏）的冲击后而产生的胁迫振动，其频率特征取决于寸口局部的组织结构和固有频率，而与脉搏搏动的频率无关。人体的正常脉搏（每分钟 60～90 次），其基础频率为 1～1.5 赫兹，人体组织的固有频率则为 10 赫兹左右，两者相差甚殊。因此寸口局部组织的振动频率与脉搏基础频率是两种不同的振动成分，两者之间没有直接关系，脉搏只是作为激发局部组织振动的振动源而存在。

另一方面，脉搏主波的谐振波虽然也产生振动觉，但其基础频率来源心脏的搏动。一般情况下，寸口脉本身的搏动，反映了一定的心血管系统特征；而血管壁及周围组织的综合情况，会对脉搏本身的谐波特性产生一定的影响，使之携带包括心理现象在内的诸多信息。而局部组织的振动波，则从基波到谐波都只和局部组织的固有频率有关。由此产生的局部组织振动觉指感和主波谐波的指感有所不同。

（2）寸口脉局部组织的固有振动

寸口脉的振动觉成分还包括血管周围局部组织在神经—血管、神经—体液的支配下，自己独立产生的固有振动。

任何一个活着的机体或组织，它们都要受到神经、血流、神经—体液及激素水平的影响，产生某种特定频率的振动，或依其固有频率产生自身振动。

这种振动包括局部组织进行生命活动时产生的自身振动，或局部神经冲动所引起周围组织的振动，局部小血管及毛细血管血流冲击引起的振动，各神经中枢发放的基本神经冲动和机体维持局部血管、肌肉基本张力而产生的振动等。

这些振动反映出如下特征：①这种振动是局部组织独立产生的，因此与寸口脉动无关，它可以脱离寸口脉搏独立存在。②从生物全息论的观点出发，生命体的每一个独立的局部组织都携带着整个机体的全部信息。寸口脉局部组织同样携带了对应脏器的各种信息。它们以不同频率振动波的形式反映出来，代表了各脏腑的频率特征和生命信息。寸口脉各分部不同的频率特征，是我们借以诊断机体心理生理变化的依据之一。

局部组织的固有振动通常都很弱。我们通过以下形式可以感觉到它们的存在。

首先，局部组织的固有振动在无脉症的情况下也可以感觉到，只是此时振动的强度很低，感觉较弱。因此所能感到的信息量远远少于正常脉诊，其中只有个别心理现象的振动波形可以感觉到。

其次，有时对于某些严重肝郁或更年期烦躁的病人，可以在寸口以外的皮肤表面，用类似脉诊的方法将其情绪状态感觉出来。

具体方法是用手指轻按皮肤，略加力达到轻中取的程度，然后缓缓上移。在手指达到浮取位置，将要离开皮肤欲触欲离时，指下有一种突然显现的轻度酸沉的感觉。这时的手感特征与脉诊振动觉的感觉近似。我们注意体会这种感觉的性质，可确定它的情感属性。

一种更有趣的现象可以在高烧病人身上看到。当我们把手指按到高烧病人皮肤上时，很明显有一种燥热的感觉；同样我们把手指指目接触39℃多的热水时，只会有热的感觉，而不会有这种明显燥的感觉。

为什么同样的温度，接触有生命的皮肤时会有燥热感觉，而接触无生命的热水时则没有这种感觉。其原因是患者作为有生命的肌体，高热时伴随肌体内环境变化，包括基础神经冲动的增加，皮肤显现出局部组织振动觉和温度觉形成局部复合温燥的感觉。在接触高烧病人时，其中燥的特征就包括局部组织固有振动带来的指感特征。

局部组织的固有振动由于没有其他振动信息成分的干扰，表现得较为单纯，也就更加真实地反映对应脏器的真实情况。

在更多的情况下，这种局部组织的固有振动受到寸口脉搏的激动，则变得增强和清晰起来；但有时也受到脉搏搏动的调制，表达出一种复合的脉象特征。

寸口脉局部组织固有频率产生的振动，其对心理脉象的临床意义在于：每一神经心理活动都反映为寸口对应局部组织固有频率的改变，这种改变以振动觉的特征反映着脏腑心理活动的脉象信息。

总结以上分析，脉象振动波的组成结构包含有四部分成分，它们是脉搏基波的高频谐波成分、血管和周围组织对脉搏波共振产生的振动谐波、血管和周围组织受脉动冲击产生的振动谐波，以及血管周围组织依寸口本身固有频率自主振动产生的振动谐波等多种振动波结合的复合波。其中脉搏基波的谐波和周围组织对其产生共振或衰减的谐波属同一类性质的振动波，血管及周围组织受脉搏冲击产生的谐波成分和寸口脉周围组织的固有振动属于另一种来源的振动波。

我们在研究脉诊手指振动觉时，主要考虑不同频率的心理脉波之间的识别问题。代表不同心理特征的脉波之间差别，除了在脉波形态、触压觉、温度觉等方面各有不同的脉波特征外，其最主要的识别特征就是脉搏振动波频率特征的差异。

不同的脉搏频率特征产生不同振动特性的脉波，代表着不同心理现象。对于心理脉象的诊断来说，具有特征的心理脉波，对其频谱特征的识别是心理诊断的关键部分。

（七）寸口脉振动波的基本特征

1. 时相特征

寸口脉三种振动成分依据脉动的不同时相，分别出现在寸口部位，构成复合的振动觉反应。我们就三种成分出现的时相及识别特征分别加以讨论。

第一种成分：脉搏主波及寸口脉局部组织对其共振谐波的时相特征。

脉搏的基本频率产生的主波，在振幅和压力强度上都超过其他谐波，在脉搏上占有压倒一切的地位。因此在脉搏搏动的高峰，其他局部振动觉基本都被掩盖，不能明确感知。

脉搏主波及寸口脉局部组织对其共振的谐波成分特征是：谐波成分与主波同时出现，并依附在主波上，随着主波波幅的增高而增强，并在主波的高峰时达到最大振幅。因此，主波的谐波成分指感最清晰的时域出现在脉搏的高峰。

作为指感特征的差异，由于主波频率低，不能产生振动感觉，主波的指感是随脉压变化而起伏的压力波变化的感觉。主波10赫兹以上的谐波则产生振动感觉。这是两种不同性质的感觉。

不同频率的谐波依附在主波上，使主波增加了躁扰、动荡、紧张等不稳定成分。其中一部分振动觉反映的频率特征，成为临床心理脉象的振动特征。例如临床左寸（心）的惊悸脉象和普遍的滑数脉对比，惊悸脉象在脉搏的高峰，脉波上附有一种搏动点动荡，悸动不宁的振动感觉；滑数脉虽然也表现为滑利滚珠般的脉动起伏，但脉上却没有动荡的这种感觉。同样，如恐惧、紧张、担心、悲伤、拘紧、心烦等心理成分都有这种附加在主波上的振动感觉。

第二种成分：寸口脉局部组织受脉搏激动产生振动波的时相特征。

寸口脉局部组织在受到脉搏基本频率的冲击后，依其固有频率产生振动。这种振动波发生的时相特征是在脉搏高峰后马上出现，并依随在脉搏主波后，只产生局部的振动觉反应。该波的时域特征由强渐弱，有的很快消失；有些则逐渐减弱，有些可以一直延续到第二次脉搏出现，并被第二次脉搏高峰所掩盖。

作为鉴别对比，我们对主波谐波与周围组织振动波之间在振动时相特征方面的差别加以比较。

A. 主波的谐波成分与主波同时产生。其手感最强、最清晰的时刻在脉搏高峰。振动的感觉部位是在血管壁的位置。而造成的手感表现为脉搏的高峰，指下脉搏的搏动点有径向或纵向跳跃变换的动感或振动感。

临床常见的反映主波谐波振动的典型脉象如涩脉和动脉。

涩脉的搏动高峰较钝，从峰顶的前沿开始，脉动的速率明显减慢。这时伴随在主波上，出现一种迟涩的振动感，就如古人描述的轻刀刮竹那样，手下迟涩的、哆嗦着前进的感觉。动脉谐波的振动觉表现为手下脉动搏动点的位置动荡跳跃，变换不定的感觉，由此带来悸动不宁和相应振动的手感。这是振动觉的一种特殊表现形式。

B. 周围组织受主波激发而产生的振动，其发生的时相从主波开始到第二次脉搏搏动产生之间的区域。其手感最清楚的时域在紧接着脉搏高峰后的一段时间。振动感觉的位置在脉管周围的组织。这种振动波和主波谐波的最大区别，是它振动最明显的位置不在脉管上，而在脉管附近组织。这种振动感觉有时很强烈，甚至有时候手仅仅触及皮肤，还没有摸到脉管时就可以感觉到。

就心理脉象局部组织的振动强度来说，不同心理脉象各有不同。肝郁的振动脉波最强。其从脉搏高峰后开始，不见衰减，一直延续到第二脉搏出现。而恐惧、害怕等有关的心理现象，其周围组织的振动波仅局限于脉管周围，而且很快消失，有内收和慌忙内敛的感觉。主波谐波的振动和周围组织的振动作用于寸口脉，根据不同的强弱特征和频率特征，共同组合成心理脉象特定的振动感觉。

为了更好地表达这种差别，我们举恐惧心理脉象的例子说明在同一脉象中，不同振动成分产生的部位、时相和手感特征。

在恐惧的心理现象中，周围组织的振动波在脉搏高峰之后出现，但很快向脉管方向收敛消失。这种收敛的感觉就像手按在敲响着的锣上时，那振动感觉极快地收缩、消失一样。而该脉象主波的谐波成分和血管壁的振动特征主要表现在血管壁的本身，血管壁的高度紧张、收引、拘紧，小范围的悸动、振颤的感觉。这种寸口脉谐波和周围组织振动波的综合指感使人产生一种由于恐惧而缩成一细线，在那里哆嗦的形象感觉。

第三种成分：寸口脉局部组织本身的固有振动谐波的时相特征。

寸口脉的固有振动来自局部组织自身的振动，其发生的时相与脉动无关。因此这种振动在整个脉动周期都存在，由于振动波很弱，往往被脉搏波或其他振动掩盖。

固有振动的时相在无脉征时可以反映得很明显，这时可以感到局部组织的振动无时无刻不在进行，其中间没有明显的间歇和周期性。

如果局部组织的固有频率受脉搏搏动的激发，又可以大大加强起来，成为受脉动影响的、周期性的局部振动波。

寸口脉局部组织固有振动代表脏腑心理活动最根本的特征，许多心理活动都以局部振动波的频率特征反映出来的。

2. 寸口脉振动波的指感特征

寸口脉振动波的强度远比寸口脉搏为低，振动幅度小，而频率略高。这种振幅很小，强度很低，频率为几十赫兹的微小振动波，其造成的指感特征主要有几种形式。

（1）脉搏主波谐波成分的指感特征

脉搏主波谐波成分随主波同时发生，并依附在主波上，在主波的峰顶时达到最大振幅。此时脉诊的指感最强烈，也最清晰。候诊部位在血管壁。主波谐波常见的指感特征有：

①动荡感：附加在主波上的跳跃、动荡不定的指感。表现为脉搏的高峰，指下脉搏的搏动点有径向或纵向跳跃变换的动感及伴随而来的振动感觉。信息内涵：使主波增加了悸动、躁扰、动荡、紧张等不稳定成分，临床某些情绪的剧烈变动或不稳定状态可引起类似的脉象改变。典型脉象：心悸、惊悸、动脉等脉象都带有这种振动成分。

②搏指感：表现在伴随每一脉搏的高峰，指下强实搏指的

压力波变化及振动感觉。信息内涵：临床常出现血管壁张力增高，而心脏强力收缩或动脉壁僵实或硬化，心脏强实搏动的情况下。常与应激状态、大怒、惊悸、心火亢盛、肝阳上亢、或突然强烈的精神刺激等有关。典型脉象：临床各种应激状态造成心脏搏指有力的脉象；或大怒；或临床各种情绪引起血压急剧升高的状态；另外，高血压、动脉硬化而心脏强实收缩的脉象也可以带有搏指的振动成分。如《内经》中真心脉、真肾脉、癫疾的搏大滑脉，心疝的搏滑急脉，肺疝的沉搏脉等都包含有这种成分。

③迟涩感：是涩脉类特有的指感，表现为脉搏波高峰区指感迟涩振颤的脉学特征。迟不是指脉动频率迟缓，而是指脉动高峰脉压变化的速率明显变慢，造成脉行迟滞不前的感觉；涩是手感脉搏往来滞涩不畅，如轻刀刮竹，振颤着向前行进的感觉。信息内涵：代表与心搏排血量延缓，血管顺应性降低，外周阻力增大及大动脉的阻尼振荡有关。中医主气机滞塞，血运郁涩。典型脉象：涩脉。在心理脉象中，各种原因造成气机不畅、情志抑郁等情况都可以见到此类脉象。

（2）血管壁振动成分的指感特征

有三种，分别表现在以下情况：

①血管壁以径向位移波的形式传导脉搏波的振动成分。当脉搏波通过寸口脉时，脉管壁产生同步波动。其振动指感特征与脉搏波谐波成分相同。

②血管壁对脉搏共振而形成的振动成分。指感特征：血管某一诊断部位比其他部位明显增强的血管搏动及相应的振动觉。时相特征：脉搏高峰。信息内涵：代表所对应脏腑的疾病状态或相应心理活动。典型脉象：如左寸心火，左关肝火、肝阳上亢等脉象都有这种血管壁对脉搏共振而形成的、局部振动觉明显增强的情况。

③局部血管壁受脉搏冲击而产生的振动成分。指感特征：脉壁紧张度高、绷紧感，附在脉壁上细微的振动或振颤的感

觉。来源：硬化的或绷紧的脉管在血流冲击下产生的振动觉反应，松弛的脉管则很难产生这种成分。感觉部位：局部血管壁。感觉时相：脉搏高峰到第二脉动周期之间。信息内涵：代表各种原因导致血管壁硬化或张力增加，或血管壁紧张度增高，伴有血流急迫且对管壁具有一定的冲击力。典型脉象：紧脉。见于高血压、动脉硬化的脉象，及恐惧、紧张、惊悸等心理脉象。

（3）寸口脉局部组织振动成分的指感特征

其有5种，分别为以下情况：

①脉波传导而来的、脉搏主波谐波的振动成分。临床情况同第一种振动成分。

②局部组织对脉搏产生共振而形成的振动成分。指感特征：比其他局部组织明显增强的振动觉，有时伴有局部组织隆起的感觉。来源：局部组织对脉搏波中某一频率段产生的共振现象。感觉部位：寸口局部组织。感觉时相：脉搏高峰时域。信息内涵：脉搏局部异于它部的异常搏激状态。代表所对应脏腑的疾病状态或相应心理活动。典型脉象：与阳盛、火盛有关的脉象大都有这种局部组织的共振现象。如左寸心火，左关肝火、愤怒、激动、兴奋等脉象都有这种局部振动觉增强的情况。

③寸口局部组织对脉搏振动波造成衰减而形成的脉象特征。指感特征：局部脉搏振动觉成分减弱，异于它部。来源：寸口脉局部组织疏软松懈，使传导而来的脉搏波的振动成分产生衰减。感觉部位：寸口局部组织。时相：脉搏高峰时域。信息内涵：脏器的虚损和情感的淡漠状态。临床脾虚、肾阳虚等脏器虚损及情感淡漠或无欲望状态可出现这种局部组织振动波减弱的情况。

④寸口脉局部组织在脉搏的冲击下依其固有频率产生的振动。指感特征：手指上沉滞劲酸重、麻胀等感觉，或者是那种民间俗称碰到麻筋时的酸麻、像要抽筋的感觉。指感由强渐

弱，有的很快消失；有些逐渐减弱；有些则一直延续到第二脉
搏周期的出现。来源：寸口局部组织在受到脉搏基本频率的冲
击后，依其固有频率产生振动，并形成局部的振动觉反应。感
觉部位：寸口局部组织。时相：从主波开始到第二次脉搏搏动
产生之间的区域。其手感最清楚的时域在脉搏高峰偏后，主波
及其谐波成分开始衰减的一段时间。信息内涵：局部组织所对
应脏器的异常状态，或脏器对应的心理活动。典型脉象：肝郁
脉、烦躁脉等。

⑤寸口脉局部组织自身的固有振动。

这种情况和上面第四种情况的振动波都是由寸口局部组织
发出的，区别在于产生振动的条件不同。第四种情况振动波是
寸口脉局部组织在脉搏的冲击下依其固有频率产生的振动。本
种情况是寸口脉局部组织的固有振动。

指感特征：手指上沉滞劲酸重、麻胀等感觉。来源：寸口
局部组织依其固有频率产生振动。感觉部位：寸口局部组织。
时相：指感振动觉持续存在，只在无脉症时易感觉到，经常被
其他振动掩盖。信息内涵：局部组织所对应脏器的异常状态，
或脏器对应的心理活动。典型脉象：肝郁脉、烦躁脉等。

以上论述了寸口脉不同部位的振动特征。

寸口脉振动波的强度远比寸口脉搏为低，振动幅度小，而
频率略高。这种振幅很小，强度很低，频率为几十赫兹的微小
振动波，其造成的指感特征从总体上讲主要有两种表现形式。
一种是跳跃、动荡不定的感觉。这主要是和脉搏本身搏动及脉
搏主频率谐波有关的振动感觉，典型的表现为心悸或动脉所感
觉的指感特征。

另一种可以不感到明显的振动感觉，也没有明显的压力波
感觉，而只是一些手指上沉重、酸滞、麻胀或者是那种民间俗
称碰到麻筋时的酸麻、要抽筋的感觉，通常表现为局部组织固
有振动或受主频率激发的局部组织振动。典型的表现为肝郁脉
的指感特征。其他各种心理脉象的振动特征都在这两类形态的

基础上加以演变。

寸口局部组织的振动波的指感虽然很弱，但是由于和脉搏基波的指感特征相差甚殊，仍可以明确区分开来。

尽管寸口脉振动波的指感特征从大的类别上仅有以上两种差别，但实际临床不同心理脉象的手感却是千变万化，具体特征我们将在每种心理脉象的解说中加以阐明。

3. 寸口脉振动波的传导特征

寸口脉振动波和脉搏波的另一重要区别是，脉搏波是一种压力波的变化，其指感仅局限在手指指目皮肤附近，不向周围传导；而寸口脉振动波则依循振动的规律，具有向一定方向传导的特征。

振动的传导是振动波的特性之一。我们把音叉放在手上，整个手臂都可以测到振动波。同样，脉象的振动波及振动觉也有一定的传导效应。由于生理上的振动觉的抑制效应。在一般情况下只有和振动源接触的那个点有振动感觉，在别的地方则没有感觉。这是因为在这个点的区域以外的神经活动效应受到抑制的结果。在某些情况下，尤其是振动源放在手指不同位置时，振动觉有短途的传导作用，感觉是以振动点为中心，向四面或某一方向放射的逐步减弱的振动感觉。

寸口脉局部组织对振动波的传导有其独特的地方。

我们已有论述，寸口局部组织的振动波通常是强度很小，振幅很低的振动波。这种具有很小的强度，很低振幅的振动波，其通过寸口皮肤这一柔软弹性体时，其感觉模式有一定特殊性。此时指下感觉可以没有清晰明确的振动感，代之而起的是一种模糊的手指酸重、沉滞、麻胀等感觉。这种感觉定位可以较模糊，有时是停留某节手指的局部感觉，有时是沿着手指向某一方向上的传导感。这种指感有时还可以和针刺治疗时得气的感觉有类似之处，反映为向某一方向上放射、传导的酸、麻、沉重感。

心理脉波的传导有个有趣的现象，就是不同振动觉是诊者手指上感觉传导距离不同。有些振动波的传导感觉可以传得很远，有些则很近。

例如有些气郁日久人的振动波，我们在脉诊左关脉时；这种酸麻难受的指感可以传到手臂，甚至一直传到心中，使诊者产生郁闷的，难受的心理效应。有些振动波则仅仅局限手指附近，很难传导。如神经紧张度增高脉波的振动成分就仅仅局限于接触脉搏的手指皮肤附近，很少传导。

一般来说，气郁的振动脉波传导最远，烦躁与愤怒的情感有关的振动波次之，而恐惧、担心等情感有关的振动脉波则极少传导。

脉象振动波传导的另一特点是，振动波有时呈跨跃式传导感觉的现象。

正常的振动波是以振动源为中心向外周传导，中途经过传导物的阻尼作用，使传向四周的振动波逐步减弱。因此振动传播的过程，是以振动源为中心，向周围逐步减弱的传导过程。

脉象振动波的传导特征则不同，某些振动波可以在中途减弱之后，又在某个部位产生较强的感觉。

4. 振动觉的传导路线

寸口局部组织所引起的振动觉反应，虽然和针灸传感一样具有传导性，但其传播途径和传导特征却和针刺不同。

针灸的传感是循经传导，针感沿经络方向传播。脉象振动觉的传导则不同，它的传导因人因病而异。其中部分人可以有某种相对类似的传导途径，尤其对于同种心理现象来说，一般可有相对稳定的频率特征和传导途径。

常见手指振动觉的传感路线，有以下几种情况。一种振动觉集聚在手指局部，形成一种沉滞感觉；一种是沿整个手指向上传感，传向手指的根部；一种是从指目传感到手指的某个部位；一种是沿手指侧面向上传导，个别时候可以传向旁边的手指。

振动觉传感的出现，虽然有一定的方向性，但并不是沿着某条固定的经络传导。其可以由某一经络的一个部位向上，转移出现在另一条经络的某个部位。

如典型的严重气郁人的振动郁波，可以使诊脉者的手指产生酸麻不适的感觉，再向上，手感减弱，而在手少阴心经接近肘部的地方重新出现，甚至可以产生比手指部位更强的酸麻感。如果气郁更甚，还可向上辐射在手阳明大肠经的肩附近部位产生酸麻，像触了电，手臂抬不起来的感觉。再向上，则在胸中又可以产生一个反应区，沿足少阳胆经的两胁胀闷不舒，郁滞的感觉。

又如心理创伤的脉象，在食指产生一个短距离纵向扇形放射状狭长的指感后，跃过整个手臂，可在心中直接产生一种刀痕直刺心中的心理感觉。

上面列举了气郁和心理创伤二种心理脉象的传导路线和传导方式。可以看出，不同类型心理脉波的传导方式和传导途径不同。对不同的诊脉者，心理脉象的传导途径可以有所差别。而对同一个诊脉者来说，不同心理脉象的感受途径不同，但对同种类型心理脉象，每次感受的途径及手感则相对固定。因此，我们通过感受不同心理脉象的形态特征和认识其传导方式，可以正确识别不同心理现象。

5. 振动觉的不循经传导的现象

通过上面的例子可以看出，寸口脉振动波的传播有不循经传导的现象。

在大多情况下，振动波的传导途径不是循行经络所走的路线，也不是传向诊脉者的寸口对应部位，而是沿着整个手指或手指某个侧面向手臂及心脏方向传播，可以循行或跨越过几条经络的行走路线。

如何认识这种振动的不循经络传导的现象？前面已有论述：在手臂某一点上施加振动，在全手臂上都可以记录到振动波。因此，振动波的传导途径并不沿某一经络路线传导，而且沿全手臂向上传导。因此，振动觉的传播是不会按经络路线走向，脉象振动觉的传导仅仅是一种振动传导现象，而不是一种经络现象。

手指脉象振动觉的感应只是依照振动觉的规律进行传播的，振动波的传播特征，是造成脉象振动觉不循经传导的根本原因。

6. 振动波的共振现象

上面论述中还谈到了另一种振动现象，就是不同心理脉象振动觉传感的远近不同。我们很难想象这种低弱的脉象振动波会传导到较远距离。

脉象振动觉传感的远近并不单纯依赖振动源的振动强度。

如何认识有的类型振动觉在诊者手上传导距离较近，而有的则传导较远，为什么寸口这种低强度、低振幅的振动脉波会有较长距离的传导作用？这些都应从人体对振动波的共振特性谈起。

从物理学的角度来看，一个振动作用另一物体时，振动波及其谐波成分可在物体中传导。脉象振动波通过皮肤肌肉等柔软物体时，通常会较快出现衰减。但当振动波的频率接近物体的固有频率时，物体就会随之产生共振现象。此时振动的幅度和强度达到最大，也就是说，要比单纯传导振动波的幅度和强度增大许多。

对于不同人体和各器官来说，其个体的频率特征虽然有所差异，但其总的频率范围是接近的，其基础频率大致在几赫兹到几十赫兹之间变化。正因为不同个体间有相近的频率范围，因此某一个人体自身频率的振动就有可能作用于他人，使他人产生共振现象。

具体到脉诊上，寸口各部在脉搏的激励下产生各种代表脏腑器官生理、病理状态的振动波。这些振动波总体上都在人体固有频率和手指感觉的范围内。因此在脉诊时，我们手指很容易与之感应而产生相应的共振，形成共振与感觉传导的复合现象。

由于共振的作用，大大加强了信号的感应强度。其中属于生理的波形与诊脉者的频率相应，人体对于生理，正常的振动波并不产生特殊的感觉效应。正如人体对自己生理的各种波形，如心跳、脉搏、呼吸、肠蠕动等不产生感觉一样，对正常生理波形并不产生特殊的感觉。

这种情况是中医"善者无形，恶者有形"脉诊原则的具体表现。（注：这种情况不是绝对的，某些生理振动脉波也会有相应指感。例如从容和缓，有胃气的脉来时，其谐波成分在手指上的振动觉反应，会有一种从容、和谐、悠扬的指感。）

正如人体的情绪可以受到他人的感染一样，手指对于异常的心理，或病理性的振动波也可感应，产生同种性质的振动感觉。

《内经》说："人有五脏化五气，以生喜怒忧思恐。"人体的心理情感活动本来就是人体心理生理的一个组成部位。不论是人体本身情感产生的心理脉象振动成分，还是从手指上接受他人脉波而产生的振动觉反应，都在人体固有频率特征的范围内。因此在脉诊时，对他人的脉象振动觉产生共振，也是必然的现象。

同样是人体，各脏腑组织器官的固有频率是略有差别的，手指对不同情感脉波的谐振感应不同，造成了传导距离的远近差异。共振效应好的，就传得远；共振效应差的，就传得近。其中手臂组织各处不同的共振频率，在振动波跳跃式传感中起着重要作用。如果手的某一位置对振动产生共振现象，而其他部分被抑制，则产生振动觉跨过其他部位，在此处发生振动的感觉。

不同心理振动波沿手指的传导方向有所不同，有两个基本原因。首先和手指在寸口的相对位置有关。我们诊心理脉象时，通常把手指按在寸、关、尺某一部位脉管的中间位置。其手指前端感觉到的振动脉波的指感通常停留在局部或向手背传导，两侧感到的振动波沿两侧向上传导。另外一点就是与手的谐振特征有关。如果手某一部分对某种心理脉波是共振敏感点，就会对感觉振动的方向起导向作用。

应该指出，脉波振动觉的传导方向对确定是何种心理现象不起决定作用，起决定作用的是脉波的频率特征和相应的指感特征。

7. 寸口脉振动觉周期性辐射传导的现象

心理脉象中还有一种特殊现象，就是手指振动觉向手臂方向的传导呈现周期性辐射传导的现象。

这种现象表现为在脉诊时，有一部分心理脉象的手指感觉随着脉搏的搏动，呈现出周期性的，随脉搏起伏变化的，强弱交替的，并且向手臂方向辐射传导的振动觉。这种振动波一般传导不远，指向手指根部，最多到手腕附近就逐渐消失。其产生规律是振动波在脉搏高峰时出现，高峰过后脉搏开始回落时振感达到最强，然后逐渐减弱。有时这种振动波可延续到第二个脉搏周期开始。

这种由手指向手臂方向传导的振动波，由于其规律性强弱交替的改变，并有在传导过程中逐渐减弱的规律，使脉诊时产生振动波周期性地由手指向手臂方向辐射传导的感觉。这种振动觉传导速度一般较慢，每秒十几厘米左右。（请注意这里是指脉诊时振动觉的传导，而不是振动波的传导速度）也就是说，前半周期产生的脉象振动觉，要在脉动的后半周期才能传导到手腕附近。

由于脉象振动感觉传导速度慢，并且有逐渐减弱的趋势，故在传播途中，随着下一个脉搏的搏动，原振动将被下一个新的脉搏掩盖而不能继续感觉到。

这种现象的出现，主要是振动波受脉搏搏动调制的结果。脉搏的搏动是寸口局部组织固有振动的激发源，而本身又具有周期性变化和由强至弱的搏动特征。因此造成寸口局部组织振动波也由强至弱，周期性的变化传播特性。反映到诊者手上，就形成振动觉向手臂方向周期性辐射传导的现象。

小结：由于每一脉波都可以分解为一系列频率为原有基本振动频率整倍数的简谐振动，因而也就包含了其谐波成分构成的振动觉反应。因此，脉象振动觉具有普遍性，它是每一脉象都具备的基础成分之一。了解和掌握振动觉的各种特征，是认识心理脉象的重点之一。

第四节　脉象振动觉手感训练

脉象振动觉是心理脉象的主要识别成分，而这种成分不为一般人所熟悉。这种振动的感知是一种细微的指感特征，要熟练地掌握无疑是一个难点。为了获得某种必要的感性知识，需要进行振动觉手感的基础训练。

人体的手指对寸口局部组织振动波的敏感度具有个体的差异，有的人较敏感，有的人则较迟钝，需要有个学习和训练的过程。应该指出，寸口振动觉的传导不是每个人当时都能体会感觉到的。在我教的学生中，如对脉诊有一定的基础，大约三分之一的人当时就可以有所感觉，其余的大部分人在不长的时间内可以培养出不同程度的手感。心理脉象的手感通过训练学习和诱导，可以逐步变得明确和清晰起来。

一、举按寻手法的训练

举按寻是诊脉时运用指力的轻重和挪移，以探索脉象的一种手法。虽然它不是直接感受振动觉的方法，但它是持脉进行各种感应的基础手法。所以要首先进行学习。

举、按、寻的概念。用轻指力按在皮肤上叫举，又叫浮取或轻取；用重指力按在筋骨间，叫按，又称沉取或重取；指力不轻不重，还可亦轻亦重，以委曲求之叫寻。

诊脉必须随时注意举、按、寻之间的脉象变化。当三部脉有独异时，还必须逐渐挪移指位，内外推寻，前后探求。寻者寻找之意，不是中取之义。《诊家枢要》云："持脉之要有三，曰举、按、寻。轻手循之曰举，重手取之曰按，不轻不重，委曲求之曰寻。初持脉，轻手候之，脉见皮肤之间者，阳也，腑也，亦心肺之应也。重手得之，脉伏于肉下者，阴也，脏也，亦肝肾之应也。不轻不重，中而取之，其脉应于血肉之间者，阴阳相适，冲和之应，脾胃之候也。若浮中沉之不见，则委曲求之，若隐若现，则阴阳伏匿之脉也，三部皆然"就是此意。

二、振动觉感应最佳位置的训练

手指对振动觉的感知存在最佳感应位置，也就是存在感觉层次深浅和手指力度的问题。

心理脉诊和普通病脉脉诊感应方式不同。病脉脉诊基点是三部九候，要求对不同深浅层次和不同寸口部位脉象形态的感知。而心理脉象则不同，由于脉象振动波很弱，必须在手指对脉波产生谐振的基础上进行感觉，以求得信号的加强和共鸣，在此基础上进行感觉训练才能获得成功。

其中正确掌握手指的力度是感觉成功的关键。手指压力过大，血管壁被压实，振动难以产生；压力过小，和被感觉的组织接触不实，难以产生振动传感。因此进行振动觉的感应，最重要的是要掌握手指力度和深浅层次。

首先进行脉诊力度训练。

掌握振动觉较好的力度是轻按皮肤，但要按实，在虚实之间探得平衡。指位在指头刚要接触着脉管到中取脉管之间选择最佳位置，即在浮、中取之间寻找这种特殊的感觉。

具体地说，手指刚接触到皮肤（比浮取更浮的位置）时有一个落实感，按实脉管时则产生一种实体感。在这两个层次之间总有一个瞬间皮下指感突然模糊了，带有某种酸麻、滞涩等不同感觉，这就是感觉振动觉的最佳位置。

实际上手指的振动觉感应大部分是要与对方某种振动频率谐波产生共振或谐振反应的情况下进行。这是心理脉象振动觉感应的关键。在此基础上进行以后的观察，才能有效地产生振动感觉。

如果仍不能取得满意的感觉，可以进行以下训练。把手指放在皮肤和光滑的木板上，分别进行以下感觉实验。先把手指在感觉对象上放实，然后缓缓减轻压力。在手指与皮肤若触若离时，会有一种微微酸重或微麻的感觉，而放在无生命的木板上的手则没有这种感觉。这就是对皮肤固有频率产生谐振造成的振动觉反应。可以在熟悉这种感觉后，再进行脉诊感觉。

三、振动部位的识别训练

不同脉象部位振动波的信息内涵不同，因此对发出振动部位的严格区分是至关重要的。由于脉象振动波具有传导特征和诊者手指能够对此产生共振效应，因此对产生振动起始部位的识别具有一定的难度。临床对脉象振动部位的识别主要进行以下训练。

第一是观察振动发出的起始位置。手指精确的肤觉可以区分出极细微的振动部位的差别，把手落实在血管壁上，仔细区分这种振动是从血管壁发出的，还是周围组织发出的。

第二是掌握不同振动成分的感觉层次。

临床感觉脉象振动觉的最佳位置是手指和被感觉组织刚好接触实，但又不十分用力的状态为最好。这个起始位置大约在比浮取略浅的位置到接近中取的位置。其中感觉脉管周围组织的振动大约在刚接触到血管壁的位置，着重从血管周围组织的部位感觉振动成分（注：有些振动波在按实皮肤但还没有接触血管时就能感觉到，如肝郁的脉波）。

对血管振动波的感觉则在刚好按实血管的位置（大约是在浮取位置），如用力过大则使血管变形，振动觉消失或畸变。有些血管的振颤感觉位置较深（如恐惧脉），基本在接近中取的位置，在脉管的侧面去感觉这种振动。这和恐惧所引起的血管收引沉潜状态有关。

第三是观察振动发生的时相特征，用以判别振动发生的部位。脉搏谐波振动的最清晰时相是在脉搏的高峰，而周围组织振动的最清晰时相是在脉搏高峰偏后到第二脉动周期之间的时域。

以上几种振动成分特征的区别要注意反复观察、反复比较、熟练掌握。

四、振动觉的感觉训练

为了进一步获得必要的振动感性知识，还可以用医学上用来测听力和做神经检查的音叉来进行这种振动觉的训练。音叉振动后，根据不同振动强度和不同振动部位可以得到不同的振动效果。在音叉上可以观察如下内容。

第一，频率特征的感觉。频率较低的、强度较大的振动在手指上的感觉是一种振动的感觉；而较高频率的、微弱的振动往往产生类似脉象振动觉的感应。为了获得较弱的振动感觉，可以在音叉振动较弱后，用手捏住音叉柄将振动传导波衰减，然后用手指到音叉的底端去感觉这种较弱的振动。

我们可以用不同频率特征的振动源获得不同的振动效果。观察不同振动频率的手感特征和振动效果。

第二，传导路线的感觉。把音叉振动后放在手指指目的偏上、下、左、右等部位加以感觉，一般振动觉不同的传导路线，大都可以复制出来。

在指目前端的振动觉传导路线往往较短，多集中在手指的局部，或向手指的侧后方传播。指目后端的振动觉多向手掌处放射。如指目两侧接触音叉，振动觉沿手指两侧向上传播。

把音叉的平面、棱线处和顶角处放在手指上，感觉不同接触面对振动觉的影响。平面接触指目时，振动觉大面积向上传播，类似肝火亢盛的传播方式。棱线纵向接触指目时，可获得类似心理创伤的心理脉象。那种以一条竖线为基础，振动波呈纵向扇形播散的振动感觉，有似心理创伤脉象的传播方式。在较高而弱的频率振动时，用棱线横向接触指目，有时可获得类似心烦的脉象振动感觉。用手捏住石块在毛玻璃上划时，可感到类似肝郁那种放射状的，使手指酸麻的振动觉。

第三，周期性播散的振动感觉。把手指放在收音机音箱上。在接收广播说话时，可以感觉到类似受脉搏搏动调制的，呈周期性变化的振动觉，沿着手指向上辐射、播散的感觉。

第四，可以在部分高血压、动脉硬化的手上训练感觉强实搏指的振动觉手感。在紧张、激动等不同心理活动的人身上感觉血管壁紧张悸动的手感。

第五节　中医心理脉象与振动觉

脉象振动觉是伴随心理脉象研究提出的一个新的学科领域，它对中医心理脉象的识别有着突出和极为重要的意义。心理脉象中最显著和具有决定鉴别意义的脉象特征几乎都是以振动觉的形式表现出来的。可以说，如果没有振动觉特征的显示，中医心理脉象的正确识别几乎是不可能的。正确学习和充分掌握不同心理脉象的振动觉特征是识别心理脉象的关键。为了更好地了解这一特征，我们对过去脉象中涉及的振动觉情况作一个简要说明。

一、经典中医心理脉象中的振动觉

经典中医心理脉象中未提出振动觉的概念。但我们在观察古代心理脉象时发现，《内经》中包含某些常规脉象所不能表达的信息结构，它们的成分特征不能用常规脉象来描述。这些成分反映了一个共同特点，就是在脉象中存有某些动荡的不稳定成分。它们的出现，常与悸动、躁扰、动荡不安、紧急、动摇不定等特定指感有关。表明常规脉象之外还存在其他脉象信息。

如《素问·大奇论》提到："肝脉骛暴（肝脉出现躁疾散乱的现象），有所惊骇。"这种脉象中反映出躁动不安、急疾和散乱三种脉象成分。在目前应用的二十八脉中，没有一种单脉或复合脉能正确反映出这种躁疾散乱脉象的形态特征。

又如《素问·评热病论》指出阴阳交"狂言"的脉象是"脉躁疾"。"躁"是躁动不安；"疾"不是后世一息七次的疾脉，而是脉管中血流急疾。这种脉象中躁动疾数的不稳定成分，亦是现代脉象所不能概括的。

它如惊的脉象"动不定"（《医学传心录》），"动挈"（《景岳全书》）中的动荡成分，"肝脉鹜"（《素问·大奇论》）中的躁疾散乱成分，"喘而浮"（《脉经》）中搏急如喘的成分；怒的脉象"弦激"（《脉贯》），"弦急"（《脉说》）中的急激振荡成分；癫的脉象"搏大滑、小急坚"（《素问·通评虚实论》）中的搏急成分；阴阳交狂言的"躁疾"（《素问·评热病论》）脉象中的躁动急疾成分等。在这些不同的、代表心理活动的脉象中，也都带有这种超出常规脉象的异常成分。反映出脉搏异常搏激状态所带来的振动觉手感。

在众多古代心理脉象中，脉象振动觉反映了心理活动导致脉象改变的主要特征。其中代表悸动、躁扰、紧张、动荡等不同脉象振动觉心理成分，是当前反馈脏腑心理活动的主要脉象指标之一。

分析这些代表不同经典文献有关心理活动的脉象中，都包含有高频无序脉动造成的躁激成分，也就是脉象异常搏激状态所带来的振动觉手感。在众多古代心理脉象中，脉象振动成分从另一角度反映了心理活动导致脉象改变的主要特征。

以上脉象反映了脉搏的异常振荡状态，即脉象的振动觉特征。可以想象，如果古代脉象中缺乏这些成分，如惊的脉象中缺乏动挚的振动成分，怒的脉象里缺乏弦激搏急的振动成分，癫狂脉象缺乏躁疾搏坚的振动成分，这些脉象也就丧失了其独立存在的决定性标志，丧失了其对特定心理状态的诊断价值。

这类成分的产生通常与脉搏的频率和速率无关，正常人脉率快慢和激烈活动时脉搏加速都很少出现这种躁动情况。它们是伴随特定脉象过程中出现的异常脉动成分。

分析这些振动成分的来源，一种是脉搏本身搏动点的不稳定，躁动不宁，振荡以及往返跳跃的感觉。比如动、躁、搏、喘等脉象所反映出的成分特征。另一种是脉壁绷急，其在血流冲击下产生的振动反应。如急疾、弦急、动挚等。它们共同表现出脉搏的异常振荡状态，也就是与振动觉有关的脉学特征。可知在古代脉象中，虽然没有把心理脉象的振动感觉作为一种独立存在的脉学成分明确提出，但在实际上已客观存在并在实践中已有应用。

运用手指振动感觉诊病是我国古代的一种创新。《素问·三部九候论》在这方面首先开创了示范的先河，其在经文里对该方法做了详细而具体的描述，文章说："以左手足上，上去踝五寸按之，庶右手足当踝而弹之，其应过五寸以上，蠕蠕然者不病；其应疾，中手浑浑然者病；中手徐徐然者病。其应上不能至五寸，弹之不应者死。"

很明显，《内经》是讨论运用手指振动觉诊断的问题。通过弹击踝骨产生振动传导，以另一只手进行振动感应。《内经》在这里提出了两个问题。

其中之一是手指振动觉反应问题。在不同生理、病理的情况下，手指有不同的振动觉感应。在正常生理状态下，其振动感觉应过五寸以上，手感蠕蠕然者不病。

其二是振动觉诊病问题。手指感觉浑浑然和徐徐然的，分别是两种不同的疾病；如果振动向上传导不利，不能上达五寸的人则为死候。

这一段经文反映出手指不同的振动感觉，可以反馈不同生理和疾病的内涵。中医古代这一诊断方法为当今脉象振动觉诊病提供了理论和实践的依据。

由于时代的局限性，古代脉象研究中未能把振动觉作为一种独立的脉学成分来认识，缺少对其相关脉学、脉理的系统研究，致使这一脉学成果未能得到发扬光大。

二、脉象振动觉与其他脉象信息的关系

每一独立存在的脉象都由其特定的浮、沉、大、小、迟、数、滑、涩、虚、实及振动觉特征等多方面因素组成。心理脉象中振动觉和其他脉象信息相依并存，共同构成了脉象信息的识别网络。其中振动觉是每一个心理脉象都具备的基本结构信息。其他脉象成分组成心理脉象的一般识别特征。

比如怒的弦激脉（《脉贯》），由于怒则伤肝、肝气郁亢，

脉搏显露弦象；又因怒气勃发，气血激荡，搏击脉壁而出现搏激冲荡的振动感。此时脉搏弦的形态特征和脉壁搏激振荡的振动感觉共同构成怒脉的临床识别特征。其中弦脉的形态为多种情况所共有，缺少特异性；而脉壁搏激振荡的振动感觉则为怒脉特征性的感觉。

在有些脉象中，一般脉象成分是主要的识别特征，振动觉只是处于从属和非特异性的地位。但在心理脉象中，振动觉则成为主要识别特征，如肝郁脉、烦躁脉等，都以振动觉为主要识别特征，单凭振动特征就可以确定心理成分的存在。在大多数心理脉象中，脉象振动觉和其他脉象成分有机结合，共同构成了人体心理活动的外在指征。

比如神经紧张度增高的心理脉象，其尺脉的弦直属于一般脉象形态中的弦脉系列。它和由于神经紧张度增高、脉壁拘紧而形成的血管壁搏动时的振颤状态，共同成为该心理脉象的主要诊断依据。如果其中缺乏尺脉的弦直拘谨的管壁形态和紧张细颤的振动觉特征，该诊断都不能成立。

第三章 古代心理脉象研究

心理脉象是历代中医在研究形神关系时所注重讨论的内容之一。分析和挖掘我国历代医著对心理脉象的论述，了解中医心理脉象的源流，汲取其中精华的成分，对研究心理脉象的实质，探索人类的心理过程，诊治心理性疾病和保障身心健康将有重要的意义。

脉诊历史悠久，公元前五世纪著名医家扁鹊擅长于切脉。司马迁《史记·扁鹊仓公列传》："今天下之言脉者扁鹊也。"

《黄帝内经》记载了三部九候等法。《难经》主张"独取寸口"切脉。张仲景确立了脉证并重的原则，将脉象分为阴阳两大类，对于诊脉部位，采取寸口三部九候、人迎趺阳并重的原则。王叔和所著《脉经》，推广寸口切脉方法，确立了浮、芤、洪、滑、数、促、弦、沉、黄、伏、革、实、微、涩、细、软、弱、虚、散、缓、迟、结、代、动二十四脉。宋·崔嘉彦的《脉诀》，以浮、沉、迟、数四脉为纲，将二十四脉分别隶属其下，且补论革、牢二脉。施发著《察病指南》，创制脉图三十三种，以图示脉，便于理解。明·张景岳的《景岳全书·脉神章》，对脉神，正脉十六部，脉之常变，胃气辨，脉之从舍、顺逆等，论述很详。李时珍《濒湖脉学》，撷取明以前名家论脉之精华，载二十七脉，后附《四言举要》，易于习诵。李士材《诊家正眼》，增订脉象为二十八种。

此外，清·李延《脉学汇辨》，张登《诊宗三昧》，郭元峰《脉如》，周学海撰《脉义简摩》和《脉简补义》，吴昆《脉语》，黄宫绣《脉理求真》，周学霆《三指禅》，徐灵胎《洄溪脉学》等脉学专著，极大地丰富了中医脉学理论，并为中医脉学的临床实践打下了良好的基础。

应该说，中国古代对心理脉象的研究资料是十分丰富的。虽然当时没能将心理脉象从病脉系统中独立出来，但几乎每一时代的研究资料中都涉及心理脉象的内容，从不同角度对它们进行了诸多阐述。

从总体上讲，古代对心理脉象的识别分两种情况。一种不分寸关尺三部，仅以总体脉象的形态论述心理成分；另一种按寸关尺分诊，并以各分部脉象形态确定心理成分。我们把中医古代主要脉学医籍中各种情感与脉象对应的情况罗列出来，以示说明。（详见表3-1、表3-2）

我们对表3-1、表3-2加以分析后可以看出，古代对心理脉象的认识有两大不足之处。一是在很多情况下心理脉象与病脉使用相同的脉名，病脉和心理脉象不分；二是对同一心理成分脉名混杂，认识不一，造成了临床识别的困境。客观地说，作为心理脉学的初级发展阶段，这些现象的存在是不可避免的。但从总体上说，当我们把这一发展过程做一个纵向的回顾时，可以看出中医心理脉学是一个逐步健全发展的过程。

历史上中医心理脉象的演变大致经历了三个历史阶段时期：以《内经》为代表的奠基期，以张仲景和《脉经》为代表的发展期和以陈无择《三因极一病证方论》为代表的成熟期。每一时期有各自不同的学术特点。我们对每一历史阶段代表人物的概况加以分析。

表3-1　　　　　总体心理脉象

书名	癫	狂	郁	心烦	喜	怒	悲	思	恐	惊	忧
内经	搏大滑、小坚急	躁疾、躁盛		数					如华	大紧	
脉经	沉小急实、坚实、阳附阴、大坚疾浮洪大长、实大、尺寸具浮直上直下,虚而弦急、搏大滑	阴阳皆实盛、阴附阳	阴数加微、短而数、洪大						如春	动	
崔氏脉诀	浮洪大长	滑大坚疾		数						结代	
张仲景		微而沉沉结,浮而洪浮		数急、沉微动数变迟、浮而缓、紧反去、微实					如循丝累累然	动而弱	
三因方	浮大长、洪实			洪	沉散	弦涩		弦弱	沉缓	动	洪短细
景岳全书	坚而疾	浮洪、沉洪、洪大而疾	涩、结沉促	缓大有力数、沉洪	散缓	促,伏急	促短	短	沉微	动掣扎虚动	涩
古今医统		促		洪数	缓	急促	短	结	沉	动	急促
医学传心录					散	弦	紧	结	沉	动不定	涩
脉象图说					缓	急	短		沉		沉涩
脉说					虚数	弦急	紧促结滞		沉弱	动摇	涩
医学入门	长大、洪实	伏	结	数、浮、洪					沉弱	动	弦
诊家枢要		促	结、长	数虚洪长		浮促				虚动	
脉贯						弦激	紧促结滞		沉弱	动摇	沉涩
脉简补义	促	促	沉,结								结
脉学阐微		数、促实	紧而郁涩,结细涩、动涩、短			弦大短,弦				动,动而弦,大	
医宗金鉴		动	促							动	
脉义简摩		数大、洪	虚短实弦	数大、洪							
脉如	长		实,促涩、结							微扎动	涩
濒湖脉学	浮洪、沉急,长	沉急浮数实、促	结、促沉无力			弦				虚弱动	
脉理求真	促	结				伏促				扎动	

表3-2　　　寸口各分部心理脉象

书名	狂	癫	喜	郁	悲	思	心烦	怒	忧	恐	惊悸
内经	心脉缓甚									肝脉喘胆脉陷下	肾并小弦肝脉骛暴肺喘而浮二阳急
脉经	心脉缓甚实大而数,胃是动,肺、大肠阴阳具实	肺脉急甚、肾脉急甚、肝脉太过	手是动心脉弦	肺、大肠具虚		心脉实大而数	左尺阴实,右尺阳实,心脉沉之小紧,浮之不喘,心浮之沉濡而滑,脾脉烦扰阴实、阴虚、寸数	肝脉阴实、阴虚、短涩弦长而数左尺阴实、心弦	心脉阴实、心脉沉之不喘心脉实大而数左寸微左寸伏	心包阴绝、肾脉是动肺大肠具虚、胆脉陷下	心包阴绝、心脉弦、肺脉阳虚喘而浮大肺胃具实肺大肠阴阳具实、肝肾小弦胆脉阳绝胃是动、左寸微、弦弱、濡、滑实大
诊家枢要							左寸浮实大、洪,右实	关浮促	左寸微左寸伏	左寸伏	左寸微、弦弱、濡、滑实大
诊家正眼							左寸洪大			右寸伏	左寸虚微濡弱细、左寸关动
脉学阐微						左寸关滑虚长革、左关浮沉涩伏濡迟数短虚实洪		左关沉短滑革弱洪濡伏虚实长涩		左关沉结牢代	左寸伏濡弱代 滑虚左寸微关尺动
医学入门			心脉虚甚反沉		胞络紧甚脉虚	脾脉结甚反洪		肝脉濡甚则反浮	肺脉涩甚则反洪	肾脉沉甚则反濡	胆脉动,甚则入肝脉散
古今医统				寸沉							左寸弱
脉诀汇辨				右寸伏			左寸数、洪			左寸微	左寸弱濡虚、左寸关动
脉确							寸洪				寸虚、微
脉理会参	长洪	长洪		沉无力	右寸伏		左寸洪				左寸虚微濡弱动

第一节 《内经》心理脉象研究

《内经》是中医心理脉象的奠基者，其以博大精深的丰富内容，提出了有关心理脉象的研究体系。它对心理脉象的研究，从理论到实践提出了指导性的原则。《内经》的许多学术思想，我们今天看起来仍然具备超越往今的权威性质。其对心理脉象的论点主要表现在以下五个方面：

一、心理脉象是人体心理活动的产物

中医心理脉象作为人体心理意识活动的外在表现，是建立在《内经》形神统一论基础上的一门学科。《灵枢·本神》指出人体生命的原始之精是产生精神意识的物质基础，其曰："生之来谓之精，两精相搏谓之神。"人体形身具备之后，五脏就成为神的载体。五脏的功能活动产生了人类的精神意识活动；而精神意识则蕴藏五脏之中。《素问·宣明五气》进一步提出五脏与神的对应关系，其将人体神、魂、魄、意、志这五种主要精神活动分别归属五脏，曰："心藏神，肺藏魄，肝藏魂，脾藏意，肾藏志，是谓五脏所藏。"构成脏腑与特定精神意识活动相对固定的格局。

人体精神意识之神在产生之后并不为五脏独有，《灵枢·本神》很早提出"脉舍神"的观点，《灵枢·营卫生会》亦说："血者，神气也。"指出神除五脏之外还寄舍于血脉之中。神在中医含义之一，是指人的精神意识活动。因此脉舍神的概念也就包含了在脉中寄舍、蕴涵着人类心神。

脉舍神体现了《内经》心理脉象的主导思想，即人的心理意识活动依附于血脉。揭示了心理脉象的物质基础：一方面由于神寄舍于脉中，使脉中蕴涵了精神思维意识活动的全部信息；另一方面由于不同精神意识寄舍并且作用于血脉之中，使血脉产生信息传导的精微变化，导致心理脉象的形成。

《内经》形神统一论阐明了人的形身、思维意识活动和血脉之间密不可分的生理联系。其中五脏藏神的功能，构成了脏腑和心理之间矛盾统一体的两个对立方面。一方面，五脏的功能活动产生人体正常的精神情志活动，《素问·天元纪大论》说："人有五脏化五气，以生喜怒思忧恐。"反过来精神情志又对脏腑发生反作用。《灵枢·口问》说："悲哀愁忧则心动，心动则五脏六腑皆摇。"这种心理活动和脏腑之间相互作用，相互影响的结果，是产生脏腑心理活动的主要途径之一。

《素问·疏五过论》讨论心理活动使脉象发生变化的机理说："离绝菀结，忧恐喜怒，五脏空虚，血气离守。"情志内扰的结果，造成脏腑气血紊乱，导致脉象信息内涵的变化，形成不同特征的心理脉象。

脏腑心理活动能够反映到寸口脉的生理基础，《素问·五脏别论》认为是五脏精气转输到寸口的结果。其说："五脏六腑之气味，皆出于胃，变现于气口。"而具体过程是通过"肺朝百脉"的功能而实现的。

综上所述：人体脏腑功能活动产生心理活动，心理活动寄舍于脉，脉象信息反馈心理活动。心理脉象和心理活动都是伴随脏腑功能活动和"脉舍神"的功能而衍生出来的人体心理生理的产物。形—神—脉之间心理生理相依相存的关系是《内经》对心理脉象的基本认识。

二、心理脉象是独立存在的一类脉象

心理脉象是独立于病脉之外的一类脉象。《素问·经脉别论》阐述心理和脉象之间应变关系时说："黄帝问曰：人之居处动静勇怯，脉皆为之变乎？岐伯对曰：凡人之惊恐恚劳动静，皆为变也。"

揭示了与心理活动有关的脉象变化，广泛地存在于一切个体的各种心理现象之中。不论是惊恐、恚恨、劳心乃至动静变化之间的各种心理条件下，只要有心理活动存在，脉象都将发生变化。说明心理脉象是客观存在的。文中"凡人"二字说明心理脉象是广泛地存在于一切个体的各种心理现象之中；而"皆为变"则说明心理活动无一例外地要引起脉象变化。

"皆为变"反映出心理脉象的变化是以脉搏形态学改变的形式表现出来的，因此是可识的。只要掌握这些形态变化的规律，就能正确识别出这些心理现象。

心理脉象起源于人体的心理活动，因此是受人体心理活动影响而发生变化的一类脉象。从根本意义上讲，心理脉象只代表某种心理现象，它与疾病没有必然联系。这就是说，疾病发生时如果伴有心理现象的改变，就可以出现心理脉象，如果不伴有情志等心理变化就可以不出现心理脉象。不论有没有疾病的产生，不论在心理生理还是心理病理状况下，只要有心理活动，就会产生心理脉象。因此心理脉象是一类受人体心理活动影响，能够独立反映心理活动的特殊脉象。

三、心脉之间有特定对应关系

《内经》中很早就注意到不同脏腑的变化产生各自对应特定的心理活动。《素问·阴阳应象大论》说："肝……在志为怒；心……在志为喜；脾……在志为思；肺……在志为忧；肾……在志为恐。"《素问·本神》进一步指出，即使对同一脏器来说，在不同的生理、病理的条件下，可以产生不同性质的、相对应的心理活动。其举例说："肝气虚则恐，实则怒；心气虚则悲，实则笑不休。"

除脏腑与心理情感有对应关系外，每种心理活动都会产生相应的心理脉象。《素问·脉要精微论》说："数则烦心。"指出数而躁的脉象对应着心烦的心理状态。《素问·奇病论》也指出肾风造成的脏器损伤会出现"大紧"的心理脉象，对应出现"不能食，善惊"的心理现象。

另一种特征是，即使同种性质的心理脉象，出现在不同的脉象部位，则可以表现为两种不同的心理现象。《素问·大奇论》曰："二阴急为痫厥，二阳急为惊。"指出同样是急脉，如果出现在二阴肾经上就表现为痫厥的神志变化；如果出现在二阳心经上，则表现为惊的心理状态。

通过以上分析可以看出，《内经》中的心理脉象和脏腑心理活动有密切固定的对应关系，只要寸口诊断部位出现心理脉象，就标志着相对应心理现象存在。《内经》心理脉象和心理现象之间心脉相应的关系，是我们通过心理脉象认识心理现象的基础。

四、心理脉象的特异性脉象成分

心理脉象虽然是区别于一般疾病而独立存在的脉象，但如果其脉象特征和病脉一样，那么就失去了和病脉相鉴别的意义。《内经》的心理脉象由两部分成分组成。一部分是由通常所用的滑、大、紧、数、涩等病脉组成，这部分脉象构成心理脉象的基础形态；另一部分是由一般脉象所不具备的特异性脉象成分组成，这部分成分构成了心理脉象特有的脉象形态特征。

纵观《内经》对心理脉象形态性状的描述，可以发现心理脉象虽然与通常诊病的二十八种脉象有一定的相关性，但它们在脉象形态特征和频谱特征方面却有差异，表现为心理脉象中有一脉象所不具备的特异性的脉象形态。

如《素问·大奇论》说："肝脉骛暴（肝脉出现疾散乱的现象），有所惊骇。"分析惊骇对应的"肝脉骛"的脉象成分，其中躁动不安、急疾和散乱的指感特征是惊骇这种心理现象的三种特异性脉象成分。可是在人所共知的二十八种脉象中，没有任何一种单脉或复合脉能够准确反映出这种躁疾散乱脉象的形态及频谱特征。"肝脉骛"特殊的脉象形态，是区别其他脉象的心理成分。

同篇文章还指出："脉至如华者（脉来像花一样轻浮散乱的人），令人善恐，不欲坐卧，行立常听。""如华"的心理脉象反映出其人"善恐，坐立不安，幻听"三大心理现象，而这种如花般轻浮散乱的脉象既不同于散脉的浮散无根，也不同于怪脉中解索脉那样大小、快慢全无规律。如华脉虽轻浮但应指清晰，其散乱也不是节律不齐，而是一种悸动，浮荡的指感。因此如华脉象也是一种区别于其他脉象的，有特异脉象成分的心理脉象。

同篇文章中还提到"病善言"的心理脉象是"如弦缕"（脉至如弦缕，是胞精予不足也，病善言）。"痫厥"的心理脉象是"二阴急"，"惊"的心理脉象是"二阳急"。《素问·评热病论》提出阴阳交"狂言"的心理脉象是"脉躁疾"。《素问·奇病论》指出肾风"善惊"的心理脉象是"切其脉大紧"。《灵枢·邪气脏腑病形》指出心脉缓甚"为狂笑"；而胆病"善太息，恐人将捕之"的心理脉象是"脉之陷下"；"恶言"的心理脉象是肝脉"急甚"等等。

可以看出，《内经》心理脉象中含有一些现代二十八种脉象所无法囊括和表述的脉象成分，它们是从形态特征到脉理意义都相对独立的一类脉象。表明其是有特异性脉象特征的一类脉象。

我们在分析《内经》心理脉象时特别要注意它的形态特征和指感特征的差异。从表面上看《内经》的心理脉象里面有些脉与通常诊病的二十八脉相似，但仔细分析起来，其脉象从实质内涵到指感特征都和普通脉象有所不同。

如肾风善惊的"大紧"脉。其大紧的脉象形态并非只是通常大脉和紧脉的结合，不是那种脉象形态阔大而状如绞索的大紧脉或紧甚的脉象。这种大紧脉的指下感觉是一种悸动紧急的指感。悸动表现为脉搏高峰很快从指下滑过，有种动荡不安的感觉；紧急是脉管壁紧张度高，血流滑过有急疾感。这种悸动紧急的指感是普通脉象所没有的，是肾风善惊心理脉象的特异成分。又如《内经》狂笑的心理脉象"缓甚"脉也并非是比缓脉节律更慢的脉象，而是表现为在脉象每搏高峰过后脉搏指感略微迟怠的一种心理脉象。

通过分析可以看出，《内经》中的心理脉象如"骛"、"如华"、"如弦缕"、"急甚"、"躁疾"、"大坚"、"缓甚"、"陷下"等脉和我们通常所用的二十八脉象从脉象形态和指感特征都有不同之处，它们是一类有特异性和特殊脉象形态的脉象。这种特异的脉象成分，即是代表心理活动的脉象成分。其主要特点不是表现为脉象的形态变化，而是反映为脉搏搏动时特殊的悸动、躁扰、紧张、动荡等异常指感。

心理脉象的特异性成分，是《内经》通过脉象认识人体心理现象的基础和识别标志，是和其他病脉相区别的本质性特征，是使我们能够从脉象上感觉他人的心理现象，而不至于和一般病脉相混淆的依据。

五、脉、证、病机并重

《内经》阐述心理脉象的另一特点是脉、证、病机兼顾。《内经》在心理脉象和心理现象并举的同时，通常结合病因病机加以阐述分析。

《素问·大奇论》在讨论"病善言"心理现象时不但指出病善言对应的心理脉象是弦缕脉，还分析它的病因是胞精不足，同时指出此病的预后不佳。（脉至如弦缕，是胞精不足也，病善言。下霜而死，不言可治。）又如《素问·奇病论》指出肾风的病位在肾，其心理脉象是"切其脉大紧"，临床心理现象为"不能食，善惊"，而预后为"惊已，心气痿者死。"

《内经》脉、证、病机分析并举认识疾病的方法充分体现了中医辨证论治的主导思想，为临床心因性疾病的辨证治疗树立了遵循的楷模。

《内经》对心理脉象及其规律的探讨，开启了中医脉象心理研究的先端，奠定了心理脉象的理论基础和临床应用的实践意义。但由于其脉理幽深、曲意难明，其脉象形态特征与后世脉象相去甚远，加之指间感觉隐匿，临床难以掌握，因此大部分《内经》心理脉象早已在后世脉书上隐迹，不见使用。

第二节　张仲景心理脉象研究

张仲景作为一个伟大的医学理论学者和临床实践家，其心理脉象研究特点是把心理脉象和临床证候相结合，首次采用脉、证、治并举诊疾论病的学术方法，对众多心理失常的疾病从脉象诊断、辨证及治疗都确立了一套系统的理论学说。

比起《内经》来，张仲景在心理现象的研究中更侧重于对脉的研究。其在文章中往往以脉代症，以脉阐述病机及传变规律。如文章中"烦躁……脉数急者，为传也。"（《伤寒论·辨太阳病脉证并治》）"脉紧反去者，为欲解也。"（《伤寒论·辨少阳病脉证并治》）"独语如见鬼状……不识人……脉弦者生，涩者死。"（《伤寒论·辨阳明病脉证并治》）等论述都是从脉象变化的角度去反映心理失常的疾病及传变规律的。

张仲景心理脉象研究的另一特点，是首次把医疗过程中对心理活动的认识引入脉象之中，开创了通过诊脉直接感受患者即时心理思维活动或情感变化的先例。如《伤寒论·平脉法第二》指出："诈病也，……脉自和。""浮而大者……羞也。""人愧者，……脉浮"等等，是直接阐述了医疗活动中通过脉象感受患者心理活动的事例及脉象特征。这提示我们，心理脉象的诊断事例自古已有，它在临床应用上是可信、可行的。这对我们今天的心理脉象研究有着重要的指导意义。

据统计，张仲景心理脉象的内容庞杂繁多，涉及了浮、沉、迟、数、洪、大、缓、结、代、微、弱、细、紧、动、涩、弦、短、虚、实、脉不至、脉自和等数十种单脉和相兼脉。他在心理脉象研究中涉及的相关心理现象达数十种之多。可以说，张仲景对心理脉象研究的贡献是无可比拟的。其把心理脉象和心理现象结合起来，采用脉证并治的诊疗手段，反映疾病过程中的心理脉象和心理现象的医疗特点，对后人身心疾病的研究起着示范和规范化的作用。

张仲景论述心理现象时采用的脉象与后世临床应用的二十四病脉基本相同，易于后人的认识和普及。但作为研究心理脉象的遗疵，此时的心理脉象已经丧失了独立的形态特征，和一般病脉区别无二。

在把心理现象作为疾病证候群中一部分来认识的情况下，仲景所论证的主体是疾病，而不是心理现象，因此在多数情况下并不把心理活动作为一种独立的脉象成分列出。在当时的背景条件下，这种做法无疑是可取的，起着简便和脉证统一的效果。但作为现代心理现象的研究，则在一定程度上为心理脉象的识别带来问题。

这里涉及心理与疾病的关系。心理脉象是伴随心理现象而来，在同一疾病发展演化过程中由于七情六欲的不同，可能出现各种不同的心理脉象。

比如说肝主怒，是中医五行学说中的一个重要论点，是说肝和怒的情志有一定的关系，某些肝的病变容易出现怒的心理成分，但不是说肝病只能产生怒的心理情感，而不会有其他的心理成分。

如肝病伴有心火可以有心烦的心理脉象；肝病受到惊吓可以产生惊恐的心理脉象；肝病遇到悲伤之事可以出现悲的心理脉象。在这种情况下，不应该也不可能用一个描述肝病的病脉去包容或替代其他心理成分和心理脉象。而在寸口脉的不同部位分别感应出代表疾病和不同心理成分的脉象。

确实，张仲景主张脉证并治。虽然其证候群中有心理描述，但其脉象有时只是针对病症而设，或为描述病机，或其中缺少脉象心理成分，其中存在有疾病和心理脉象不能用同一种脉象涵括的情况。

如《伤寒论·辨太阳病脉证并治》在讨论蓄血证时说："太阳病六、七日，表证仍在，脉微而沉，反不结胸，其人发狂者，以热在下焦，少腹当鞕。"分析脉证，太阳随经，深入下焦，瘀热在里，故少腹鞕满，脉微而沉。这里脉象与少腹蓄血病症是相符的。但发狂病机则是由于瘀热上扰心神，左寸应有搏疾躁扰、瘀热扰心的心理脉象成分。这些在文章中并没有反映出来。

另一种情况是文章中虽然讲心理疾病，但脉象中却缺少相应的心理成分。如《金匮·中风历节病脉证并治》说："防己地黄汤：治病如狂状、妄行、独语不休，无寒热，其脉浮。"

其中有痰火扰心而造成的如狂、妄行、独语等多种精神症状，但反映心理活动的脉象成分却缺阙。由于缺少代表心神错乱的洪、滑、疾等脉象心理成分，也就未能全面、准确地反映出如狂心理疾病的全貌。

分析张仲景的文章可知，脉象的心理成分对于认知心理现象是必不可少的。这部分内容的缺阙，伴随疾病发生的各种心理现象和心理脉象的研究已无可能。

对于这个问题，我们应看到张仲景是把脉作为一种示意性的规范，更多地是以脉测证，以脉论述病机，表明一种脉证并治的主导思想，而不是单纯谈论心理，单纯谈论脉象。我们在谈论历史时，既要看到它所依附的时代背景，又要看它的主导意向，从中汲取有益的东西，不应过多地纠缠在枝节问题上。

第三节　王叔和心理脉象研究

王叔和的《脉经》是中国第一部系统研究脉学的专著。它集撰华佗、扁鹊、《内经》、张仲景等诸多医家丰富的脉学成果。其对心理脉象的研究在深度和广度两方面都卓有提高。《脉经》对心理脉象的贡献主要表现在两个方面：

一、《脉经》完成了独取寸口法和寸口三关的划分，以及寸口各部分主脏腑的研究。虽然《内经》早已提出“气口独为五脏主”的思想，《难经》亦提出“独取寸口”的理论，但独取寸口法的最终完成要归功于《脉经》。《脉经》不但解决了寸、关、尺划分的具体方式，还进行了脉名和脉形规范的制定，以及寸口脉分部主脏腑的方法。使寸口脉在诊病和诊断心理脉象时有了可靠的理论基础和临床实践的模式。

二、《脉经》通过大量的研究工作，逐步改变以往诸医家研究心理脉象时支离零散的现象，着重探讨了心理脉象和脏腑的功能变化的联系，逐条系统地研究了每一脏腑的虚实变化，研究了脉搏异常搏动及邪气客于脏腑所导致的心理反应和心理脉象的变化。创出了一条系统研究中医心理脉象的途径。

《脉经》与《内经》相比较，《内经》着重理论探讨和起源，《脉经》则强调系统化、规范化的研究。从心理脉象的研究形式来说，《内经》强调心理脉象的独立性及区别于其他病脉的特异性脉象成分；张仲景强调脉、证并治。《内经》和张仲景对待脉象主病问题是把脉象与证候结合起来，辨证施治，以阐述病机为重点。脉和证则是识别疾病的两个并列成分。《脉经》则讲求脉证对列，以脉主病。

王叔和则把脉和证对立起来，形成以脉主病的单系列，典型表现在《脉经》自著部分中。其将脉象与身心疾病对照处理，列举某脉主某病或某心理现象。这种以脉定病的情况要求脉象本身有很高的特异性。例如《内经》中的"肝脉骛暴"那样，只要临床出现这种脉象，就特定地反映出惊骇的心理现象。而《脉经》中的二十四病脉，其中每种脉象可以出现在多种疾病和心理情况身上；而每种疾病和心理在不同病因病理的状态下，又可以反映为多种脉象。因此临床上采用某脉主某病的做法有一定难度，有时缺少特异性的一面。

《脉经》在心理脉象方面的失误，在于其所用的心理脉象与二十四病脉形态毫无差别，其结果既丧失了《内经》心理脉象中的特异性脉象成分；又丢却了张仲景辨脉及辨证相结合，圆恬灵活的诊疾论病方式，把微妙玄机的脉法转变为僵化对照的系列。因此，某种脉象出现后究竟能否识别表达某种心理现象，亦成为困难之事。这种现象的出现，在心理脉象未能从病脉系列划分出来的情况下，也是在所难免的。

在古代情况下，造成心理脉象与病脉鉴别困难的局面主要受时代局限性的制约。在传统中医理论中，心理和疾病一个是脏腑心理，一个是脏腑病理。它们是同一脏腑中心论的两个相关侧面，并没有把心理脉象作为独立的脉象体系存在。因此把它们视为同一脉象体系中去显现。造成有时以同一个脉象形态表述心理和疾病两重事物的窘态。

第四节　陈无择与七情心理脉象

一、起源

七情心理脉象源于陈无择《三因极一病症方论》。其从历代众多纷纭的心理脉象和心理现象中执繁就简，最早明确地提出了七情学说，并通过对七种心理现象的研究概括了人的主要心理活动及心理脉象。其把人体的心理活动归纳成喜怒忧思悲恐惊七种基本情感过程（包括认知过程在内）。七情的变化既是人类正常的心理过程和心理反应，在其过激或缺如的状态下又成为脏腑致病的心理因素。

陈无择指出七情致病的病机是情动则乱，脏腑所伤，相克脏腑乘之，并提出七情对应心理脉象散、激、涩、结、紧、沉、动。

七情学说对中医心理学的贡献是巨大的，它第一次把心理活动形成的脉象改变以七情学说的形式表述出来，使心理脉象能够作为一种独立脉学体系的雏形展示于众。它以七情的形式囊括了人体主要心理活动，开创了通过七种基本情绪状态研究心理脉象和心理现象的先河，使人类能够通过心理脉象的形式直接列举对方的心理情感活动，这不能不是一种锐意革新觅求科学的精神，同时也是心理学史上的一个重大创举。

七情学说的产生，标志着中医心理及心理脉象的研究进入了成熟发展的阶段。其把人类基本的情感和脏腑间特定的对应关系固定下来，表明了心理脉象的本质是反映人体心理活动的，其中主要是反映以情绪过程为主的一种脉象。

临床上不同心理情志的脉象表现，很多是以七情脉的形式反映出来的。自陈无择以后，古人更多地通过七种基本情绪的脉象表现来研究人体的心理过程和脉象形态的改变。如《古今医统·七情脉》说："七情之脉，内伤五志。喜则脉缓、悲短、忧涩、思结、恐沉、惊动、怒急七脉。"他们通过对应取样的办法，把对心理情志活动的认识，以七种特定的心理脉象的形式反映出来。这种通过脉象形态学的改变来认识心理现象，并对心理过程采取物量化认识研究的方法，是中医对医学心理学的独特贡献。

七情学说的出现很快得到世人的首肯。其后历代医家对心理脉象的研究很快转为针对七情病因病理，以及所对应心理脉象的研究上来。七情脉也就自然成为中医心理脉象的主导成分。

二、后世七情心理脉象

后人七情脉象列表如下：

书名	喜	怒	忧	思	悲	恐	惊
三因方	沉散	弦涩	洪短	弦弱		沉缓	动
景岳全书	散	促	涩	短	促	沉	动掣
古今医统	缓	急	涩	结	短	沉	动
医学传心录	散	弦	涩	结	紧	沉	动不定
脉象图说	缓	急		短			
医学入门	虚	濡	涩	结	紧	沉	动
脉说	虚数	弦急	沉涩	结滞	紧促	沉弱	动摇
脉贯	虚数	弦激	沉涩	结滞	紧促	沉弱	动摇

综上表所述，各医家对相当一部分心理脉象所见略同，反映出对七情脉象的气机分析和病机认识有共同的基础。后世七情心理脉象留有以下问题：

（1）心理现象是千变万化的，反映出心理脉象也是错综复杂的。七情学说中的七情心理脉象只是反映人的基本情绪和情志致病因素。就情绪状态而言，人的群体有大体一致情绪体验并出现类似的心理脉象。但由于造成情感的外界因素不同，人体神经生理等各方面的条件不同，每个人对同种情绪自身体验的效应也就不尽相同，因此各人所表现的心理脉象也就有一定差异。如喜就有狂喜、悲喜、大喜、欢喜、窃喜等诸多不同，由于喜而"气和志达，荣卫通利"（《素问·举痛论》），"神惮散而不藏"(《灵枢·本神论》),脉象普遍出现缓、散、虚的变化;但遇到家中办喜事,越忙心里越高兴,就可能出现《脉贯》中"虚数"的喜脉;如果狂喜失志,就会出现《灵枢·邪气藏府病形》所述:"心脉……缓甚,为狂笑"的心理喜脉。因此不同书中对同种情志心理脉象描述有所差异也是合于情理之中的事。

(2)医者个人医疗实践的经历不同,对事物的学识不同和经验差距的积累,也是造成各家对心理脉象认识不同的原因。如《三因方》中代表怒的弦涩脉,在高血压肝火旺盛、易怒,且动脉有一定程度硬化的人中是很常见的;而血管很柔软的小孩子再发怒脉中也不会有涩的感觉。又如血压偏低,血管较软而细的人发怒时可以表现为类似《医学入门》所说的濡脉感觉;但肝火旺,肝脉弦大而盛的人即使再发怒也不会出现濡脉。因此在总结心理脉象时要注意古人心理脉象的内涵,避免以偏代正,避免把特定场合的心理脉象,或局部认为正确的脉象替代整体的七情脉象,甚至把某种病脉作为正确的心理脉象来认识。

(3)古代某些七情心理脉象与现代二十八病脉存有概念上的差异。古代七情脉中有一些名称如普通脉名的脉是心理脉象,其从脉象定义到实质内涵都和我们认识的二十八病脉不同,应加以区别。如代表怒的促脉(《景岳全书》)是"促上击"之促,见于《素问·平人气象论》:"寸口脉中手促上击者,曰肩背痛。"这是一种向鱼际方向上窜的脉。其机理是"怒则气逆"(《素问·举痛论》),"大怒则形气绝,而血菀于上,使人薄厥"(《素问·生气通天论》)。故其为心理脉象,而不是后世"数而时有一止"的促脉。又如怒的弦急脉(《脉说》),弦激脉(《脉贯》)是怒气勃发,气血上冲,脉道急迫而形成的心理脉象。思的结滞脉(《脉说》、《脉贯》)不是后世所说的缓而时有一止,止无定数的结脉,而是《素问·举痛论》的"思则气结"脉。其机理是"思则心有所存,神有所归,正气留而不行,故气结"。其手感是一种结滞缓急的感觉，没有休止感。惊的动摇脉（《脉贯》、《脉说》）并非是《伤寒论》所述"数脉见于关上"的动脉，也不一定要有数脉的条件，它是一种指感悸动不安的心理脉象。

（4）一个事物正命题正确，其逆命题不一定正确，脉诊时特别是心理脉象时要格外注意这个问题。如恐伤肾脉象变沉的问题，由于恐则精怯，精神极度紧张而引起恐惧的感觉，往往使脉搏沉潜向下。其正命题是正确的，但反过来说沉是恐的心理脉象就值得商榷。恐的特异性脉象成分并不是沉脉，而是那种拘紧、收引而振颤的脉象成分。正如表证可以是浮脉，但反过来说浮脉一定是表证就有失妥当。由于习惯上的问题我们可以沿说浮主表，但一定要注意到这种提法的弊病。这种逆向性的逻辑错误，在中医脉书中大量渗透着。如某脉主某病的论述，其中有一部分就是错误命题。如果反过来说某病可以出现某种脉象就对了。这种历史上遗留的问题也是后世脉学界对心理脉象困惑的因素之一。

三、七情心理脉象的再认识

1. 七情脉与病脉

（1）自古以来经常一讲七情就讲情志致病，脏腑所伤，往往使人认为情志和脏腑疾病总是联系在一起的。实际上这是一种误解。《内经》曰："人有五脏化五气，以生喜怒忧思恐。"情志本身就是人体正常的生理过程，不论有没有疾病，都有情志因素产生。因此七情心理脉象是不以疾病为转移的、普遍存在的生理现象。

（2）不同情感可以损伤特定脏腑，但脏腑疾病不一定产生特定心理趋势。如肾病恐、心病喜等并没有固定模式。相反同一脏腑疾病可以产生多种心理成分。例如同样是心病，由于病情加重而恐、病情好转而喜、情志不遂而怒等。反映到心理脉象上，同一疾病可以伴随一种或多种心理脉象。即伴随心病好转，左寸出现喜的心理脉象；怕病情加重，尺脉出现恐的心理脉象；由于生气，左关出现怒的心理脉象等等。

因此心理脉象只和心理过程有关，无论在正常生活还是疾病过程中，有什么样心理活动就有什么样的心理脉象。心理脉象和病脉是两个互相独立的脉象系列。具有不同的来源、组成结构和形态特征，反映不同的脉象信息。

2. 寸口心理脉象和病脉并存与区分问题

疾病过程可以伴随多种心理现象，而每种心理现象和疾病具有各自不同的脉象特征，由此产生不同心理脉象和病脉之间并存和区分的问题。古代由于未把心理脉象列成一个单独的脉象系列，因此在阐述疾病伴随心理现象时往往以同一种脉象概括疾病和心理现象，致使心理成分和疾病的鉴别产生困难。

临床如果脏腑为情志所伤、或脏腑病变伴随对应心理活动，则在同一诊断部位出现同种类型的心理脉象和病脉，并产生各自独立或复合的脉象形态。如肝郁伴胁痛，则在左关同时出现弦紧或细紧的胁痛脉和使人手指酸麻难受的气郁脉。如果病脉和心理脉象不是同种性质的脉象，那么在寸口脉不同部位将分别出现形态各异的心理脉象和病脉。如肺气虚喘不得卧，由此感到精神紧张，又伴有生气而怒。此时右寸虚浮而大，代表气浮于上的虚喘状态；右尺弦长绷急、带有紧张而来的细颤，表明神经紧张度高；左关略大或微微隆起，指下炬然播散的搏动感，代表肝经的怒火。

可以看出，不同心理脉象和病脉反映到寸口脉不同部位，代表不同的心理和疾病的信息，共同构成疾病过程中的心理现象。

3. 心理脉象的特异性成分

脉象的特异性是其生存的基础。一但脉象失去了特异性，也就失却了存在的价值。古代许多心理脉象中都有特异形态特征。如《素问·大奇论》中惊骇心理脉象"肝脉骛"中躁疾散乱的脉象形态，肾风善惊"大紧脉"中悸动紧急形态特征，都有区别其他脉象的特异形态。但古代也有一些心理脉象缺乏特异形态，或混同于普通病脉、或缺阙脉象心理成分，则使诊断难以敲定。

例如诸医家一致论述沉脉是恐的心理脉象。沉脉本身可以在多种生理或病理、疾病或心理的情况下出现，恐惧使脉象变沉只是其心理过程中附带的生理反应之一，其他如肾虚、受寒、紧张等都可使脉象变沉。如果摸到沉脉就说患者有恐惧心理，未免贻误诊断。恐的特异性脉象成分并不是沉脉，而是由于恐惧、紧张使血管壁收引而变得细直，拘急、紧迫而震颤的脉象心理成分。以沉脉代替恐惧脉的结果，使脉象失去了特异性心理成分和诊断基础。因此特异脉象形态是心理脉象存在的基础。

4. 脉象心理成分

脉象中能够代表心理活动的成分称为脉象心理成分。抓住脉象心理成分的形态特征也就抓住了心理脉象的本质。因此总结心理脉象时应注意抓反映脉象本质的心理成分，避免以局部特征替代整体七情脉象。

不同脉象心理成分形式繁多、差异较大，需要逐一掌握。简单的如肝郁心理脉象，不需要任何脉管的形态，只要接触到肝郁那种酸麻难受的指感就能诊断肝郁。较复杂的如恐惧脉，具有五点特征。

（1）特定出现在尺部。

（2）由于恐则精却，精神极度紧张而引起血管收引，使脉搏沉潜向下，造成恐脉略沉的特有征象。

（3）血管壁的高度紧张而收引，使管壁变得拘紧而细直。在血流的冲击下，壁上附有一种极细的震颤感觉。

（4）脉搏搏动的高峰一掠而过，高峰期间脉管带有一种近似横向摆动的紧张悸动感。

（5）脉搏高峰过后，周围局部组织传导的振动波极快地向脉管方向收敛消失，出现一种振动消失的空寂感。各方面脉象的综合指感使人产生一种近似恐惧、紧张而缩成一个细条，在那里哆嗦的形象感觉，这是恐惧脉象独有的特征。后三点特征是恐惧脉主要心理成分，抓住这三点特征即可诊断恐惧心理，而脉象略沉的现象在多种生理病理情况下都可发生，单凭沉脉没有特殊的诊断价值。

第四章 心理脉象实质初探

心理脉象是对中医脏象学说的又一延伸和发展。中医脏象学说认为脏腑功能活动与其外在表象是相互统一的。这个观点得到几千年中医理论和实践的充分论证。其中，传统中医在脏腑疾病与脉象表现相关性方面作了深入的研究，创造出以28种病脉为主体的病脉诊断体系；而心理脉象作为人类心理活动（心神活动）的外在表象成为我们进一步研究的对象。

这一节主要探讨脉学史上悬念已久的问题：心理脉象形成的物质基础及实质是什么？

第一节 心理脉象成分指征的确定

一、心理脉象成分指征的确定

心里脉象的诊断主要依赖寸口脉特征性成分的改变。作为脉象机理的探讨，我们首先要确定心理脉象特征性成分是由哪些相关量组成，这些相关因素又是通过哪些渠道来反映人体心理活动的。

为了更好地说明这个问题，我们从心烦心理脉象入手，探讨哪些是心理脉象的相关因素，哪些是心理脉象的确定因素。

《素问·脉要精微论》提出："数则烦心"的观点。《素问·阴阳别论》曰"数者为阳。"以后诸多脉书把数脉赋予"阳和热"及"烦心"的性质。

这里的"烦心"可以解释为心理活动的一部分，表示心烦的情绪。古人论述的数脉和心烦之间是否有什么确定关系呢？

我们首先确定数脉的内涵。《内经》虽没有直接写明数脉的形态特征，但《素问·平人气象论》有一论述可以借鉴，其曰："人一呼脉三动，一吸脉三动而躁，尺热曰病温。"这里"人一呼脉三动，一吸脉三动"是讲脉率一息六至。后世则把脉率一息六至看做是对数脉的原则性规定。

在这一论述里，脉率快而躁，加上尺热是病温的必备条件，但经文里并没有把脉数和心烦固定地联系在一起，同时"数则烦心"还可以理解为脉率过快引起的不适，造成心烦的情况。在脉学领域里，数脉是一个单纯表示脉率快的信息量，通常把脉搏频率每分钟超过 90 次称为数脉。在经典脉学看来，数脉和心烦之间并没有确定的等量关系，也就是说：数脉未必一定要产生"烦心"的心理效果。

比如很多心率较快的人，包括部分"室上性心动过速"的病人，未必都有"烦心"的感觉，甚至很多人可以没有任何临床症状，更不必说许多小孩子正常的数脉更不会产生心烦的感觉。

数脉可以有心烦症状，也可以没有心烦症状；心烦时可以有数脉，心烦时也可以脉不数。这点可以从许多"更年期"的人心烦而脉不数的情况中得到证实。因此，我们不能因为有些人同时具备有心烦、脉数的情况，就把数脉和心烦等量齐观起来，导致凡是数脉则烦心的结论。

数脉不是心烦必备症状。

那么，心烦和心脏的节律是否有关系呢？有些心律失常的人可有明显的心烦症状。如各种早搏、房颤的病人，用形象的话来说，"伴着每一次早搏，心脏就咯噔一下，或房颤心里七上八下的，让人心烦。"但是很多心烦人的心律是整齐的，也有一些早搏或房颤的人毫无自觉症状，更说不上会有心烦了。因此可以推断，心律不齐也不是心烦的必然结果。

临床上病情危重时患者常可以出现烦躁症状。应该说烦躁更多地表现为躯体症状，而心烦则较多为内心感受。在一般情况下，烦躁中往往包含了躯体躁动和内心烦躁双重内涵，即烦躁病人通常附有某种程度的心烦成分。

例如高烧昏迷、肝昏迷都可以出现烦躁症状，《金匮要略·百合狐惑阴阳毒病脉证治》亦说道："病者脉数，无热，微烦，默默但欲卧，汗出。"论述了脉数，内热盛，微烦的相关指征。

热病常可见烦躁症状，但烦躁称不上热病的专利。如阴竭阳亡的脱症，也可以出现烦躁情况。此时脉率虽可以一息六至而躁，但四肢厥冷，则称不上"病温"。因此，烦躁只是疾病危重期产生的一种精神症状，与是否发热没有必然的关系。

是否有某个可以表达"烦心"的物理量及心理效应的脉象存在。

我们注意到疾病危重期的烦躁常伴随另一种脉象情况。

《素问·论疾诊尺论》曰："尺肤热甚，脉盛躁者，病温也。"讲述了病温有尺肤热和脉盛躁两个特征。《评热病论》云："有病温者，汗出辄复热，而脉躁疾不为汗衰。"也论述了脉躁疾与病温是两个相关量。

病温者脉躁，病温者常伴有烦躁。那么脉躁是否与烦躁相关联呢？

实际上脉躁和心烦确实有关。这个问题在《内经》中早有论述，似乎被以后的脉书忽略了。《素问·脉要精微论》曰："诸浮不躁者，皆在阳，则为热；其有躁者在手。"指出寸关尺三部诸脉浮尚且平静不躁动的，其病在表，表现为发热；如脉象浮而躁动不静者，则涉手少阴心经的病变而出现烦躁等一类症状。

这段经文里很明确排除了热和躁脉的关系。发热者可以脉浮而不躁，发热不是躁脉的必备条件；而一旦出现躁脉则如前所述，会影响心经的病变产生烦躁等一类症状。

可以说烦躁和躁脉是相关联的。

通过经典论述分析了躁脉信息与心烦心理活动之间关系后，那么躁脉究竟是一种什么样的信息成分呢？

我们还是通过分析亲身体验入手。产生心烦的原因很多，有人在身旁躁扰可以使人心烦；长时间看书厌烦了，或看一些不愿看的东西，听不愿听见的声音，做不愿做的事，都可以惹人心烦；不规则的振动可让人心烦；高温和闷热可使人心烦；身体的不适也可让人心烦等等。

总之，对人心理不良的刺激，而人又不能摆脱这种境界时都可以产生心烦的反应。而这种使人心烦的不良刺激可以是各种物理量，如声音、灯光、温度、湿度、疼痛、振动等。它们作用于人的耳、鼻、眼、舌、身之后，传到大脑情绪中枢，造成心烦的心理效应。

当我们从脉象上感知心烦时，以上各种产生心烦的原因均不成立，我们所感知的仅仅是一个躁脉。

患者心烦的心理状态，我们是如何从脉象上知道的呢？

首先我们在诊躁脉时，感到脉象上有种躁扰不安的感觉，也可以说躁动不宁的感觉。如前所述，这种感觉和心率快慢，以及心律是否整齐没有必然的联系。

它和其他脉象形态是否有关？通过实践可以看出，这种躁扰感觉并不为各种脉形所改变，弦脉、滑脉、细脉、数脉、迟脉、浮脉、沉脉、结代脉……伴随着患者心烦的感觉，各种类型的脉都可以出现手指端躁扰的感觉。因此，可以说躁脉的出现与通常所用的 28 种病脉的脉形无关，是一种独立于常规脉形之外的脉象感觉。

那么，让人心烦的躁脉到底躁在哪里呢？我们仔细观察脉搏，这种躁扰的感觉作为心烦的脉象特征，伴随每一下脉搏都有。可以说，躁脉伴随于每一脉搏的本身，是每一脉搏自身的产物。

在做了层层推理之后，我们排除了许多和躁脉不相关的因素后，这时寻找脉象上躁扰感觉的注意力自然转移到每次脉搏本身上来。

作为这个问题的探讨，我们分析一下脉搏形成的生理与解剖。

脉搏是依附于心血管系统的一个组成部分。心血管系统是由心脏、动脉、微循环、静脉组成，包括肺循环和体循环的一个循环系统，在这个循环系统中，任何一部分的压力、流量、血管壁、血液的变化，都要影响整个循环系统，引起一系列的心血管的反应。

整个循环系统的宏观调节，主要是改变心脏的输出和周围阻力来实现的。前者表现为心搏射血功能的变化和频率、节律的改变，后者表现为小动脉、静脉和微循环的收缩与舒张。影响与调节循环系统的主要机理是由植物神经控制，内分泌激素控制及心血管血液动力学变化的控制与调节。上面心血管系统的各种相关物理量综合作用的结果，造成寸口脉局部脉象的特征性改变，形成我们通常所说的 28 种脉象。

28 种脉象从不同角度反映了心血管系统的参量特性。如反映频率特征的迟、数脉，反映节律特征的结、代、促脉，反映血管张力的紧脉，反映血流状态的涩脉，反映血管平滑肌紧张度的弦脉等。

我们已经说过，躁脉的形态与上面提到的各种参量均无直接关系。那么，脉象上还有什么参量能够代表这种心理活动呢？

心烦时脉波中特有的燥扰感，作为伴随基础脉波形态共生的一种脉波形态，也必然具备波的特点，而且是伴随在基础波形上的一种脉波。

我们在分析躁脉的指感特征时发现，躁脉的出现伴随每一脉搏，表现为脉搏主波前至主波高峰阶段的、很短时间的指端躁扰、不和谐的感觉（确切地说，应该是在这个时域手感最明显）。这种感觉有如我们坐在电影院里，有人用脚抵住我们的椅背不停哆嗦时的那种感觉。一种让人难受的、不规律的哆嗦引起人心烦的感觉。如果把这种感觉移到指端，诊脉时出现这种躁扰烦人的振动感觉，躁脉的指感就被我们掌握了。

从躁脉的认识过程中反映了两个问题。

其一，躁脉可以伴随 28 种脉象中的任何脉象形态复合出现。表现为 28 种脉象基础形态上，脉搏高峰前至高峰阶段附加在指端上的一种躁动感觉。躁脉为复合脉象中的一个新参量。

其二，很明显，有人抵住椅背哆嗦的感觉是一种粗糙而又不规则振动觉。躁脉的指感与之类似，可能是一种振动觉成分的反映。

进一步分析后可以知道，脉象的谐波分量所导致的振动分量有共同类似波的结构形式，并构成脉象振动觉反应。

作为心理脉象的结构特征，尽管它们的形态千变万化，但躁脉中所反映出的振动觉成分在所有心理脉象里都会出现。也就是说，脉象振动觉是每一心理脉象共同具有的成分。这点我们在心理脉象的组成结构中已有讨论。

那么，振动觉是否为心理脉象所独有？

不可否认，脉搏作为周期性变化的振动波，不独心理脉象，包括病脉脉象体系在内，振动觉特征为所有脉象所共有。在这个前提下，我们需要探讨振动觉对心理脉象是否具有独家诊断意义？

这个问题我们从脉象的诊断要求出发，作进一步分析。

作为标准化的脉象诊断指征有两个基本要求，通用性和专属性。

通用性是指所有被诊断的脉象都应具备该项指标。这样才能作为共同的标准依据对每一例脉象的情况作出判断。例如我们目前通用的 28 种脉象，不论是弦脉、滑脉、细脉、数脉、迟脉、浮脉、沉脉、结代脉等都仅为部分脉象所具备，代表了它们各自的局部特征。那么其中每一种脉象都只能作为部分脉象的诊断指标，不能成为所有脉象共同的评价标准。

专属性是看检验诊断指标是否具有唯一性，是否能为某种心理脉象所专有。通常的 28 种病脉可以和某些病理状态相关联。但在一般情况下，单个脉象并不代表某种特定的疾病。例如，在中医理论中浮主表，但浮脉并不一定都是表证；数主阳，但阴极阳亡的数脉未必是阳证。这种缺乏专属性的脉象指标给疾病的判断造成很大困难。因此目前中医对病脉的诊断通常都是从不同角度，结合若干脉象指标综合进行判断的。

而脉象振动觉则具有通用性和专属性的双重特征。

脉象作为周期性变化的振动波，振动属性是每一脉象都具备的基本特征。它保证了每一脉象都在同一评价尺度下进行判断比较，评价指标具有普遍意义。

脉象振动特征是由谐波特征确定的，谐波特征则与多种脉象因素有关。它们由脉搏主波的频率特征、每一局部的固有频率特征、每一局部对谐波频率吸收、共振、传导、干涉等多种因素所决定。因此，脉象的频率特征是一个变化很广阔的领域。它可以容纳多种组合形式，形成各种特定频率的振动觉特征。尤其在心理脉象领域里，每种脉象都和一定的振动特征相联系，具有很强的专属性。

脉象谐波的振动特征正像无线电波或微波接收时的对号入座一样，不同谐波特征具有各自的振动觉特征，特定的振动特征构成脉象振动觉的专属性。

虽然振动觉对病脉同样具有诊断意义。但病脉诊断体系更多地依赖形态学改变来确定其疾病内涵。

例如对病脉诊断来说，某些病脉振动觉特征性可以很强，如动脉、涩脉等，都具有较好的专属性。但这种专属性仅对于脉象诊断而言，而不是对于疾病的诊断。例如我们根据振动觉特征可以诊断为涩脉，而要诊断为冠心病则需要其他的诊断指征。因而在相当一批病脉中，不同脉象振动觉之间具有较多的共性，专属性欠佳，这就限制了它的使用。因此在病脉体系中，最具有诊断意义的部分偏重于局部形态学改变，或形态学与振动觉的双重诊断。

心理脉象体系则更多地依赖于振动觉特征的鉴别。在心理脉象领域里，不同脉象振动觉特征比病脉的指感特征有更多的差异，有更加丰富的诊断内容，有更明确的专属性，使它们不易混淆。总之，振动觉对于心理脉象具有较强的专属性。

振动觉成分虽然不为心理脉象所专有，但每一心理脉象的振动特征有所区别，专属性强，同时形态可以和病脉鉴别开。因此，振动觉特征成为心理脉象最重要的诊断指征。

我们再研究其他成分对心理脉象诊断造成的影响。

不可否认，脉象振动觉解决了脉象诊断指标普遍性和专属性问题，尤其是专属性问题的解决，从根本上解决了不同心理脉象的鉴别难点。这一点，它比过去病脉的诊断体系具有更强的优势。尤其对那些以振动觉特征作为唯一判断指标的心理脉象，脉象诊断有很大的准确性和精确性。

作为心理脉象的诊断要求，我们还需要更多方面指标的支持，这里有两方面原因：

1. 心理脉象作为神经心理的外在表象，其外周效应必然表现为多方面的信息。我们每增加一种特异性的观察指标，都会对结论的准确性提供有力的支持。这就要求我们寻找更多的特异性指标作为诊断的依据。

2. 虽然振动觉特征对于脉象心理成分的诊断具有专属性，但有些心理脉象的识别并不是单一振动觉成分所能决定的。

例如恐惧脉的识别。恐惧带来脉管壁的紧张度增高，脉壁紧张而略显僵直，其右尺脉内侧振动感觉明显向内收引减弱而显得虚怯，形成一种虚空感。这种振动觉减弱的虚空感对恐惧脉具有专属性，而且和其他原因造成振动觉减弱的情况在手感特征方面有明显区别。但单凭这种虚空感就判断为恐惧情绪，未免有失郑重。这时我们再加上另一个相关的形态指征，即局部血管壁紧张而略显僵直，上面附有恐惧带来的细颤（注意这又是一种专属性很强的振动觉特征）。此时对恐惧脉的判断就很准确了。

因此对于心理脉象的判定，除了单一由振动觉成分组成的心理脉象外，我们都采用了双重指标的判别标准，即脉象振动觉和局部形态特征的双重指标，以增加判断指标的可信度，保证判断结论的准确无误。

不同心理脉象形态学特征差异很大，甚至没有更多的共性，其中很多相关的形态描述已经不是用浮、滑、迟、数等概念所能概括的。因此对心理脉象局部特征的描述形式和通常的28种病脉有很大不同。

我们对心理脉象的描述不是简单地以某几种基本形态的叠加、组合而成，而是针对每一脉象的实际形态做细致、具体的分析。虽然心理脉象中也借用了一些28种病脉的形态术语，甚至包括浮、滑、紧、涩等大部分脉象的形态特征，但从总体上说心理脉象是按照具体形态加以限定的。如上面对恐惧脉的描述"局部血管壁紧张而略显僵直，上面附有恐惧带来的细颤"就很具体形象。

二、中医心理脉象与尺肤诊

作为心理脉象的诊断特征，我们经常要根据脉管周围组织的局部形态作为参量，对心理成分做出判断。如我们在介绍恐惧脉时，说："右尺脉内侧形态按之略呈凹状，局部组织突然疏软，缺少实体感，从而显得虚怯。"着重介绍了善于恐惧性格右尺脉内侧的局部形态改变。又如介绍愤怒情绪说："在左关中间部位，周围组织伴随愤怒的情感局限性馒头状膨隆凸起。发怒越厉害，得不到宣泄，左关局部隆起的程度就越高，形态就越清晰。就像用小棍子敲蛤蟆肚皮时，蛤蟆气得鼓鼓的那种感觉。"说明了愤怒情绪时左关的局部组织形态改变。

传统中医脉诊着重于脉管形态的变化；而周围组织的变化则属于中医古代尺肤诊的范畴。而在心理诊断中，脉象振动特征的形成和脉象形态的诊断都与脉管周围组织的形态特征有密切关系。这部分内容的观察则有赖于尺肤诊的介入。

尺肤诊是古代中医的一个重要诊法。在古代中医诊法里享有着至高的位置。《素问·邪气脏腑病形》曰："善调尺者，不待于寸；善调脉者，不待于色。能参合而行之者，可以为上工。"将尺肤诊的位置放于脉诊之前。

尺肤诊的内容，《内经》做了专篇论述。如《灵枢·论疾

诊尺》曰："审其尺之缓急、大小、滑涩、肉之坚脆，而病形
定矣。"

心理脉象中，脉管周围组织对心理成分的诊断有重要意
义。其主要反映有两方面意义和作用：

一是心理成分造成的血管周围组织变化是心理诊断的重要
依据。如上面谈到的恐惧脉管内侧组织松软凹陷，愤怒情绪的
局部组织隆起等周围组织变化，有很强的特异性。就这方面而
言，主要观察的内容有血管周围组织的结构层次，组织纹理的
粗糙和细腻，组织及皮肤的柔韧或坚脆情况，肌肉张力的紧张
及松弛情况，有无异常的团块、结节、增生、水肿、隆起、凹
陷等。其中主要观察有诊断意义的形态结构变化。

二是观察周围组织的微结构变化的后延效果。包括导致自
身谐波特征的变异，以及对脉搏波共振、吸收、干涉等所形成
的脉象振动觉的变化。如肝郁、痛苦等特征形的谐波成分等。
这些都是心理脉象的重要诊断指征。因此，血管周围局部组织
的形态及振动觉诊断成为心理脉象的必备诊断内容之一。

以上做了心理脉象成分指征的介绍。作为机理的分析是一
个很复杂的事情。且不说是脉搏中的躁波引起患者心烦；还是
由于患者心烦，使脉搏中引发出躁波；或是通过诊脉，使诊脉
者心中共鸣出心烦感觉而如何由脉致烦？我们首先要设法搞
清，出现这种情况的物质基础是什么？这是下面所要探讨的
问题。

第二节　心理脉象物质基础的探讨

对于任何一项科学研究，物质基础的探讨是使其导入科学
化、规范化的基本途径。为了准确地抓住问题的要害，我们主
要从心里脉象的主要信息成分入手，进行物质基础和机理的
探讨。

心理脉象的识别主要通过寸口脉局部信息符号达到的。有
关心理脉象局部特征的改变，主要与局部振动觉和组织形态学

改变有关。作为心理脉象物质基础的探讨，我们首先从这两个基础成分入手加以分析。

一、脉象振动觉物质基础探讨

满足脉象振动觉的基本条件包括两方面，即产生振动行为的脉搏高频谐波成分和诊者手指对这种成分的正确感知。其中对脉象振动成分的感知，我们在"手指的感觉功能"一节中已有说明，本节仅做简要机理的介绍。本节的重点放在脉象振动成分的来源及产生机制方面。

（一）脉搏的频率特征

频率特征是脉搏波的基本特征之一，代表了周期性变化振荡波的基本属性。脉象振动觉与目前二十八脉（动脉除外）所反映的信息，如脉位、脉率、节律、脉宽、脉长、脉力、流畅度、紧张度等常规模式全无关系。这是一种新的脉学现象，也就是脉象的频域特征所代表的脉象信息。

脉搏源于心血管系统周期性舒缩功能的推动，主要是心脏收缩造成血管内压力梯度的改变。其宏观调节，则通过改变心脏的输出和周围阻力来实现的。前者表现为心脏射血的速率、频率和节律的改变；后者主要表现为小动脉、静脉和微循环的收缩与舒张。

脉搏反映了心血管系统内变化着的各主要参量。其频率特征受诸多因素影响，其中包括心脏的收缩力度和速率的改变，血管壁的弹性及紧张度，血流成分的变化，血液的黏稠度，血容量的多寡，血管的外周阻力，血液流变学改变，植物神经对心脏功能和血管舒缩的影响，内分泌激素对心血管的作用，主动脉瓣、肺动脉瓣的开闭波，二尖瓣、三尖瓣的开闭波，外周血管的振动波以及血液流经脏器时，受脏器固有频率影响而产生的频响位移等等。以上心血管系统各相关物理量综合作用的结果，决定了脉搏的基本特征，构成不同频谱的脉波波形。应该指出，我们所说的脉搏基本频率仅仅针对脉搏的基本搏动周期而言。脉搏的频率特征则并非单纯由心脏搏动决定。对于这点，我们通过脉象仪记录的脉图加以分析就可以发现，脉搏波本身并不是单独的连续曲线，脉搏的基波也并非规律的正弦波形或其他规则图形，它们是复杂的、多时效曲线交错组成的复合曲线。其中每个搏动的时域区段都有其不同的频率特征，代表不同的主导因素。

表现在脉图上，每一脉动周期可以划分为心房波、左心室收缩波、大动脉阻尼振荡波、重搏波等不同的区段组分。每一区段都有多种脏器因素的谐波成分作为脉搏基本频率以外的频率因素加入到基础脉波中去，使脉搏的谐波成分反馈了多脏器的频率特征。

因此脉搏波是以时域划分的，多重脉波组成的复合波。对每一时域区段有其不同的脉波组分、形态特征和频率特征，这些因素共同合成脉搏的基本形态，代表多重生理和病理的意义。

（二）脉象的频域特征

脉搏波属于周期性变化的振荡波，振动特征是其首要的特征。在脉象振动觉领域里，我们主要对其谐波分量，也就是脉象频域特征所代表的研究领域进行探讨。

脉象频域特征是用频谱分析的方法，把脉象周期性的复杂振动分解为一系列频率为原有基本振动频率整倍数的简谐振动，从而构成原有周期性振动的分立谱，并以此来分析脉象振动的频域特征。

每一脉动周期所需要的时间取决于脉搏的基本频率。从波的物理特性来说，脉搏中除了基本频率之外，还会有其 2 倍频率，3 倍频率，……以致高倍频的谐波成分。如心率每分钟 72 次，那么脉搏的基本频率就是 1.2 赫兹，同时会有 2.4、3.6、4.8、6.0、7.2 赫兹等谐波出现。

根据振动波的频域特征，每一脉波都可以分解为一系列频率为原有基本频率整倍数的简谐振动。因此伴随每一脉搏的跳动，都会出现基波及其谐波成分构成的振动波。

手指对这些频谱分量产生不同性质的感觉。作为一种生理现象，手指对于脉搏基波和某些低次谐波，只产生压力波变化的感觉；而对频率为每秒 10 ~ 18 次以上的谐波成分，将转化为振动波的形式作用于诊者手指，产生振动感觉。

王唯工氏等用傅立叶分析方法研究脉搏谐波分量与脏腑关系时发现：以傅立叶 C0 大小为心脏在一周期的总负荷，心跳的第一谐波振幅设为 C1，第二谐波振幅为 C2，C3，C4 等。根据老鼠脏器结扎实验和对数千名临床患者测试结果：C0 与心，C1 与肝，C2 与肾，C3 与脾，C4 与肺的健康状态有对应关系。提示脉搏低次谐波分量与脏器健康状态有关，不同谐波分量与特定脏腑产生对应关系。这种对应关系使我们得以进行微量分析，明了脏腑和脉搏谐波之间的内在规律。

因此，脉象振动成分是脉搏波及其谐波分量存在的客观表现形式。其中脉搏谐波分量是脉象振动觉的物质基础，手指振动觉功能则是其感应手段。从本质上讲，脉象振动觉可以表述为研究脉搏谐波频域特征、指感特征及其临床意义的一门学科。

（三）脉象的频域特征与脉象诊断

作为脉象振动觉物质基础和诊断实践的沟通渠道，首先要确定脉象频域特征与人体机能状态之间的关系。

有关文献报道，赵承筠等用频域分析的方法观察妊娠妇女滑脉脉图时提示有：妊娠、非妊娠生理性、非妊娠病理性三种滑脉的频域特征具有显著差异。

华有德等用频谱分析的方法证实，根据频谱特征的差异区分弦脉的生理和病理状态是可行的。

为了探讨脉搏高频谐波功能谱与人体肌体之间的相关性。台湾的王氏与加拿大滑铁卢大学 L Y. Wei 运用频谱分析方法分别测试了几组病人和正常人对照组的脉搏，然后转换成功率谱，计算 10 赫兹以下的功率综合谱和 10 赫兹以上的功率综合率。

在以 10 赫兹为划分统计单位，分别对寸口脉不同部位进行频谱分析的基础上得出，10 赫兹以下综合能谱的能量与 10 赫兹以上综合能谱的能量之比 SER（10）的值大于 100 属正常，小于 100 则属不正常。同时指出正常人的脉谱曲线占优势成分不超过 25 赫兹，如果超过了 25 赫兹则是该部位疾病的标志。

在分析两种不同频率功率谱的能量比后得出结论：正常脉的（10）正常值经统计大于 100。患病的人在寸口脉上诊断部位的（10）均低于 100。

这就是说在脏腑有病的情况下，寸口脉对应部位波谱的高频谐波成分将增加。

该实验还在脏腑寸口脉定位方面进行了验证：3 名心脏病患者左寸（心）的（10）值低于 100；3 名急性肝炎患者左关（肝）的值低于 100；5 名肠胃病患者右关（脾胃）的（10）值均低于 100，和经典论著的脏腑定位相同。

以上第一、二例实验提示，人体在不同生理、病理状态下脉搏具有不同的频域特征，因此可以采用频谱分析的方法区分人的生理和病理状态。第三例实验则指出，10 赫兹以上功率能谱的增加，尤其是 25 赫兹以上脉谱曲线占优势，是该诊断部位脏腑患病的标志。可以得出这样的结论，脉象的频域特征是识别脏腑生理、病理状态的特异指标，其中 10 赫兹以上高频成分的增加，与脏腑机能的不正常状态有密切关系。

根据这一脉学研究，掌握脉象高频谐波成分变化的指感特征，创造出一种新的脉学诊法则成为现实和可能。

（四）手指对脉象振动觉的感应基础

综合以上可知：脉象振动觉阐述的内容实质上是脉象频域特征代表的脉象信息。满足脉象振动觉有两个基本条件，它们是以寸口脉为振动源的脉搏谐波成分和诊者手指对不同谐波振动分量的正确感知。

手指皮肤对振动有很高的敏感性。在 200 赫兹正弦振动条件下，接触面积 1 平方厘米，其绝对阈限（以 1 微米为参照的分贝数目）为 – 23 分贝。极小的脉搏振动分量即可产生振动觉反应。

不同频率范围，感觉振动的绝对阈限不同。其中对 10 ~ 40 赫兹的频率范围只要有几个微米的位移，皮肤就可以产生振动觉。随着振动频率的升高，其感受的灵敏度更加升高。100 赫兹左右，1 微米的位移就可以产生振动觉。脉搏主要信息段在手指敏感的范围内。

手指对振动频率的变化具有良好识别能力。在 25 赫兹的范围内，只要频率增加 5 赫兹，手指就可以觉察出差别。该频率段在脉搏谐波功能谱中占有较大比重。

手指对振动成分的充分敏感性和良好的分辨能力是脉象振动觉的识别基础。

我们对以上要点加以总结。

人的手指对脉搏的频谱分量产生两种不同性质的感觉。其中对脉搏的基波和某些低次谐波，手指产生压力波变化的感觉，而对基波频率为每秒 10 次以上的谐波成分，则产生手指的振动感觉。

根据振动波的频域特征，每一脉波都可以分解为一系列频率为原有基本振动频率整倍数的简谐振动，因此每一脉波都包含有其谐波成分构成的振动觉。因此脉象振动觉具有普遍意义，和其他脉象成分一样，是中医脉象的基础成分。

人体脉搏每秒 10 次以上谐波成分异常增多是机体异常的标志，而这个频率范围恰恰是手指振动觉能够感受，并且较敏感的范围。因此通过手指振动觉感应的分析，特异性地识别脏腑机能状态，这是脉象振动觉临床诊断的基础。

脉象振动觉与目前 28 种脉（动脉除外）所反映的信息，如脉位、脉率、节律、脉宽、脉长、脉力、流畅度、紧张度等常规模式全无关系。这是一种新的脉学现象，也就是脉象的频域特征所代表的脉象信息。这一特征构成心理脉象振动觉信息研究的物质基础。

二、脉象局部组织形态的改变

脉象局部组织形态的改变是心理脉象识别的基本组分之一。

《素问·经脉别论》明确地肯定了心理脉象与心理活动之间的应变关系，其说："凡人之惊恐恚劳动静，（脉）皆为变也。"这里"惊恐恚劳动静"包括了惊恐、恚恨、劳心等多种心理活动；"皆为变"的含义之一就是指脉象形态学的改变。表述了与心理活动有关的脉象变化，广泛地存在于一切个体的各种心理现象之中。不论在心理生理还是心理病理状况下，也不论有没有疾病的产生，只要有心理活动，脉象皆为之变化，产生心理脉象。这种脉象变化的形式是以形态学改变而反映出来的，因此是可识的。

作为一种识别指标，脏腑组织器官的功能状态，以及生理病理演变规律等，往往都是通过脉象局部组织形态来确认的。因此，传统中医脉象研究的主体是围绕脉象形态特征及其演变规律进行的。

从表面上看，寸口各局部组织都由皮肤、皮下组织、神经、血管等组成。实际上寸关尺各部的形态特征是各有差异的。我们从古代文献报道中，例如张仲景的"寸口关上微，尺中小紧"，"寸口脉沉而迟，关上小紧数"等形象描述中，可以看到不同诊断部位的脉象存在明显的形态差异。

在传统中医里，掌握脉象形态变化对识别疾病具有很大优势。例如，我们可以通过局部脉象形态学改变判断婴幼儿是否为容易动脉硬化的体质；或某个高血压体质的个体，通过脉象形态改变了解以后发病趋势主要是心血管还是脑血管，其中哪个方面危险性更大。在中医领域里，某些脉象诊断的临床价值是现代医学难以达到的。

心理脉象把寸口脉作为脏腑心理生理的显示单位，寻求心理—脉象—脏腑器官三者之间对应关系的统一。在心里脉象领域中，寸口局部形态学改变是普遍存在的，其中许多形态改变与特定情绪状态有关，具有很强的专属性。它们构成心理脉象的基本诊断结构，并为心理脉象的基础研究提供有力的支持。

作为心理脉象的形态学特点，与我们目前用于诊断的病脉有较大的差异，而且不同心理脉象之间形态变异较大，特征各异。为了对心理脉象的形态变化有一个感性的认识，现举几种常见脉象形态学改变示例如下。

1. 恐惧感：形态学改变主要在右尺部。血管壁的高度紧张而收引，变得拘紧而细直，脉位变沉。在血流的冲击下，壁上附有一种极细的振颤感觉，就像绷紧的琴弦颤动的感觉。

2. 惊悸感：形态改变主要在左寸。血管壁张力略高，但不构成特定的弦或紧的感觉，脉形如豆，脉搏高峰往上顶一下就惊慌掠过，指下搏动点悸动变换，有种动荡不定的感觉。

3. 愤怒感：形态改变主要在左关。周围组织往往伴随愤怒的情绪呈馒头状隆起，局部脉搏显得洪大而有力，强力上拱，炬然播散的感觉。

4. 紧张感：形态改变主要在右尺。脉搏张力增加而出现弦直状态，手感脉体弦长，脉管绷细、紧张，上面附有一种由于紧张而来的细颤。

5. 伤痕感：形态改变主要在左寸。左寸中央很短、很细的线状凹陷，特定心理创伤的痕迹。

6. 陷落感：形态改变主要在右尺内侧，按之呈凹状。局部组织突然疏软，下按时缺少实体感。由于局部组织疏软，对振动觉传导很差，又形成虚空感。出现在经历过恐惧事件而留有内心印记，或长期内心恐惧人身上。

7. 无依无靠感：形态改变主要在右尺及两侧。尺脉均匀略细微紧，两侧组织轻度均匀虚软。出现在心理需要得到他人爱护，但又得不到他人关怀的人身上。

不同心理脉象的形态学改变种类繁多，将在以后各自的脉象描述中具体说明。这里仅仅把心理脉象形态学方面的改变列出几种作为示例。应该提出，心理脉象的诊断不是单纯形态学判断所能确诊的，应更多地要依靠振动觉指标进行综合判断。

可以看出，心里脉象的形态特征和诊断内容与病脉有诸多不同，是两套完全不同的脉象体系。寸口脉局部振动觉和形态学改变是心理脉象诊断的物质基础。

第三节　心理脉象分部候诊规律探讨

中医理论特点是把各自的情绪分属于不同的脏腑，并与之相联系，脏腑与情志有特定的对应关系。那么人们自然会问，在寸口脉上这种对应规律和诊断部位分布的规律是什么？

目前心理脉象分部候诊的理论依据来源于《内经》"五脏藏神"的观点，《素问·阴阳应象大论》曰："人有五脏化五气，以生喜怒悲忧恐。"该文认为每一脏器都与特定心理活动有关，心理脉象是脏腑生理心理活动的结果。因而，心理脉象和一定的脏腑行为相联系，具有明显的脏腑特征。

传统中医脏腑与情志对应关系如下：

脏腑	维系情志	诊断部位	脏腑所伤	五志所属
心	喜	左寸	喜伤心	在志为喜
肝	怒	左关	怒伤肝	在志为怒
脾	思	右关	思伤脾	在志为思
肺	悲忧	右寸	悲忧伤肺	在志为悲
肾	惊恐	右尺	惊恐伤肾	在志为恐

以上反映了古代七情心理脉象与脏腑的对应关系。其中思是一种认知过程，不应划归为情绪因素范畴。

虽然七情心理脉象仅仅是众多心理脉象中极小的一部分，但它代表了中医对脏腑心理活动的基本认识，反映了脏腑和心理脉象之间的对应关系。我们从其中可以看到某些规律性的东西，它们是：

1. 情志和脏腑的对应关系反映到心理脉象上，表现为脏腑和对应情绪有相同的诊断部位。例如怒伤肝，怒的情绪和肝脏的诊断部位相同，都反映在左关部位。

2. 不同情绪的脉象显示部位（作用点）不一样，但一般心理脉象都有其固定的显现部位。例如恐惧心理脉象特异性地对尺部脉象形态的改变作用明显。

3. 异常情绪出现之后，对应脏腑诊断部位会出现异常的心理脉象；相反，如果在某诊断部位发现了异常的心理脉象，则提示有对应情绪的存在。

综合以上，脏腑产生情志，情志过激可以损伤特定脏腑，脏腑与对应情志在脉象上具有共同的诊断部位，这一过程可以在寸口脉特定诊断部位上显现出来。

不可否认，以上中医理论奠定了心理脉象的认识论和方法学，但其中亦有令人疑惑的地方。

例如说精神刺激损伤脏腑问题。特定精神刺激是否一定要损伤特定脏腑，而不会损伤其他脏腑。例如怒伤肝，其结果是否只能损伤肝而不会损伤其他脏器？如果是这样的话，一个人长期郁怒后肝脏没有损伤，反而得了肺癌就没法解释了。

作为一种理论的探讨，我们力求学说的完美和寻找实质的内涵，并在研究过程中做进一步的完善。对于精神刺激损伤特定脏腑问题，我们有以下的分析。

1. 精神刺激主要造成人体气机的紊乱从而导致脏腑损伤，正如《灵枢·寿夭刚柔》所说："忧恐愤怒伤气，气伤脏，乃病脏。"因此"怒伤肝"是一个特定内涵的概念，它的含义应该理解为怒的情绪损伤了肝脏的气机，从而引起的一系列相关脏腑生理、病理变化的过程。

2. 中医的怒伤肝主要讲病理趋势，而未表明某种确定的最终发展结局。这种损伤可能造成某种肝脏的病变；也可能仅仅造成肝脏气机紊乱，并不产生某种实质性病变；同时还可能影响到其他脏腑，出现其他脏腑的病理变化。

3. 作为中医的心理脉象，主要从证候学的角度探讨脏腑功能活动的外在表象。每种心理现象的外在表象由一组相关症候群组成。这种症候群既可以具有本脏的症状表现，又可以反映为本经循行经脉上的某种表现，还可以包括该证候群范畴中出现的其他脏器表现。

例如肝气郁结的证候群，可以有胁肋胀痛，胸闷不舒，不欲饮食，口苦善呕，头晕目眩，妇女月经不调，经前乳房作胀等相关症状。其中胁肋胀痛是肝气郁结情绪影响到肝脏本脏和胸胁部位产生的症状；头晕目眩，妇女月经不调，经前乳房作胀是影响到肝经循行路线上所产生的症状；而不欲饮食，口苦善呕则是影响到其他脏器，使胃失和降所产生的症状。

4. 可以看出，中医情志损伤脏腑问题不应该简单地认为是损伤脏腑的本体，而更多地包括脏腑经络循行路线上的一系列的临床表现，同时还包括对其他脏器可能造成的影响。例如，怒伤肝可以表述为损伤肝脏气机后引起的一系列相关证候群的表现，并不独指肝脏。

我们以情感的外周体验来加以说明。当我们恐惧时可以感到腰背紧缩发凉，冷森森的感觉；肝郁带来两胁胀闷等感觉。这些都是典型的经络循行路线上的感觉，而不是脏器本身损伤的感觉。中医把这种脏腑经络循行路线上的感觉归结于所属脏腑，称之怒伤肝、恐伤肾等，实质上代表了经脉循行路线上的一切肌体表现。这种情况的出现，表明中医是以脏腑经络作为人体基本框架结构的指导思想。

由于人体脏腑在生理上同生共荣，病理上互相影响和传变。从技术角度来说，我们不应该、也不可能仅仅在同一诊断部位就把肝气郁结的所有相关病理后果都诊断出来。相反，肝气郁结的病理后果如果涉及了哪个脏器，就应该在那个脏器的诊断部位进行相关的诊断。

例如，对于肝气郁结的情绪本身及产生的两胁胀痛，我们可以在左关肝经的诊断部位进行诊断；而造成不欲饮食，口苦善呕的病理变化后果则要从胃的诊断部位去感受。

针对同一情绪过程中不同脏腑效应，采取分部位诊断的认识体现了中医辨证思想的精髓，同时也导致了心理诊断上的复杂性。它使心理脉象的诊断因此划分为两部分诊断内容。一部分是对致病情绪本身的诊断，另一部分是对致病情绪造成本脏或它脏的病理后果的诊断。

这一结论将使每一个情绪过程会面临三方面可能：对本脏的影响，对本经的影响，对其他相关脏器的影响。既然涉及了这么多的相关因素，我们从哪方面入手确定情绪刺激因素的诊断部位呢？

更进一步说，中医古代基本确定了其中七种心理脉象的诊断部位。然而面对其他众多的心理现象，古人则很少有涉及。我们不可能预知它要损伤哪一个脏器，如何判定它的诊断部位？为了解决这个问题，我们需要作进一步的分析。

我们知道，人类的情绪是由情绪过程中形成的。在情绪过程中，一方面形成人体内心的情绪体验，一方面通过植物神经造成情绪的外周效应，其中包括脏腑效应和脉象学的变化。

在中医范畴内，情绪的外周效应主要指上面所述的三种情况，即对本脏的影响，对本经产生的影响和对相关脏器的影响。在这些影响中，有些症状当时就被我们所感受，如肝郁气滞造成的两胁胀痛；有些影响则演变成为整个病理过程的一部分，如肝郁气滞导致了下个月的月经不调。其中月经不调这一过程不为我们当时所察觉。

此时的脉象感觉，主要表现为肝郁的心理脉象和两胁胀痛的病脉脉象。这两种脉象同时存在，但各自显现自己的脉象特征。它们的诊断部位都在左关肝的诊断位置。如果仅仅是肝郁，而没有出现两胁胀痛的情况。那么脉象上就仅仅显现肝郁的情况。

又如恐伤肾的问题。人感到恐怖时，情绪外周效应较明显的部位是腰背。感到腰背紧缩，后背发凉，有一种冷森森的感觉。此时表现在脉象形态上，右尺及关脉方向弦直绷紧，上面附有一种恐怖带来的哆嗦或细颤。与情绪外周效应相对应。

悲伤肺的情感也是这样。情绪外周效应的主要感觉在胸部，胸肋及膈向上提，悲泣而颤抖的感觉。脉象感觉右寸如豆麻击手的悲伤脉。

以上可以归纳成这样的认识：在心理脉象中，情志所伤脏腑的部位、情绪外周效应在人体的感觉部位和寸口脉的诊断部位相互对应。用这个概念衡量古人提出的"喜伤心、怒伤肝、思伤脾、悲伤肺、恐伤肾"等，可以说它们从诊断部位到病理基础的认识都是正确的。

由此导出这样一个结论：情绪外周效应所导致的共同躯体感觉，其感觉部位与该情绪在寸口脉的诊断部位相对应。

应注意的是，这里是指该情绪具有的共同躯体感觉，只有多数个体共有的感觉部位才能作为确定诊断部位的依据。

例如肝郁引起了两胁胀痛且头痛。两胁胀闷或胀痛是该情绪共有的外周效应，它的诊断部位应在左关；而头痛只是该情绪产生的个体反应，不具有共同情绪外周效应的性质，因此不能把两寸前（头部）作为肝郁情绪的诊断部位。

从这个概念引申出发，如果把脉象上的脏腑分布状态看作是人体器官的立体投影，那么从上到下对应有：头部对应两寸前；心肺对应左右寸；肝胆脾胃是左右关；肾是两尺。因此我们在确定某种情绪的诊断部位时，首先看情绪外周效应的躯体感觉部位对应在寸口脉的哪个部位，该部位就是这种情绪的推论诊断部位。

这种确立情绪诊断部位的方法对大多数情绪来说是对的，可以作为临床部位筛选的依据。

当然我们在后面的章节中还会讲到心理脉象的弥散、扩张特征，在某些情况下它们的诊断部位可能会有变化。例如痛苦情绪早期的诊断部位在两寸，但经过长久变迁而遗留的痛苦心境，诊断部位会下移到右尺。这时诊断部位的确立不是以躯体感觉来决定，而是以脉象上该种情绪的显著部位来进行诊断的。

总结心理脉象分部候诊规律。

1. 在一般情况下，情绪外周效应的共同躯体感觉部位和该情绪在寸口脉的诊断部位相对应。

2. 某些心理脉象的指感部位会有弥散、扩张特征，此时要根据该情绪的脉象最显著部位进行诊断。

3. 某些情绪的躯体外周效应不明确，此时诊断部位的确定主要是通过后面第二章第九节的方式进行，即：通过对该种情绪的理解的方式来确定其存在，再根据其实际存在的部位反推其诊断部位。

需要说明一点，在心理脉象的领域里，我们所研究的内容着重于脉象心理成分的识别，而不在于疾病成分的鉴别。故如果没有特别的提示，本书所指的诊断内容主要是针对脉象心理成分及其诊断部位的识别。

下面我们对心理脉象机理和实质研究做进一步探讨。

第四节　心理脉象实质探讨

中医认为情志是人们对外界刺激产生的情绪反应，虽然它属于精神范畴，但有其物质基础。情志和人体脏腑功能活动有很大关系，《内经》指出："人有五脏化五气"，由此产生喜怒悲忧恐等各种情志。反过来过度的精神刺激也可使人体气机紊乱形成脏腑病变，正如《灵枢·寿夭刚柔》所说："忧恐愤怒伤气，气伤脏，乃病脏。"

我们知道，人体的情绪因素来源于大脑，属于人体的高级精神活动的一部分。情绪是由于人类对客观世界的认识及态度不同，通过人体的思维意识而产生的，以某种特殊色彩体验的形式而反映出来的精神世界的产物，代表了大脑思维活动的结果。我们在讨论心理脉象机理时曾经提出：心理脉象的实质是什么这个根本问题。相关的问题是：大脑的这种思维意识活动，是通过哪种形式，是如何通过寸口脉传感给他人的？其产生和传感的媒介是什么？它们又是通过何种感觉器官，使他人感受到这些大脑思维活动的？

作为完整的心理脉象信息传递和识别过程，包括两个独立的阶段，即心理脉象形成阶段及我们对心理脉象的感应和判断过程。我们分别从这两方面进行探讨。

一、心理脉象机理的研究

心理脉象是建立在生物全息律基础上的一门学科。

20 世纪 80 年代初，张颖清先生根据临床实践和大量的生物结构对应部位氨基酸云图分析，提出生物全息律这一生物规律。张氏发现生物体"任一节肢的穴位分布恰与其所对应部位在整体的分布规律相同，而穴位又是与其对应的部位化学组成相似程度较大的细胞群"，提出了"生物体每一相对独立的部分在化学组成的模式上与整体相同，是整体成比例的缩小"的命题。

生物全息律的理论深刻印证了中医脏象学说所表达的内涵。

在心理脉象的研究体系里，"寸口脉"这个经历了千百年理论和实践验证的部位，为我们提供了探讨人类心理活动的窗口。

按照生物全息律的观点，寸口脉作为一个独立的演化部位，将携带整个机体全部信息。

心理脉象的信息特征主要表现为脉象振动觉和局部组织形态学的改变。作为心理脉象的诊断基础，有赖于对这两级信息符号的识别。

我们首先就寸口脉各部位所携带的信息结构（见表1）加以介绍，然后再对其机理作进一步的探讨。

表4-1　　　　　　　寸口脉信息结构

信息来源	寸口脉象			
信息部位	寸口脉搏波及其谐波		寸口脉局部组织	
信息内容	以脉搏形态学改变的形式反馈了脏腑器官的信息	以脉搏谐波振动觉特征的形式携带了脏腑器官的信息	以局部组织形态学改变的形式反馈了脏腑器官的信息	局部组织的形态改变，使脉搏波通过时频率特征发生变化来反馈脏腑器官信息	以局部组织固有振动谐波的形式携带了脏腑器官信息

以上表达了心理脉象的基本信息结构，脉搏波和寸口局部组织各以形态学和振动觉特征反馈了各脏腑器官的信息，这些信息变化是我们识别脉象心理成分的基础。

我们就上述信息变化的来源和机理展开讨论。

人类是有理性、有思维、有感情的群体，现实事物对人总是具有一定的、这样或那样的意义。外界环境经过人体感官的认知过程，反映到大脑中，根据该事物是否满足人体的需要、意愿的程度，产生不同的情绪。人们对事物的认识有所不同，而通常以某种特殊色彩的体验的形式表现出来。这就是心理现象的情绪过程。

1. 在心理过程中存在一系列神经心理反射过程。

人体各种感觉器官在接受外界刺激后，产生一系列神经冲动。这些神经冲动一部分经过传入神经投射到大脑皮质感觉中枢产生特定感觉，而另一部分则沿传入神经通路投射到大脑皮质下中枢的边缘系统，在那里发生非特异性反射。这种反射的结果，一方面产生情绪的心理效应，另一方面通过植物神经系统，产生情绪的外周效应，其中包括脏腑效应和脉象学改变。而情绪的脏腑效应通过内脏神经反射回来又加强了大脑的情绪体验，进一步明确内心的情绪体验。

在这个过程中，对心理脉象诊断结构较有意义的是情绪的外周效应。当传入神经冲动的一个分支投射到大脑皮质下中枢的边缘系统时，在那里发生非特异性反射。这种神经反射作为伴随情绪过程衍生的神经冲动，携带有该种情绪的全部特征，并通过植物神经系统的传导，达到效应器官（靶器官），产生情绪的外周效应。

情绪的外周效应具有多样性。它可以影响到全身的机体状态，如神经系统、心血管系统、消化系统、呼吸系统、内分泌系统等各系统的机能状态，影响到神经—体液的调节，神经—内分泌的调节，神经—免疫机能的调节等多方面的因素。

阿克斯于1953年的一项实验结果清楚地显示出各种情绪之间的生理差异。他们在给被试者接上多导描记器之后，诱发他们的愤怒和恐惧情绪。结果发现，舒张压、肌肉潜能、皮肤导电性增高、心率下降。这方面的效应在愤怒状态中比恐惧状态中更强，而恐惧状态中皮肤导电性和呼吸频率提高得更多。恐惧模式与肾上腺素注射后的结果相类似，而愤怒模式与去甲肾上腺素注射后的结果相似。

霍曼于1966年描述了25名脊髓受到损伤的男性成人的反应。在他们的报告中发现，他们的愤怒、性和恐惧的情感体验减退了。证明虽然在适当的条件下，他们也表现出明显的情绪行为，但其中并不包含情感。而且脊髓损伤的部位越高，情绪减少的幅度就越大。被试者叙述说："他们自己是激动地去行动，但是没有任何情感。"说明情绪的外周效应是如何地重要。缺少外周效应的情绪将影响到情绪的自身体验过程，构成一种不完整的情绪状态，它使人"感觉"不到情感的存在。

在心理学的学术领域里，某些观点否认情绪具有特定的外周反映模式。例如马拉农给210名病人注射了与交感神经系统作用相似的去甲肾上腺素，并记录了他们的反应。71%的人只报告了生理的效果，29%的人是按情绪的语言报告的。但他们对情绪作用所使用的称呼则是"仿佛"一类的词，即被试者说他们"仿佛"是害怕的。由此倾向于否认情绪的内脏反应模式。

应该说这类实验进行了很多，它们的共同特点是力图制造出某种公认的脏腑模式，来验证某种情绪的外周效应。目前这类实验存在两个问题：

（1）制造出来的脏腑模式与真实的情绪脏腑效应难以达到一致。例如前面所说阿克斯用去甲肾上腺素制造出的恐惧模型，可以出现舒张压、肌肉潜能、皮肤导电性增高、呼吸频率提高等情况。但我们注意到这里所说的"结果相类似"是指真实的恐惧与用去甲肾上腺素诱发的恐惧，它们在舒张压、肌肉潜能、皮肤导电性增高、心率下降的结果相似，而不是它们诱发的情感相类似。这些现象的出现并不能代表恐惧的全部生物效应，更不能代表恐惧心理。恐惧是由一系列心理、生理效应组成，这里所模拟的部分生理指标在其他很多情况下也可以出现，而代表恐惧的某些真正特异性感觉指标却未能模拟出现。例如用去甲肾上腺素可以使肌肉潜能增加，但这种潜能的增加与恐惧情绪特有的后背发紧，冷森森的感觉相距甚远。也就是说，我们尚不能制造出一个完整的恐惧模型，那么一定要从部分的生理指标模拟出恐惧的情绪，则缺乏一定的基础。

（2）情绪的脏腑效应受神经系统支配的、复杂的神经心理过程，其运转的基础是生物电、神经冲动、各种神经介质、神经细胞的网络结构及传导模式。去甲肾上腺素只是传导过程中的神经介质之一。企图用单一的去甲肾上腺素代替并模拟出神经心理过程，以求产生某种特定的情绪，其结论目前是难以确定的。

因此，目前模拟的脏腑模式与真实脏腑情绪的表达之间存在一定差距，尚难以代表情绪的内脏反应模式。

2. 在情绪的外周效应中，脏腑效应具有更鲜明的特征。

布伦威克在1924年证明在某些情绪反应中，如恐惧、嫉妒、失望等，存在胃肠功能丧失；而在痛苦、惊奇和大惊中则产生相反情况，即胃肠功能扩大。

沃尔夫等人对植物神经与中枢神经系统的关系—反应模式

进行了一系列研究。该实验在 1947 年时用胃管对人进行了长期的观察研究。他们发现在情绪性扰乱中，存在两种胃的机能变化。

（1）当报告焦虑或逃避愿望时，胃酸、胃蠕动和血流量减少；

（2）当报告愤怒和怨恨情绪时，胃机能增进。

这些实验结论与中医对脏腑心理效应的认识有不谋而合之处。

在情绪的外周效应中，中医给予脏腑效应更多的关注。这是因为中医理论体系本身就是建立在脏腑经络基础上的一门学科，脏腑学说是中医理论的核心部分。中医理论认为心理活动是由脏腑功能活动派生出来的一种存在方式。它把不同的心理情绪派发于不同脏腑，并赋予相应的脏腑特征。

3. 情绪的脏腑效应还有更深一层意义。

中医从朴素的辩证思想出发，把脏腑经脉循行路线发生的事件，归结于脏腑功能活动的一部分。在脏腑中心论的指导思想下，情绪外周效应所出现的局部感觉，自然归属于出现这种效应的脏腑器官。因此，中医脏腑效应的概念，应该是指情绪外周效应的总和。这种表达方式，是一种中医独特的、长期医疗实践中总结出的理论模式。

对于情绪的外周效应，过去的心理实验中更多地是针对内脏器官进行的。如坎农谈到内脏器官几乎没有感受性，它们所带来的任何反馈都难以用来区分情绪。内脏只能缓慢地反应，而情绪则能在外部刺激发生后的至迟一秒钟内出现。从主观上说，它似乎比内脏反应更快。

的确，人体内脏的反应模式与我们切身感受到的情况具有一定的距离。内脏的反应模式是相对缓慢的、弥散的、界限不清的、部位不准确的；而我们实际感受到的情绪外周效应可以是即刻出现的，部位精确的，而界限清楚的。

例如我们在受到惊吓或激怒时，情绪所带来的躯体感觉可以立刻感觉出来。我们对许多情绪常常可以很准确地区分出感觉部位上的差异。例如我们可以准确地说出心里不痛快情绪和心里害怕情绪在感觉部位上的个体差异。这种感觉虽然都表现在胸部，但心里不痛快情绪的感觉部位略微弥散而边界不清，有股气哽咽不舒的感觉；而心里害怕的感觉部位则集中而鲜明，抽紧或紧缩的感觉。又如肝郁的感觉部位和心里不痛快的感觉部位同样是截然不同的。

我们还可以说恐惧时后背发紧，冷森森的感觉为典型的躯体感觉，而不是内脏感觉。

应该说，情绪的外周反应是一个广泛的概念，它包括情绪过程带来的全部躯体的外周反应。我们实际感觉到的模式和单纯的内脏反应模式是不同的。我们感觉到的并不是单一的内脏感觉，而是包括内脏感觉和躯体感觉、知觉、甚至情绪体验的重现等多种感觉的复合感觉，这种感觉不应该也不可能单纯用内脏感觉来解释的。

另一点应指出，我们通常感觉到的部分并不是情绪外周反应的整体，而只是其中的部分内容。它主要表现为某些躯体部位的综合感觉。例如在愤怒时，我们只感到一种冲动的、欲求发泄的情绪状态及相关的躯体感觉，而对其他的诸如血压、呼吸、心率等其他指征则不去理会。

可以说，情绪的外周反应和中医表述的情绪脏腑效应是一个较为近似的概念，它们都是指躯体的外周效应的总和。其中情绪外周反应表达的范围更广泛些，而情绪的脏腑效应则多指脏腑为中心局部变化和感觉的总和。

以上论述了情绪和情绪脏腑效应的相关性。下面我们就情绪外周效应对局部脉象的影响加以讨论。

情绪外周效应的施加因素对心理脉象的影响主要表现在两方面，它们分别使主体脉搏的特征性成分和寸口脉局部特征发生变异，形成总的脉象鉴别特征。我们分别加以分析。

（一）情绪的外周效应对主体脉搏特征性成分的影响

脉搏的特征性成分主要由一般性形态特征和脉象振动觉特征两部分内容组成。

脉象由多个象素组成，其中包括如反映频率特征的迟数脉，反映节律特征的结、代、促脉，反映血管紧张度的紧脉，反映血流状态的涩脉，反映血管平滑肌状态的弦脉等。

情绪的外周效应主要通过对脉搏波和周围血管参数特征的调节来影响脉象的一般形态特征。我们通常所诊的寸口脉，是医学解剖上的动脉。在心脏的驱动下，血液以脉波的形式沿动脉血管向前流动。在经过桡动脉时，这种脉搏的波动为我们切脉所感觉，形成所谓的寸口脉搏。

脉搏的搏动与心脏有节律的舒缩功能，心率的快慢，心律的整齐与否，血管壁的弹性及紧张度，血流成分的变化，血液的黏稠度，血容量的多少，血管的外周阻力，血液流变学改变，植物神经中交感神经和副交感神经对心脏功能调节，对血管的收缩与舒张作用，内分泌激素对心血管的作用等均有密切的关系。

脉搏是在心脏的机能状态、血管的机能状态、血液的机能状态，以及在神经系统、内分泌系统共同作用的结果，反映了心脏、血管、血液、神经、内分泌等多系统的信息。

整个循环系统的宏观调节，主要是改变心脏的输出和周围阻力来实现的。前者表现为心搏射血功能的变化和频率、节律的改变，后者表现为小动、静脉和微循环的收缩与舒张。心血管系统的各种相关物理量综合作用的结果，构成脉搏的一般性形态特征。

情绪外周效应对脉象一般形态特征的影响与调节，主要是由植物神经控制，内分泌激素控制及心血管血液动力学的变化与调节所控制。这种调节基本是一种宏观调节，它使脉象的总体携带有该种情绪的特征。

从主观上说，我们能够感觉到这种变化。例如，当我们愤怒，或者害怕时，会有心跳加强，呼吸变得浅而快，或者出汗等一系列血管—神经系统的变化。此时可以从脉搏总体上感到搏动加强，脉率发生变化，脉管紧张度增加。这是我们所能理解的。

可以说，情绪外周效应造成脉象一般形态的基本变化，有时它的特异性不是很强的。

情绪外周效应对主体脉搏特征影响，还表现为对脉象振动成分的影响，使脉搏频谱和脉波特征出现变异现象，从而携带该种情感的频率特征。

情绪的外周效应主要通过两种渠道影响寸口脉象的频率特征。

一种是大脑皮质下中枢边缘系统产生的非特异性反射，通过植物神经系统，直接控制和影响脉象的频率特征。例如在紧张的情绪状态，我们很容易从脉管壁上感觉出紧张带来的细颤。这是紧张情绪发放的神经冲动，通过植物神经系统，影响到血管平滑肌，引起管壁紧张而细颤的状态。

另一种是情绪的脏腑效应引起的寸口脉象频率特征的变化。

我们知道，每一脏腑器官都有其特定的频率特征。在正常的生理状态下，脏腑处于充分协调舒展的状态，对脉搏的节律特征具有良好的谐振效能。此时毛细血管通畅开放，血流阻抗降低，血液灌注、流通性能良好，机体营养和供氧充分，呈现出健康的肌体状态。

在剧烈的精神刺激下，通过植物神经和内分泌系统使脏腑的机能受到抑制，内环境恶化，毛细血管流通不畅或过度充盈的状态，血流阻抗增加，血液灌注、流通性能降低，机体得不到充分的给养导致机能下降，脏器频率特征变异，异常谐波成分增多，对脉搏波的谐振特征变差。

此时，外周血管的振动波以及血液流经脏器时，受机能恶化的脏器固有频率的影响，产生频率位移，而脏器的异常谐波成分也以异常搏动的形式加入脉搏的频率系统中去，导致寸口脉频率特征发生变化。

这一点，我们从肝郁时肝脏血流郁滞，血流量降低；严重肝郁时寸口脉各分部都可以感到酸麻不适振动谐波成分可以证实这点。

（二）情绪的外周效应对寸口脉局部特征的影响

情绪外周效应以脉象局部形态学和振动觉形式反馈脏腑的信息。

1. 情绪外周效应对寸口脉局部形态学的影响

寸口局部组织以形态学改变的形式反馈了脏腑器官的信息。这种现象的产生与寸口局部组织的微结构变化有关。

从表面上看，寸口各局部组织都由皮肤，皮下组织、神经、血管等组成。但实际上，寸口各分部受各脏腑组织器官反馈信息的控制，使血管平滑肌的舒缩、脉管的紧张度、管壁张力、血管充盈度、微血管的微循环状态；皮下组织、纤维组织、结缔组织、脂肪组织；有无水肿、充血、增生、皮下结节、循环障碍；以及皮肤的表皮角化、营养不良、过度增生；各个感觉神经，循环状态，脂肪多寡，立毛肌战栗，肌颤，皮肤分泌等等诸多方面出现细微差距。

人们很早就发现，当人生病时，常在人体的一定的部位出现酸楚、疼痛、压痛以及皮下组织的硬度和充盈的变化，有时还可及圆形或索条形硬结。说明肌体内部状态和体表征象存在一定的关联性。

人体的各个组织器官在不同的生理、病理的状态下，具有不同的组织结构特征和固有频率特征。比如，在各种充血、水肿、炎症、增生、溃疡、劳损等状态下，各组织器官出现生理或病理性的变化，这些必然造成局部各种理化性质的改变，其中包括固有频率和频率特性的变化。不言而喻，一个硬化的肝脏和一个柔软、正常的肝脏有着完全不同的频率特性。这种特性在同等脉搏外力的激动下，以其本身固有频率产生振动。

脏器的各种特征，包括频率特性反馈到寸口脉上，各自分别通过神经—血管、神经—体液等多种途径的联系，使脉搏产生反馈人体各器官特征的脉象改变，其中就包括寸口局部组织固有频率的变化。

受脏腑特征的影响，构成寸口脉组织细胞学的细微变化，造成了寸口各分部固有频率的细微差别。这种差别在同一脉搏频率的激荡下，亦各自产生不同频率的振动波。这种振动波及其谐波成分产生寸口局部组织的特定振动频率，并由此产生该局部组织的振动觉反应。前面我们已经列举了一些常见心理脉象的形态学改变，这些变化明确地代表了心理脉象的情绪信息。

按照生物全息律的观点，"任一节肢的穴位分布恰与其所对应部位在整体的分布规律相同，而穴位又是与其对应的部位化学组成相似程度较大的细胞群"。寸口脉作为一个独立的演化部位，其效应模式与全身脏腑器官的效应模式呈对应反映。

由于寸口脉和脏腑器官在结构组成和分部规律的相似性，伴随情绪过程产生的神经冲动（携带有该种情绪的全部特征），通过植物神经系统的传递，一方面达到脏腑器官（靶器官），产生情绪的脏腑效应；另一方面达到寸口效应器官，产生情绪的脉象效应。

寸口脉通常以两种局部组织学变化的模式携带或反馈机体的信息。

（1）持续的局部组织学改变。情绪的脏腑效应发生变化时，寸口局部对称部位出现某些结构形态的细微变化。如不同形式的局部组织张力下降、结构疏软或充盈水肿、紧张度增加。这些形态的改变呈多形性。它们可出现在脉管的上方、一侧、双侧或其他位置；形态可呈圆形、椭圆形、片状、线状或边界弥散的。血管周围可出现小的结节、索条状或线状隆起；血管局部平滑肌收缩、紧张、振颤、松弛，甚至不规则舒缩造成血管的扭曲状态。各种变化过程受神经心理的影响，处于不断发展、演变和消退过程中，衍变为各种特定的形态改变，代表一定的心理情感过程。

脉象形态改变有时呈现很奇特而形象。例如心理创伤脉象，左寸血管表层很短一段平滑肌呈线状收缩，局部略微隆起，则形成刀口样心理创伤特征。饱经心理磨难、摧残的人，血管的手感会变为扭曲的麻花状，代表了心灵的苦痛。

在心理脉象中，明显的局部组织学变化大多有长期的精神刺激背景。它的形成过程往往很长，而且一旦形成后可以持续很长时间，几月、几年、甚至几十年的演变过程。

（2）即刻的局部组织学改变。受神经系统及内分泌系统的影响，在心理活动的同时，寸口脉对应部位出现即刻的血管和周围组织变化。如恐惧时，血管马上紧张收缩，而以右尺最明显，出现僵直细颤的状态；愤怒时，左关局部隆起，搏动亢奋。这种现象多出现在即刻的情绪过程中。

即刻情绪过程造成的脉象形态改变持续时间较短，如心理状态从原情绪中摆脱出来，脉象形态的改变多在短期内消失。

我们再分析一个例子。

例如患者对我们的脉诊不能适应，感到紧张而出现心悸症状。

在紧张的情绪状态下，肾上腺素分泌增加，产生两种生理效应。外周血管收缩和心搏加强，并出现心悸症状。

我们观察这一神经生理变化的脉象反应。当我们把手放在寸口脉上时，会发现寸口脉各分部对同一神经生理变化表现了不同的脉象反应。

首先尺脉部位血管平滑肌表现对肾上腺素反应更敏感些，出现由尺脉根部向上的收缩、紧张、拘紧感，脉管显得绷直、弦长，附有一种绷紧的血管在加速血流的冲击下带来的细颤。同时左寸血管壁张力略高，但不像尺部那样绷急紧张。该部位突出特点是脉搏高峰脉形如豆，悸动紧张。在同一个心理状态下，尺脉和寸脉的脉象反应可以有不同。

作为即刻的人体情绪外周效应，我们可以感到身体肌肉紧张，甚至哆嗦，心搏加强，心跳悸动，这些和脉象血管效应的感觉效果基本是一致的。

在这个心理过程中，对于同一个神经心理变化过程，寸口各分部表现出不同的形态差异。这种形态学变化造成心理脉象诊断依据的一个基本方面。

2. 情绪外周效应对寸口脉局部振动觉特征的影响

首先从寸口脉局部振动觉形成机理谈起。

前面已经讨论了脉波中有多种谐波成分的存在，以及脉波中高频谐波成分增加与肌体状态相关性问题。

在通常的设想中，很难想象同一脉波通过只有方寸之地的寸口脉时，临近部位之间会有什么可感知的变化。但在前面"脉象的频域特征与脉象诊断"一节所列举的实验中，诊断部位却出现代表脏腑机能失调的，10赫兹以上谐波的功能谱增加现象，同时谐波产生的部位和经典论著的脏腑定位相同。说明寸口脉不同诊断部位的频谱差异是客观存在的，这种情况的发生和相关脏腑的机能失调有对应关系。

从宏观的角度讲，脉搏的基本特征是心血管系统及全身各组织器官相关物理量综合作用的结果。这一结果构成不同频谱的脉波波形，从而使脉搏的谐波成分具有多脏器的频率特征。这种解释仅仅说明了寸口脉谐波携带了多脏器的频率特征，而未能解答为什么同一个寸口脉各分部会出现不同振动特征的频谱分量。

如果寸口脉各点是均质的，谐波成分的变化会在各部位均等地显现出来。在脉搏的流速、基本频率、节律、管径大小等基本确定的情况下，脉搏主波的频谱特征确实很难有明确变化。但在以上的实验中，寸口不同部位表现出与疾病相关的不同谐波分量。其原因与寸口局部微观组织结构变异有关，我们应该从局部组织的变异中去寻找答案。

这里有两种可能性：即脉搏主波的谐波成分在通过寸口脉

局部组织时，受其频率特征的影响，使脉搏谐波成分发生了变异；或寸口局部组织将自身携带的信息以固有振动的形式加入到主波中，造成局部频率特征的变异。我们对这两种情况分别进行讨论。

（1）脉搏波通过寸口脉局部组织时，受其频率特征的影响，使脉搏谐波成分发生了变化。这是寸口脉局部组织振动觉产生的最常见形式。它通常表现为以下几种情况。

①上面已经讲了情绪的外周效应使寸口局部组织发生形态变化，微结构的变异导致传导特征的变化，使脉搏波通过它时频率特征产生变异，反馈了对应脏腑的谐波信息。

例如恐惧心理时，躯体后背发紧，冷森森的感觉，对应右尺弦直紧张细颤，内侧局部组织松软虚空，使通过右尺内侧的谐波成分大量被吸收，振动觉成分明显减弱。出现局部振动觉减弱、收敛、吸收的情况，反映了退缩、紧张、恐惧的心理。

②如寸口局部组织对某个谐波成分产生共振效果，使该谐波功能谱明显增强，出现某一频段的谐波成分异常增强的情况，使该段振动效应明显增强。像愤怒心理脉象，左关振动成分明显增强。

③如果血管周围组织紧张度下降或组织结构薄弱，使该处脉搏搏动明显凸显，显得异常活跃，振动效果增强。例如高兴得心跳的情绪。高兴的情绪导致局部组织放松舒展，神经兴奋度增高而使心搏加强。两者相加的共同作用结果使局部脉搏清晰流畅，拐点高峰圆润活脱。振动觉形态是一种欢快活跃的感觉。

（2）寸口脉局部组织固有频率产生的振动成分附加到主波中。寸口脉各分部组织结构的细微变化，使其具有不同的频率特征，反映着各对应脏器的频率特征和生命信息。

从生物全息论的观点出发，生命体的每一个独立的局部组织都携带着整个机体的全部信息。寸口局部组织受情绪外周效应的影响，微结构发生变异，导致频率特征的变化。这种变化使寸口脉局部组织携带对应脏器的各种信息。不同脏腑信息以不同频率振动波的形式反映出来。这种代表不同脏器频率特征的振动波，是我们借以诊断机体心理生理变化的依据之一。

局部组织的固有振动或受脉搏冲击后，局部组织在同一脉搏频率的激荡下，各自产生不同频率的振动波。此时，局部组织以其特有的振动频率，将自身携带的信息以谐波的形式加入到脉搏主波中，并产生新的频率响应，造成脉搏主波的频率特征发生变化，异常高频谐波成分增加，构成特定脏腑的信息。

例如患者长期处于肝郁状态，其右关（肝）诊断部位飘溢着一种令人酸麻不适的指感，这种指感有如用石头等硬物划玻璃板，出现尖锐刺耳的声音时，手臂的酸麻感或磕着手肘部"麻筋"时那种不适感。如果把这种感觉引到心里去体会，产生一种郁滞、两胁闷满的感觉，我们称之为"肝郁脉"。

肝郁脉有其独自的特点。它可以附和其他脉象存在，也可单独以振动觉形式存在。只要这种情感存在，就会出现肝郁信息的脉象，并将其自身携带的信息以谐波的形式加入到脉搏主波中，造成脉搏频率特征的变化，构成一种独立的脉象信息，演变成各种带有肝郁特征的心理脉象。

无脉症情况下心理信息的感应进一步说明了局部组织固有振动的存在。

无脉症的频率特征是心理脉象的一种特例。它没有脉搏搏动的激发和诱导，所显示的仅仅是局部组织自身的固有振动。无脉症独自存在时，显示了自身的频率特征；而复合其他脉象存在时，则把将自身携带的信息以谐波的形式加入到脉搏主波中，产生新的频率特征，构筑特定的脏腑信息。详细情况我们在"无脉症"一节中阐述。

二、心理脉象感应机理研究

寸口脉局部以形态学和振动觉改变的形式反馈了脏腑器官的信息，同时心理脉象的诊断和识别也从这两方面进行。

本章前半部分分析了寸口脉局部形态学和振动觉的变化形式，阐明了心理脉象的物质基础；在第三章第一节"手指的感觉功能"中阐述了手指对脉象形态学和振动觉的感觉机制，介绍了心理脉象的感觉基础。心理脉象振动觉和形态学的识别构成了心理脉象的感觉机制。本节主要就心理脉象的两项机理研究做进一步讨论。

（一）脉象振动觉的感觉机理研究

我们知道，脉象振动觉是一个极微小、极弱的振动成分，为此我们曾在"脉象振动觉手感训练"一节中反复强调对感觉力度、感觉层次、感觉部位、感觉方法的具体要求。如果不能准确地掌握这些方法，则很难感觉到脉象振动觉的细微特征。

脉象振动觉的最佳感觉位置是手指和被感觉组织刚好接触实，但又不十分用力的状态为最好。这个起始位置大约在比浮取略浅的位置到接近中取的位置。

具体的运指方法：手指刚接触到皮肤时有一个落实感，按实搏动的脉管时产生一种实体感。我们略微按实脉管，此时的注意力不要放在脉管的搏动上，然后缓缓上移，时刻注意指目与脉管接触面的感觉。在手指上移过程中，若触若离之间，突然有一个瞬间指下实体感模糊了，带有某种微微酸麻、滞涩等不适感觉，这就是感觉到振动觉了。

请注意"这两个层次之间有一个瞬间指感突然模糊了"这句话。实际上这种突然模糊的感觉是一种振动觉共振效应。在这一瞬间，手指对脉象谐波成分取得了共振或谐振效果，使我们明确感觉到振动成分。这种感觉手法是振动觉感应成功的关键。

共振感觉的机理是，但当振动波的频率接近物体的固有频率时，物体就会随之产生共振现象。此时振动幅度和强度达到最大，它们要比单纯传导振动波的幅度和强度增大许多。可以说我们对极微弱的脉象振动觉能够感觉的机理，是建立在对振动觉共振效应基础上的。

对于不同人体和各器官来说，其个体的频率特征虽然有所差异，但其总的频率范围是接近的，其基础频率大致在几赫兹到几十赫兹之间变化。正因为不同个体间有相近的频率范围，因此某一个人体自身频率的振动就有可能作用于他人，使他人产生共振现象。

寸口各部受脉搏的激励下产生各种代表脏腑器官生理、病理状态的振动波。这些振动波总体上都在人体固有频率和手指感觉的范围内，我们手指很容易与之感应而产生相应的共振现象。

虽然人体之间有大致相近的频率范围，但要产生共振效应，还需要手指的谐振频率接近物体的振动频率。对于这点，我们通过调节手指压力来改变其频率特征。

具体操作是：我们在举按之间寻求共振的谐振点。当手指按实时，脉管被压实，手指和脉波之间的振动效应难以产生；手指按虚时，振动波则难以感应和传导。脉诊时随着手指的寻按过程，指端压力不断改变，导致组织结构疏密程度和频率特征动态变化。这点正如琴弦受到压力后，使弛张度发生变化一样，其频率特征同时产生变化。手指压力的变化使其频率特征呈现出动态变化。当某一位置手指频率特征接近脉象谐波频率时，手指将对其产生共振效应。此时微弱的谐波成分将明显增强，使人较为明显地感到脉象的振动成分。

当我们明确这个机理之后，就可以明白心理脉象和病脉诊断方式不同。病脉脉诊手指要按实，在落实之中才能观察血管形态学的变化；心理脉诊手指要落虚，要在缓缓上移之中，对脉象振动觉取得共振的条件下进行感觉。

具体地说，感觉血管振动成分和感觉周围组织振动成分时手指状态略有不同。感觉血管振动或血管传来的振动成分时，手指触实血管后微微上举，在对血管微加压力的状态下感应血管的振动成分。若感觉周围组织振动或脉搏主波受周围组织调制后传导的振动，手指在微触血管或微离血管的部位，在调节对血管周围组织压力状态中去感觉这种振动成分。

掌握心理脉诊的共振手法是取得脉象振动觉感应的基本技能。

（二）脉象心理效应的机理探讨

他人的情感通过心理脉象的传递，使诊者产生某种情感体验时，叫做脉象心理效应。

在心理学的领域里，有个专用名词叫做情感移入。在人际间的社会交往中，人们彼此情感总是互相作用和互相影响。当一个人知觉到对方的某种情感体验时，可以分享对方的情感。这种分享可以不意味着同情，也不意味着对它的认识，而是指对对方的情感产生的情绪性反应。它说明情感体验通过社会交往可以交流。也就是说，情感不但可以被认识，也可以互相沟通。这种现象出现在心理脉象领域中称为脉象心理效应。

脉象心理效应主要是脉象振动觉作用于他人产生类似的心理效应。

振动觉的心理效应可以理解为一种神经—心理活动，它可以看成是心理脉象振动谐波产生的逆过程，也就是神经心理及其外周效应的逆过程。

在情绪过程中，一方面形成人体内心的情绪体验，一方面通过植物神经造成情绪的外周效应，其中包括脏腑效应和脉象学的变化，派生出特异性的振动脉波。

在脉诊过程中，人体振动觉感受器在接受到这种特异性的振动谐波后，产生神经冲动。这种神经冲动一部分经过传入神经投射到大脑皮质感觉中枢产生振动觉，而另一部分则沿传入神经通路投射到大脑皮质下中枢的边缘系统，在那里发生非特异性反射。

这种反射的结果，一方面产生情感的心理效应，另一方面通过植物神经系统，产生情绪的外周效应（脏腑效应）。情感的脏腑效应通过内脏感觉神经反射又加强了大脑的情绪体验，进一步明确了情绪的外周感觉。

从时间心理效应来说，整个心理过程通常只要零点几秒时间，这是诊者手指感觉和内心效应几乎同时产生的原因。

为什么心理振动脉波可以产生特定的心理效应？

心理脉波本来就是反馈某种特定心理过程而出现的，它和内心的情绪体验有直接的对应关系，并携带有该种心理成分的信息结构。当这种特异性状的振动脉波被手指感觉到，转化为对应的神经冲动并投射到大脑情感中枢的同时，诱发出同种心理情感。其另一支感觉神经传出通路将此信号传导至外周神经，在那里产生同种的外周神经效应，引起类似的情绪自身体验。

我们可以有这种感受。和谐、轻柔的震荡可以产生安详、舒适的感觉，而粗糙、杂乱的震动使人心情烦躁。说明不同的振动成分可以产生不同的心理效应。当我们人体终日在不同心理情绪状态中生活，也在潜移默化之中感受不同情绪状态所引发的谐波震荡。在多次实习之后，这种震荡模式就作为一种潜在的条件反射的模式为我们所接受。所以当我们从脉诊的手指上重新感受到这种情绪的振动谐波时，它可以作为一种固定的刺激模式诱发出情绪的重现。这种情绪的重现可以不意味着具有同种情感，也不意味着对它的同情，而只是对对方的情感产生的理解或情绪性反应。

以上表达了这样一个循环过程：人体情感因素通过情绪的外周效应，以脉象信息形态和振动觉特征的形式传达了情感信息的内容。当诊者感觉到这种脉象信息时（主要是脉象振动谐波成分），由感觉传入神经传导至皮层下情感中枢，诱发出同种性质情感的识别，或由传出神经造成情绪的外周自身体验。从一定意义上讲，脉象心理效应是以脉象振动觉为传导媒介的、脏腑心理效应的重现。

脉象心理效应在心理脉诊中具有极其重要的意义。首先它通过脉象振动觉这样一个传导媒介，使诊者心中诱导出同种性质的心理感受。这样使我们可以摆脱对心理脉象形态学的种种识别，而能使自己的内心直接感受出（或诱导出）对方心理情感。它使心理脉诊效率和准确性都大大提高，并使直接感应对方心理状态成为现实和可能。这对脉象心理学的发展无疑是一个重大的进步。

小结：本章涉及了以下几方面内容。

1. 形态学和振动觉双重指征是心理脉象的主要鉴别指标，它解决了心理脉象特异性和专属性问题。

2. 生物全息律的观点是心理脉象研究的基础理论。

3. 本章进行了脉象形态学和振动觉物质基础的探讨。

4. 本章进行了寸口脉分部候诊规律的探讨。

5. 本章提出了心理脉象实质的假说。

心理脉象实质的探讨是一个重大的科学课题，其中涉及了许多自然科学和社会科学未能知晓的领域。这个问题的彻底解决有赖于对人类心理实质的明了。本章以神经—心理过程为基础，以脉象振动觉作为传导信息的主体媒介，提出心理脉象实质研究的假说，为这个领域的理论研究提出一个新的研究途径。

下篇　心理脉象临床

基础篇

第一章　脉诊心理修养与心理条件控制

心理活动和脉象之间微妙相应的关系，无论对于医者还是患者来说，各种心理情志变化都可能引起脉象的波动和感觉异常，从而影响到对脉诊结论的正确判断。这种现象的存在足以引起我们对脉诊心理修养与脉诊心理条件控制的重视。比如患者处于心烦状态，如果医生心静不烦，则可以自己的平静心态调息取脉，感应患者的病脉。相反，如果医者处于心烦状态，则在脉诊时可能把自己的心烦状态带到对患者心理成分的理解中去，干扰对方心理成分的正确理解，造成判断错误。

为了正确识别脉象的心理成分和排除不良心理因素对脉象的干扰，中医特别强调在脉诊时对双方心理条件的控制。

脉诊心理条件控制包含了对诊者和被诊者双重心理条件的控制。其中对诊者而言，包括要求医生有良好的心理素质和平静的心理状态；对患者则要求心理状态的相对稳定。因此引申出对医者有调心、调息、虚静为保证诊有大方的要求；对患者则要注意不同时间、场合、不同心理状态对脉象的影响，有诊法以平旦、诊满五十动等之举。

第一节　脉诊心理修养

脉诊心理修养是对医生心理素质的基本要求。它要求医生在执行脉诊这项工作时有良好的医德，平稳的心态和高超的技艺，并且在实践之中不断地加强心理修养。

一、调心

调心首先是医者心神的通达过程。

中医脉诊首重调心。不论是普通的病脉诊断，还是诊察心理脉象，都要求诊者进行诊脉前的心理调整，使其进入最佳的心理状态，以求得对心理脉象能够达到心领神会的目的。

调心，意在创建一个平静的心态。心理脉象是诊查人体心神活动的脉象反应。作为心神活动的外在表象，这种脉象反应的脉搏迹象亦精亦微，稍纵即逝。如果没有诊者心境的安宁和心神的高度汇聚，是难以洞察分毫的。

《脉诀汇辨》指出："以有限的迹象，合无穷之疾病，则迹象乃有时而穷。以无尽之灵明，运有限之迹象，则疾病无往而不验。"它讲述了脉诊达到至高境界之后，人们所注重的不再是有限的迹象，而是应用无尽之灵明去洞察一切。因此诊察心理脉象首重调心，以达到脉神的至高境界。

所谓调心，就是调聚心神，收摄心体，使心静如水，波澜不兴，故以能折射至微；然后屏气凝神，将大脑兴奋点高度集中汇聚到寸口脉上，揉切揣摸，至甚至微。《医门法律》形象地指出这一过程，曰："有志切脉者，必先凝神不分。如学射者先学不瞬，自为深造。庶乎得心应手，通于神明。"否则缺乏心神的调聚，意逐物移，念随事乱，是无法做好精细至微的脉象诊察的。

调心又是一种艰苦认知过程。《内经》曰："积神于心，以知往今。"只有经过艰苦的习练，穷其常变，掌握脉象的客观变化规律。以此来洞察、感触对方的心理活动，才能达到独见其真的目的。诚如李东垣所说："夫诊候之道，医者之难精也，若非灯下苦辛，勤于记诵，参师访友，昼夜不遑，造次颠沛，窹寐俯仰，存心于此，安能知神圣之妙哉！"

调心又是心神的意会过程。《脉诀汇辨》提到脉诊意会的重要性时曰："指下妙处，在意不在象"，"凡可以笔墨载，可以口舌言者，皆迹象也。至于神理，非心领神会，岂能尽其玄微耶?"古人尚且如此,何况今人乎。

的确脉象的心理诊察不同于一般诊脉过程,其中有较多需要心悟神会的成分。例如紧张、悸动、恐惧等许多脉象心理成分,其中特征性的脉象形态变化,它的指下感觉本非语言能够传明,这给本书的撰写增加了很大难度。这种感觉就和古人形容有胃气的脉来"从容和缓"一样。其中"从容和缓"是何种指下感觉,医家纵然"心中了了",但确实"指下难言"。而这一情况的改善,又需要我们在调心的过程中颐养心神,修调心体,逐步达到以知其真的目的。

综合以上,诊查脉象心理过程要注重调心。通过调心而使神达意会,做到《内经·八正神明论》所说:"神乎神,耳不闻,目明心开而志先,慧然独悟,口弗能言,俱视独见,适若昏,昭然独明,若风吹云"的境界。只有达到这种心神交融的地步,由此才能透过众杂纷纭的脉象信息,理解出其中的脉象哲理,这也是心理脉象中调心的目的之一。

二、调息

调息又称平息。一呼一吸称一息,诊脉时,医生的呼吸要自然均匀,用一呼一吸的时间去计算病人脉搏的至数,如正常脉象及病理性脉象之迟、数、缓、疾等脉,均以息计数。《诊家枢要》云:"凡诊脉之道,先须调平自己气息,……一呼一吸之间,要以脉行四至为率,闰以太息,脉五至,其有太过不及则为病脉。"

古人对脉诊时调息予以高度重视。《南阳活人书》曰:"凡诊脉,以气息平方下指。"《脉诀汇辨》指出气息不调,难以诊察脉象真象,其曰:"医者之气先已不调,则与病者之至数焉能准合?"

《素问·平人气象论》篇对调息有一段精辟的论述,其曰:"黄帝问曰:平人何如?岐伯对曰:人一呼脉再动,一吸脉亦再动,呼吸定息脉五动,闰以太息,命曰平人。平人者,不病也。常以不病调病人,医不病,故意病人平息以调之为法。"论述了调息的意义在于以医生的不病去感调病人的病态。

从一般意义上讲，调息是指医生均调自己呼吸为标准，观测患者脉动的至数。实际上，调息里面包括有数息和调息两个基本概念。数息只是获得脉象信息的方法之一，是利用调息所造成的均匀呼吸为基准，测量患者的脉率。

调息的真正目的在于调神。医者通过均调呼吸，凝神内视，使心神和身态进入安宁虚静，以保证脉诊时良好的内心环境。因此，调息过程实际上是医者内心环境趋向平静和凝神于脉的诱导过程。使呼吸的平稳、细微，则最大限度地减少外周器官对大脑主兴奋灶的异化和干扰，是保证大脑中枢神经的兴奋灶有效地、高度集中在脉象上的一种心理准备过程。

三、虚静为保

《素问·脉要精微论》曰："持脉有道，虚静为保。"是说虚和静是脉诊的必要心理条件。

虚是指医者要心虚若谷。心虚方能包容万象，才能体查脉象精微要妙之处。虚又是内心的虚无空静状态。《素问·上古天真论》曰："恬淡虚无，真气从之。"只有心虚无虑，真气以从，才能达到心神交通，心手相应的境界。吴鞠通在《诊宗三昧》中颇有体会地指出："诊切之法，心空为宗，得其旨言下可了；不得其旨，虽编读五年，转增障碍。"

静是指医者心神的宁静状态。《素问·痹论》说："静则神藏。"《素问·方盛衰论》指出：脉诊以己之神候彼之气，要保持"必清必静，上观下观"的心理状态，才能做到心静神慧，心神通达的地步。

静又是一个排除外界不良心理干扰的过程。环境的不良因素往往对诊者的心理产生干扰。《王氏医存》提出："若值一切劳力、动心、搔神、扰气之烦，而乃顿使诊脉，岂可得哉。"

静在脉诊时起着存神于脉的作用，正如《医学入门》在诊脉七法中所言："一静其心，存其神也。……"使诊者心静神存，通达于脉。

总之，虚和静是诊查心理脉象时重要的心理条件，二者相辅相成，共同成为调神的重要手段之一。正如《医醇剩义》所言："虚心静气，虚则能精，静则能细，以心之灵通于指端，指到心到会悟参观。"

四、诊有大方

诊有大方是讲医生的医德和行为规范，但更重要的是阐述医生诊脉过程中的心理修养问题。《素问·方盛衰论》说："是以诊有大方，起坐有常，出入以行，以转神明。"指出医者要举止从容，仪表大方，做到起坐有常。就诊时则更要注意调整自己的仪态，先正其身。身正其外，心必随之，才能做到运己之神而候彼之气。

正如《脉诀汇辨》所指出的："斯时也，如对敌之将，操舟之工。心如走珠，形似木鸡。不得多言调笑，妄论工拙；珍玩满前，切勿顾盼；丝竹凑耳，恍若无闻"，其目的"无非欲诊者收摄心体，忙中习定，使彼我之神交，而心手之用应也。"

医生的举止仪态常常对患者的心理状态及脉象产生直接的影响。医生举止从容和蔼，无疑使病人产生信任和放心的心理状态，使患者脉象中焦虑、不安及病痛造成的心理成分趋向安定，而使病脉显露。若是医生举止妄动、乱说是非、左右瞻望、苟言谈笑，这些都会直接对患者心理产生不良影响，增加患者脉象中焦虑、不信任、失望等不良心理成分，导致诊断的失误和病情的加重。

诊有大方还要求医者避免不适当的表情流露。正如何希时所说："切脉之际，有人不觉而皱眉咋舌，此均大不可，病人常望医生之颜色，而为忧喜者也。"

总之，诊有大方是对医者举止仪态的要求，其使患者产生良好的就诊心理影响，避免医者举止失当而使患者产生不良的心理和脉象反应。

第二节　患者不同就诊心态对脉象影响

　　患者就诊时通常持有不同的心理状态。这种不同的心态和心理情感的不同，可以反映为不同的心理脉象。

　　《伤寒论·评脉法》中明确地指出不同心理状态对脉象的影响。其举例曰："病家人来请云，病人发热烦极，明日师到，病人向壁卧，此热已去也。设令脉不和，处言已愈。……脉之咽唾者，此诈病也。设令脉自和，处言此病大重……。"又曰："假令病人云，腹内卒痛，病人自坐，师到脉之，浮而大者，知其差也。"前者论述了疾病过程中诈病的脉象反应，后者论述了因羞愧造成的脉象反应。

　　临床上不同心理情志的脉象表现，最简单的是以七情脉的形式反映出来的。古人把人体的心理活动归纳成喜怒忧思悲恐惊七种基本的情感过程（包括识知过程在内）。通过七种基本情绪的脉象表现，来探讨研究人体的心理过程和脉象形态改变。

　　《古今医统·七情脉》说："七情之脉，内伤五志。喜则脉缓、悲短、忧涩、思结、恐沉、惊动、怒急七脉。"这里通过对应取样的办法，把中医对心理情志活动的认识，以七种特定的心理脉象的形式反映出来，形成所谓七情脉象。这种通过脉象形态学的改变来认识心理现象，并对其识别量化的识别研究方法是中医对医学心理学的独特贡献。

　　患者就诊时不同的心理状态，往往以心理脉象的形式对脉诊产生影响，并直接影响到医生对疾病的判断和疗效。其表现形式主要有两种。一种是心理脉象对原有疾病的脉象产生抑制和干扰。例如病人到医院不但没看上病，反而怄了一肚子气，使脉象上生气的脉象掩盖了病脉的情况。另一种情况是患者心理因素直接作为情志病因加入到疾病病程中去。例如生气导致了病情的加重，这就不必细说了。

就医疗过程来说，心理的交流是医患双方的事情，如果患者对医生采取完全信任、合作的心理，那脉象中的心理成分就会显得安定而和谐，医患之间很容易达到心神交融的地步，使患者病脉充分显露。患者如果对医生采取不满意、不信任的态度，那脉象中就会增加烦躁不安、焦虑等不良心理成分，干扰医生对病脉的正确认识。这是我们通过常识所能理解的。

另一种情况，患者不同心理状态，以情志致病的形式直接反映到脉象中来。如《医学入门》说："喜则伤心脉必虚，思伤脉结中居，因忧伤肺脉必涩，怒气伤肝脉定濡，恐伤于肾脉沉是，缘惊伤胆动相残，脉紧固悲伤包络。"七情脉是临床情志病因的主要脉象表现形式。

不同心理对脉象的影响亦可以表现为心理病因和疾病状态错综复杂，同时出现病脉与心理脉象并存的脉诊现象。如患者素有胃疾，表现为胃痛隐隐；近感郁怒伤肝，肝气横逆犯胃，就会出现胃痛暴作、连及两肋，嘈杂、呕恶或吞酸等肝气犯胃的临床证候。反映到脉象上，则在原有胃疾脉象的基础上，增加了弦激等肝经郁怒的脉象心理成分，成为情志致病和原有疾病交错复杂的证候。

第三节 不同时间、气候、节气对心理脉象的影响

古代医家很早就注意到不同季节、气候、时辰对人的心理和心理脉象产生的影响。

《素问·脉要精微论》指出，春夏秋冬的"四变之动，脉与之上下"。《素问·阴阳应象大论》谈到春夏秋冬四季自然气候的变迁，人的精神情志也随之发生变化，其指出：春在志为怒，夏在志为喜，长夏在志为思，秋在志为忧，冬在志为恐。随着这些变化，脉象也同步发生改变。这种变化的机理，《素问·气交变大论》认为：春季阳长阴消，易致阳气升发太过，肝气亢急而怒；秋天阴长阳消，肃杀凌落之气易使气耗

伤，意志消沉而多忧善悲。这种情志的变化进一步导致脉象的转变。

　　总之，四季天气之变，人体阴阳之应，都会影响到脏腑心理情志变化，产生不同的心理脉象。例如春光明媚、秋高气爽，可使人神怡气爽，出现畅达的脉象特征；阴雨连绵、天气湿闷，使人情绪低沉，心情郁闷，可产生郁滞不畅的心理脉象；如高温燥热、人心烦满，易出现心烦的心理脉象。这种自然界—人体心理—心理脉象之间应变关系，是我们研究脉象心理所必须考虑的问题。

第四节　诊满五十动与诊法以平旦

　　自古以来，诊脉必满五十动，已经成为不可忽视的原则。《灵枢·根结》曰："持其寸口，数其至也，五十动而不一代者，五脏皆受气；四十动一代者，一脏无气；三十动一代者，二脏无气；二十动一代者，三脏无气；十动一代者，四脏无气；不满十动一代者，五脏无气。……所谓五十动而不一代者，以为常气"，论述了脉动与五脏气机的相关性。

　　张仲景也十分重视候脉必满五十动的说法，曾在《伤寒说》序言中批评那些仓卒持脉，随便作出诊断的人说："动数发息，不满五十，短期未知决诊，九候曾无仿佛，……夫欲视死别生，实为难矣。"

　　可以看出，候脉必满五十动是中医的传统要求。

　　脉诊中诊满五十动应该理解为虚数，五十动是指足够长的时间。其有三方面意义。一方面是指医者要有足够时间来候诊患者五脏之气血变化，否则欲视死别生，实为难矣。一方面是说明诊脉不能草率从事，必须以辨清脉象为目的。如果第一个五十动仍辨不清楚，可向后延至清楚为止。另一方面则通过诊满五十动，使患者有一段能够调息宁神的过程，逐步适应脉诊这一变化。

　　比如患者来就诊，常有一部分人开始时心跳得很慌。这是由于患者的行走就诊等活动，以及诊时的紧张、不安、焦虑和心理上不能适应而造成的，因而使脉象带上额外的紧张、焦虑、动荡、急疾等非正常的脉象心理成分，造成对病脉及其他心理成分正确识别的干扰。

这种情况较多地出现在青少年、妇女、老人及神经稳定程度较差的人身上。《素问·经脉别论》指出，不但人体惊恐、恚恨、劳心等心理活动，甚至动静之间的变化，都会使心神动扰、血脉不宁，出现脉象的各种不同变化。因此即便就诊这样的运动，也可能会影响到患者的心理过程，产生各种心理脉象的变化，干扰脉诊的顺利进行。通过脉诊候满五十动，使患者心理上有个适应过程，使患者的脉搏趋向平稳。

诊法以平旦是指诊脉的时间最好是清晨，《素问·脉要精微论》指出："诊法常以平旦，阴气未动，阳气未散，饮食未进，经脉未盛，经脉调匀，气血未乱，故乃可诊有过之脉。"因为清晨病人不受饮食、活动等各种因素的影响，体内外环境都比较安静，气血经脉处于少受干扰的状态，故容易鉴别病脉。但也不是说其他时间不能诊脉，汪机认为："若遇有病，则随时皆可以诊，不必以平旦为拘也。"

诊法以平旦的意义，亦是排除各种情绪、活动、饮食等干扰，使人体的内外环境趋于稳定，这样脉搏上的任何细微变化，都会一览无余。

以上脉诊满五十动和诊法以平旦，都包含有使患者能够调息宁神，排除各种心理因素对脉诊的干扰，达到正确识别病脉的目的。

总的说来，诊脉时要求有一个安静的内外环境。诊脉之前，先让病人休息片刻，使气血平静，诊室也要保持安静，以避免外界环境的影响和病人情绪的波动，且有利于医生体会脉象。在特殊的情况下应随时随地诊察病人，又不必拘泥于这些条件。

第二章　心理脉象临床识别

第一节　心理脉象的结构组成和基本成分

一、心理脉象的结构组成

我们在前面在分析躁脉的组成时，论述了脉象分为有形态改变的脉象成分和无明显形态的脉象振动觉成分。大部分心理脉象都具有这两种脉象成分。这里反映了一个概念，就是心理脉象通常由两部分结构成分组成，即由具体形态的有形脉波成分和无具体形态的无形脉波组成。

有形脉波成分是由若干个以脉搏形态学变化为主要特征的物理量组成，对于这部分成分，我们可以形态描述去度量和计量它们。例如脉搏的长短、大小、粗细、脉位深浅，脉搏的频率、节律、力度等。

无形脉波成分则是由无明确形态及无明确可度量尺度的物理量组成。例如脉搏的刚柔程度、躁动感、空虚感、不畅感等。在这些标示量中，主要是脉象振动觉造成的指感特征。

不同性质的心理脉象所反馈的有形脉象成分，它们的形态特征是不同的。如惊悸的有形脉象是以左寸（心）脉搏的搏动点动荡不定为指感特征的，而精神紧张所表现的脉象则是以身体肾上腺素分泌增加，尺脉血管壁紧张度增高，脉壁绷紧，脉象弦直以长为主要指感特征。

在有些脉象中，有形脉象成分可以缺阙。其仅仅起辅助诊断作用，或起增加脉象感觉特征、增加脉象感觉强度及清晰度的作用。例如肝郁的脉象就是这样。肝郁脉可以为弦脉，也可以不弦。其可以在完全没有脉象有形成分的情况下诊断。甚至在手还没有触及脉壁的搏动或在无脉证的情况下，只要接触在寸口脉的皮肤上，就可以强烈感到这种郁滞不畅的无形心理脉象成分。

　　但在有些时候，有形脉象成分不仅有提高脉象清晰度的作用，而且成为某种心理脉诊的必要诊断依据之一。例如诊断神经紧张度偏高的心理状态，如果没有脉壁紧张度增高，拘紧弦长的脉象形态变化，那么神经紧张度高这个诊断就不能成立。

　　有形脉象成分的认识对于心理脉象是重要的，因为它把抽象的心理活动的外在表象以某种我们所能感受到、所能理解的脉象形式展现出来。在通常的情况下，它把心理脉象的形态特征以我们日常所了解的 28 种脉象的形式，或其他脉搏的形态变化的形式表达出来。它使我们能够通过形象的，感性的认识来认知人类的心理活动。这对我们突破心理脉象那种只可意会，不可言谈的难点，无疑有很大帮助。

　　但是，仅仅认识心理脉象的有形脉波成分是不够的，因为这种有形脉波成分只是心理诊断依据的一部分。同时，出现某种形态的有形脉波可能是某种心理状态的脉象表现，也可能是其他情况或某种疾病的脉象表现。

　　正如古人对浮脉的论述那样。古人曰："浮主表，浮不能都主表。"在很多情况下，浮脉是和表证相联系的；但也有时浮脉并不主表，像阴不系阳，虚阳浮越于外的浮脉，就是一个典型的亡阳里症，而不是表证。所以，如果没有其他的参照量，浮脉所代表的脉象究竟是不是表证根本就不能定论。我们在这种情况下往往由于诊断依据不足，就只能对脉象提出某种可能性的意见，而不能下定论。

　　总之，单纯以形态表现作为参量，其特异性差。它只反映了脉象特征的某一方面，往往缺乏决定性诊断意义。

　　心理脉象的有形脉象成分也有类似情况。例如前面提到神经紧张的脉象，如果仅仅是脉壁紧张度高这个参量，那么其产生的原因是由于甲亢，还是高血压，或动脉硬化？还是神经紧张度高造成的？没有其他的诊断依据，究竟代表哪种脉象状态，是心理脉象还是病脉，谁也不能定论。

　　可以看出有形脉象成分有能够使我们形象理解和感觉到心

理脉象形态的一面，也要看到其特异性不够强的一面。这种有形脉象的信息内涵往往不代表脉象心理成分中起决定作用的方面。我们只有认识到这点，采取全面的识别方法才能对心理脉象做出完整、正确的认识。

无形心理脉波是相对有形心理脉象而言。所谓无形就是这种脉象成分不能用我们现成的、常规脉象形态特征的尺度去度量。

我们通常以长短、大小、浮沉、迟数等作为脉象成分的表达。而这些脉象成分都可以用某种物理特征来表达。比如用脉位的深浅、速率、节律、形态特征等方式来阐述和表达，故称作有形心理脉波。

无形脉波则不是这样。所谓无形，是相对有形而言。无形并不是什么物态特征都没有。只是它的脉象特征并非形态变化所能表述，其中主要是这种脉象没有手指所能感到的脉壁形状的变化，如长短、大小、粗细、宽窄等。这正如我们对风的描述，风是什么样子的，是长的、短的、方的、圆的，谁也没见过。它的形态谁也不能描述清楚，但它又是实实在在地存在着。我们是通过风刮在身上的感觉，通过树叶的摆动，通过旗帜的飘扬来感觉它的存在的。同样，我们对心理无形脉波则是通过手指的某些特殊感觉去认识它的。

无形脉波的成分在脉象中存在得为数众多。古人对此早有认识，但由于不能用某种形态来描述其特征，故往往用比喻、借喻、形容等方式来类比其状态特征及其存在。

典型的情况例如《医学入门》形容有胃气的脉就是这样，其曰"不大不细，不长不短，不浮不沉，不滑不涩，应指中和，意思欣欣，难以名状者是也。"这种脉象上"不大不小，不长不短，不浮不沉，不滑不涩"的脉到底是什么形态特征，我们或许可以描述。不大不细是脉管粗细适中；不长不短是长短适中；不浮不沉是脉位适中；不滑不涩是指脉来流畅而无过于滑涩之感。此时虽然它的确切的形态仍叫人难以揣摩，但终究有一定界限范围可以划定。至于"应指中和，意思欣欣，难以名状者"等描述则只能心可意会，口中难言，无形态可说了。

正因为如此，古人们对这类难以用形态描述的脉象采取大量的比喻方式来传达其意境。如《素问·平人气象论》曰"平脾脉来，和柔相离，如鸡践地……病脾脉来……如鸡举趾……死脾脉来，锐坚如鸟之喙，如鸟之距，如屋之漏，如水之流"等等。对无形脉象成分来说，这种比喻较多地通过我们某种已知的事物，或已有经验的感觉去借喻、描述它的某种特征，借以取得较为具体的性状感觉。

作为心理脉象的无形脉波成分，因为没有具体形态可以形容，甚至难以用某种较为贴切的语言来形容。我们也往往采取各种比喻、拟人、象形、借喻等方法来描述。这样在一定程度上转化了临床识别的困难。当然，这只是粗浅的努力，真正的识别有待于实践中的提高。下面，我们就心理脉象中涉及的有形脉象形态和无形的振动觉成分，对它们的识别特征分别加以介绍。

二、心理脉象的有形脉象成分

心理脉象的有形脉象成分主要是由脉管形态、脉位情况、搏动情况，以及周围组织的形态结构所组成。包括脉搏的长短、大小、粗细、脉位深浅，脉搏的频率、节律、力度等。这部分内容构成了心理脉象的形态结构的组成成分。

为了更容易掌握心理脉象的形态特征，我们在形态描述时借用了大部分原有的28病脉脉象形态内容，加上部分心理脉象专有的形态描述，汇总为整个心理脉象的有形脉象形态体系，以能使读者在更短的时间内掌握它们的形态特征。

有一点必须指明，在心理脉象系统中，我们所借用的仅仅是原28病脉的外在形态描述，而抛弃了其疾病的内涵。也就是说，当我们谈到其中某个脉象时，只要提到了病脉的脉名，基本都是借用其形态的描述。即仅仅在谈它的形态，而不包括它所包含的疾病内容。

例如在病脉系统中，浮主表。脉浮可以引申出表寒、表热、表虚、表实等不同疾病的内涵。但在心理脉象中，浮仅仅是讲脉位的概念。脉位浮或脉象感觉部位处于浮取得位置。又如谈到脉细，仅仅是指脉管的形态细如线，而不是讲病脉细脉那种气血两虚，诸虚劳损的内涵。这点请务必注意。

在心理脉象中，一般不采用病脉的命名方式。如病脉命名为滑脉、数脉等，而在心理脉象中采用以情感内容命名的方式，如心烦脉、气滞脉等，以免和病脉相混淆。另外在心理脉象中，我们一般不直接引用病脉脉名。例如不说是细脉还是数脉；而是用其脉形描述，如脉细、脉来有数意等。这样不至于和病脉的描述相混淆。

下面我们就每种脉象形态本身的概念内涵，该脉象在病脉中脉象形态和在心理脉象中的形态表现等几方面分别加以对比、介绍。

1. 浮脉

脉象概念：

浮脉的记载首见于《内经》。《内经》称浮脉又为"毛"脉，意即脉之来轻虚以浮。《难经·十五难》解释曰："其脉之来，轻虚以浮，故曰毛。"《脉经·卷一》形容其手感为："举之有余，按之不足。"清·黄琳《脉确·浮》概括其形象云："浮脉轻手得，如木水中浮。"

病脉脉象形态：

轻取却得，重按稍减而不空，举之泛泛而有余。

在病脉系统中，切脉时常运用举按寻三种不同指力来体察脉象。浮脉特点是轻取即得，用轻指力按触在皮肤即能感觉到脉搏明显搏动，用重指力则搏动力度反而减少，但没有空虚感觉。《诊宗三昧》云："浮脉者，指下即显浮象，按之稍减而不空，举之泛泛而流利。"

何梦瑶《医碥》对浮脉的脉位做了具体解释，其曰："候之于皮毛间即得之者，谓之浮。"为了使人们能够准确地掌握或揣摩浮脉的体象，前人作了许多形象的比喻，如《内经》载："如循榆荚。"是言其波动轻柔；《难经》云："脉在肉上行"，言其脉位之浮。《四言举要》云："如水漂木。"是说浮脉脉位表浅，脉诊手感有如按在漂浮在水中之木一样。

心理脉象形态：

在心理脉象系统中，浮的概念仅仅是表示脉位表浅，处于浮取得位置，或讲诊脉时需要浮取。

在心理脉象里，所有脉象的诊断位置相对比病脉的诊断部位相对浅一个层次。因此，心理脉象的浮取位置也就比病脉的浮脉更偏浮一些。

具体地说，心理脉象的诊断范围，它的上界在比病脉浮取略浅的位置，下界到比病脉中取略深的位置之间。具体部位大约在皮肤下尚未接触脉管的位置，到中取按实脉管后略加力的位置之间。我们在这个领域之间去寻找心理脉象的感觉。在这个浮动范围内，我们从皮下到轻触脉管之间的诊断位置称为浮取。

在心理脉象中，有很多脉象的感觉部位都处于浮取的位置。例如长期内心痛苦脉象感觉就漂浮在脉管之上。我们对这种脉象的具体描述是这样的："内心痛苦在持续经历了较长时期之后，感觉部位会下移到右尺。振动觉手感特征方面已经没有那种沉滞感觉，而变为一种单纯深挚苦的感觉，浮现于脉管之上，有时略夹杂凄凉的成分。"

其他如肝郁脉、烦躁脉等，其脉象感觉都偏浮。我们可以在皮下尚未接触到脉管的位置时就能感觉到它们。

2. 沉脉

脉象概念：

沉脉在《内经》称为"石"或"营"脉，言其脉来沉以搏。《脉经·卷一》载："沉脉，举之不足，按之有余。"清·张登《诊宗三昧》把沉脉概括为："沉脉者，轻取不应，重按乃得，举指减少，更按益力，纵之不即应手。"

病脉脉象形态：

轻手不应，重按乃得。

在病脉系统中，沉脉显现部位深在，用轻指力按触不能察觉，用中等指力按触，搏动也不甚明显，只有用重按到筋骨间，才能感觉到脉搏的搏动。正如《脉诀刊误》云："轻指于皮肤间不可得，徐按至肌肉中部间应指，又按至筋骨下部乃有力，此沉脉也。"至于《脉诀启悟》载："沉行筋骨，如石沉水。"《濒湖脉学》载："如石投水，必极其底。"均是形容沉脉脉位深在，必须摸到底才可触知其形态。

心理脉象形态：

在心理脉象系统里，沉有两重含义。一是表示脉位深沉，沉取时才能感觉到；二是脉诊时对两种脉象感觉部位深浅的比较，如甲比乙脉位偏沉、略沉等。

应该注意的是心理脉象的沉取位置比病脉沉取的脉位略高，大约在中取略微偏下的位置。因为在心理脉象中，重按之下，脉管被压实，振动觉难以产生，任何心理感觉都没有了，故它的诊断下界也仅仅处于中取偏下的位置。这时在心理脉象中称之为沉。

在心理脉象中，另一种沉的概念作为相对的感觉位置的定位。如近期发生的情绪行为，其脉象感觉部位偏浮而弥散；较久远的情感遗留痕迹，脉位偏沉而相对集中。

3. 迟脉

脉象概念：

《脉经·卷一》言迟脉为："迟脉，呼吸三至，来在极迟。"《脉诀汇辨·卷三》概括其体象为"迟脉属阴，象为不及；往来迟慢，三至一息。"

病脉脉象形态：

脉来迟慢，一息三至。

在病脉系统中，迟脉为速率不及的脉象。常人的脉搏一息四至到五至，而迟脉一息仅三至，即脉动的次数少于常脉。《诊家枢要》云："迟，不及也，以至数言之，呼吸之间，脉仅三至，减于平脉一至也。"《景岳全书·脉神》把一息不足四至者也归于迟脉范围，其曰："迟脉，不足四至者，皆是也。"《诊宗三昧》亦持有同样观点曰："迟脉者，呼吸定息，不及四至，而举按皆迟。"总的说，脉率迟慢、至数不及，为迟脉的主要特点，它不受脉位影响，浮沉皆可以出现迟脉。

心理脉象形态：

在心理脉象系统里，迟有两重含义。

一种是脉率搏动的迟缓，在一般情况下它对心理成分的影响不大。心率快一点，慢一点通常与特定的心理情感无关。

另一种迟缓的概念是指脉搏变化速率的迟缓。它包括两种情况。一种是在整个脉动周期里，脉搏的变化速率都变缓。例如我们平时所说的涩脉就是这样。第二种是在同一个脉动周期中，某一时域的变化速率变缓。例如本文对气滞型涩脉的描述是这样的："心里不痛快的脉象，其脉搏高峰的变化速率变缓，略有迟涩感，而没有明显的强实感。造成指下不畅的感觉。"这种脉搏速率的异常变化和减缓，使脉象带上郁涩、沉滞的感觉，通常表达某种不畅的心理情感。

4. 数脉

脉象概念：

《内经》称数脉为"脉流薄疾"即脉来应于指下有轻快疾数之意。《脉经·卷一》谓数脉"一息六、七至。"元·滑伯仁《诊家枢要》载："数，太过也，一息六至，过平脉两至也。"陈修园《医学实在易·卷之一》则曰："数为主热……五至以上。"

病脉脉象形态：

脉率一息五至以上。

在病脉系统中，数脉是脉率太过的脉象，即脉搏搏动比平脉快。它在一呼一息的时间内，脉来五次以上，相当于每分钟

90次以上。至于诸家对数脉的确切脉率各有说法，如《脉诀刊误》、《濒湖脉学》、《四诊抉微》、《脉诀汇编》、《诊宗三昧》、《三指禅》等均以一息六至立论，而《景岳全书·脉神篇》则曰："数脉五至六至以上。"《脉理求真》亦云："数则呼吸定息，每见五至六至，应指甚速。"如按它们的观点推论，每分钟72~90次的脉搏也作为数脉看待。

心理脉象形态：

在心理脉象系统里，数有三种含义。

一种是脉率快的含义，如《内经》说："数则烦心"即是此意。又如激怒、受惊的情感时，脉率都有数的趋势。

另一种数的含义是脉来有数意。如神经紧张度增高时，脉率偏快，代表神经紧张造成的外周反应。我们可以说脉有数意。

还有一层概念是讲脉搏变化的速率较快。例如对恐慌脉的描述："表现为脉率略增，似有数意。脉搏高峰匆匆掠过，有种近似慌张的悸动感和轻微摆动的振动觉。"前半部分是讲脉率略增，似有数意；后半部分是脉搏高峰匆匆掠过，脉搏变化速率快而有数的感觉。

5. 洪脉

脉象概念：

《内经》中称洪脉又为"钩"，其脉来盛去衰，故曰钩。《脉经·卷一》谓："洪脉，极大，在指下。"《脉诀刊误》载："极大的指下，来大去长而满指"《景岳全书·脉神章》曰："洪脉大而实也，举按皆有余"《濒湖脉学》综各家之说，概括洪的脉象说："洪脉，指下极大，来盛去衰，来大去长。"

病脉脉象形态：

洪脉极大，状若波涛汹涌，来盛去衰。

在病脉系统中，洪脉脉体阔大，脉来有如波涛汹涌，满实有力，脉去如波涛落下，其力渐衰。《千金翼方》曰："按之浮大在指下而满。"《脉说》云："洪脉似浮而大，兼有力，故举按则泛泛然满三部，状如水之洪流，波之涌起，脉来大而鼓也。"《诊家正眼·下卷》云："洪脉极大，状若洪水，来盛去衰，滔滔满指。"《诊宗三昧》、《脉理求真》则给洪脉加上数的含义，其曰："洪脉即大且数。"实际上这种观念把洪脉和数脉混为一谈了。

心理脉象形态：

在心理脉象系统里，洪主要讲脉体形态和来势。例如我们对愤怒情感的描述说："在愤怒情感的激励下，血管壁和局部组织产生强烈共振，指下脉搏显得洪大而有力，强力上拱的感觉。随着局部脉搏的强力搏动，产生周期性的炬然播散的振动觉手感。"

6. 微脉

脉象概念：

张仲景对微脉做了形象的描述，其在《伤寒论·平脉法》中描述微脉说："瞥瞥如羹上肥，萦萦如蚕丝。"用以形容微脉软而无力，细而难见。《脉经·卷一》载："微脉，极细而软，或欲绝，若有若无。"《脉诀刊误》则云："细而稍长，似有若无，曰微。"《诊家正眼·下卷》概括其象为："微脉极细，而又极软，似有若无，欲绝非绝。"

病脉脉象形态：

极细极软，按之欲绝，似有若无。

在病脉系统中，微脉为脉形极细极软的脉象，体象模糊，浮候沉候没有明显的区别，总以若有若无，欲绝非绝为要点。正如《脉理求真》云："微则似有若无，欲绝非绝，指下按之，稍有模糊之象。"李延罡《脉诀汇辨·卷三》说："古人似有若无，欲绝非绝八字，真为微脉传神。"

心理脉象形态：

在心理脉象系统里，微主要有两种用法。

一种是脉来微弱的含义，如心里不痛快的脉象有这样一段描述："脉搏高峰左寸血管壁有拘直缩窄的感觉，从高峰起管壁上方附近组织飘过一缕细窄微弱的涩滞振动觉，略微增强后减弱，就像飘过一缕不畅的表情一样很快消失。"形象地描述了这种像烟一样微弱飘摇的振动成分。

另一种微的含义是稍微的意思。例如脾气暴躁的脉象中说："左关中部微微现凸起，但没有怒脉那种强烈的、炬然播散的振动觉手感。只是脉来充实隆起，微显冲动感。"这段话中两次谈到了这种稍微的含义。

7. 细脉

脉象概念：

《脉经》对细脉做了形象的限定，其曰："细脉，小大于微，常有，但细耳"。高阳生《脉诀》进一步解释曰："细者阴也，指下寻之，细细如线，往来极微，曰细。"《濒湖脉学》谓："细脉，小于微而常有，细直而软，若丝线之应指。"《诊家正眼·下卷》概括其象为："细直而软，累累萦萦，状若丝线，较显于微。"

病脉脉象形态：

脉细如线，但应指明显。

在病脉系统中，细脉是指脉体细小，其脉气来去连续无间断，应指常有不绝。脉体细小是细脉的主要特色，故前人以"状若丝线"作比喻。恰如《医学实在易·卷之一》所云："细者，脉形之细如丝也。"细脉与微脉相似，容易混淆，但两者有区别，细脉的势、形、力都比微脉盛，脉形清楚，不似微脉那样似有似无，模糊不清。《脉经》云："小大于微。"《诊家正眼》谓："较显于微。"这些论述均从不同角度指出了细脉不同于微脉之处。

心理脉象形态：

在心理脉象系统里，细的脉象形态应用较多，主要指脉体细小。古人云："细者，脉形之细如丝也。"一般在心理脉象所应用的概念中，细的脉象形态似乎比古人所说的"细如丝"略粗，大约如 0.6mm 细铅笔芯那般粗细。

在心理脉象里，细出现的频率相当高。有以下几种情况用到细的概念：

一种是对脉管粗细形态的描述，如对恐惧脉用了这样的话："血管壁的高度紧张而收引，使管壁变得拘紧而细直，产生僵直弦长的感觉。"又如对无依无靠脉象的解释中有两处用"细紧"这样的词汇来描述脉壁的形态，其曰："脉搏高峰间期尺脉细紧微颤，脉管周围振动觉淡薄，内侧尤为虚静冷清。就好像一棵孤树站在旷野中，孤独、无人关怀的感觉。伴随每一脉搏，高峰时细紧的脉管充盈凸显，由尺向关脉的方向出现微微的冲动感，形成上密下疏的蘑菇云状传导手感。"

细更多地用在对振动觉成分的描述中。如恐惧脉所说的："血管壁的高度紧张、收引、拘紧，在血流的冲击下，脉壁上附有一种极细的震颤感觉，就像绷紧的琴弦受到冲击后出现细颤一样。"这里讲脉壁的细颤振动觉成分。

还有一种情况用细描述脉管周围组织细小的振动觉。如对悲伤脉的述说中用了这样的解释："脉管及周围组织有细微颤抖的感觉，脉搏高峰似有无数小点撞击指目，形成如同豆麻击手般的感觉。"

8. 散脉

脉象概念：

散的概念是较难描述的，如《内经》谓散脉："脉至如散叶。"《脉经》称："散脉，大而散，……有表无里。"这里人们很难搞清它的真实含义。《濒湖脉学》的论述则较为具体，其曰："散脉，大而散，有表无里，涣漫不收。无统纪无拘束，至数不齐，或来多去少，或去多来少，涣散不收，如扬花散漫之象。"

病脉脉象形态：

浮散无根，至数不齐。

在病脉系统中，散脉有两大特点。一是浮散无根。浮取脉浮大，涣漫不收；中候则脉势挫去十分之七、八，沉候则摸不着。正如《诊家正眼·下卷》所言："自有渐无之象，……当浮候之，俨然大而成其为脉也；及中候之，顿觉无力，而减其十分七八矣；至沉候之，杳然不可得而见矣。渐重渐无，渐轻渐有，明乎此八字，而散字之义详明，而散脉之形确著。"一是至数不齐，脉的搏动不规则，时快时慢不均匀，脉律不齐，但无歇止感觉。

心理脉象形态：

在心理脉象系统里，散并不成为一个独立的脉象形态。它主要用于振动觉状态的论述。如对悲伤脉的描述中有这样的形容："振动觉手感弥散在整个手指端。"又如对具有容易冲动性格的脉象描述中用了这样的话："伴随每一脉动，可以感到从脉管根部小球样向上冲动播散的振动感觉。"

9. 虚脉

脉象概念：

文献古籍中对虚脉的认识是这样的，《脉经·卷一》云："虚脉，迟大而软，按之不足，隐指豁豁然空。"《外科精义》言虚脉为："按之不足，迟大而软，轻举指下豁然而空。"《三指禅》则把它概括为："虚脉大而松，迟柔力少充。"

病脉脉象形态：

三部脉举之无力，按之空虚。

在病脉系统中，虚脉是脉形大而虚软无力的脉象，寸关尺三部脉无论浮中沉取皆无力，应于指下脉形似大，稍稍用力搏动力明显减弱，故按之有豁然空虚的感觉。所以，虚脉的体状特点当从形似大而无力，按之豁然空虚入手理解。故《四言举要》云："形大力薄，其虚可知。"《脉诀汇辨·卷三》云："虚之为义，中空不足之象，软而无力得名者也"。

心理脉象形态：

在心理脉象系统里，虚的概念是无力或空虚的意思。主要用于两个方面。

一是指脉势虚软无力，按之空虚。即初感觉时觉得脉来无力；略加力后，觉得有空虚感。例如对心理上疲劳感觉脉象描述说："脉来虚软，脉搏上升阶段略缓，高峰拐点冲劲不足，缺少圆润和活力的感觉，高峰后脉搏感到无力"就是这种感觉。

另一种是对空虚感觉的描述。如对恐惧脉的描述说："右尺脉内侧形态按之略呈凹状，局部组织突然疏软，缺少实体感，从而显得虚怯。"它是由于局部组织疏软，对振动觉传导很差，使谐波成分大量被吸收形成的。组织疏软加上振动谐波减弱，形成一种虚空感。

10. 实脉

脉象概念：《脉经·卷一》曰："实脉，大而长，微弦，按之隐指幅幅然。"《活人书·卷之二》说："实脉脉大而长，按之隐指，幅幅然浮沉皆得。"《诊家正眼·下卷》概括其象为："实脉有力，长大而坚，应指幅幅，三候皆然。"

病脉脉象形态：

三部脉举按均有力。

在病脉系统中，实当是坚实的意思，实脉则是充实有力的脉象。表现为三部脉无论浮、中、沉取均有力，指下有充实感，具有体长，形大，强有力的特点。故《濒湖脉学》云："浮沉皆得大而长，应指无虚幅幅强。"

心理脉象形态：

在心理脉象系统里，实是相对虚而言。实有两重概念：

第一种概念和病脉类似，是充实有力的意思，其中略带有坚实的意思，即手按上去略有硬或实的感觉。但在心理脉象里，没有病脉实脉那种脉体长，形大的要求。例如对怒脉的描述是这样的："在愤怒情感的激励下，血管壁和局部组织产生强烈共振，指下脉搏显得洪大而有力，强实上拱的感觉。"

实也可以表述为充实感觉，不一定有强实有力的要求。如脾气暴躁脉象形态描述中说："脉来充实隆起，微显冲动感。"

实还可以是对脉诊中实体物质的描述。例如讲脉诊手法时说："手指刚接触到皮肤（比浮取更浮的位置）时有一个落实感，按实脉管时则产生一种实体感。"

11. 滑脉

脉象概念：

滑脉的概念应用是十分广泛的。《伤寒论·平脉法》曰："翕奄沉名曰滑。"是谓忽浮忽沉，往来流利之状。《脉经·卷一》载："滑脉，往来前却流利展转，替替然，与数脉相似。"《诊家枢要》的论述则较为明确形象，其曰："滑，不涩也，往来流利，如盘走珠，不进不退。"《濒湖脉学》将其概括为："脉滑，往来前却，流利展转，替替然如珠之应指，漉漉如欲脱。"

病脉脉象形态：

往来流利，如盘走珠，应指圆滑。

在病脉系统中，滑脉的形象，搏动流利，应指圆滑如珠，令人有一种反复旋转、圆滑自如的感觉。《诊家正眼·下卷》云："滑脉替替，往来流利，盘珠之形，荷露之义。"总之，滑脉应于指下，有一种流畅轻快、圆滑转动的感觉。

心理脉象形态：

在心理脉象系统里，滑的指感特征和病脉中有相似之处，多作为一种脉动往来流利，应指圆滑状态的描述。如对惊悸脉的描述中说："脉搏高峰动滑如豆，很快从指下掠过。"又如紧张心理脉象达到严重程度，可以出现"尺脉弦直绷紧，寸脉动滑搏指的强烈感觉"。

12. 涩脉

脉象概念：

涩脉的形态《内经》已有阐述，谓其："参伍不调"，言其脉往来出入无常度，三、五不匀。《脉经·卷一》做了进一步形象比喻，曰："涩脉，细而迟，往来难，短且散，或一止复来，参伍不调，如轻刀刮竹，如雨沾沙，如病蚕食叶。"《诊家正眼·下卷》云："迟细如短，三象俱足。"

病脉脉象形态：

迟细而短，往来艰涩，极不流利。

在病脉系统中，涩脉形体短细，其搏动往来迟滞艰涩，极不流利，甚至三、五不匀，往来出入无常度。古人言其"如轻刀刮竹"，是形容涩滞不前的样子；"如雨沾沙"是形容涩而不流的状态；"如病蚕食叶"是形容迟怠艰涩的形象。总之，涩脉以涩滞不流利为其特色。

从具体手感来说，涩脉的脉象搏动高峰较钝，从峰顶的前沿开始，脉动的速率明显减慢。在缓慢之中脉压继续增强，一直持续到顶峰，形成涩脉特有的努着向上拱的强实手感和馒头状峰顶，然后缓慢回落。此时伴随在主波上，出现一种迟涩的振动感，就如古人描述的轻刀刮竹那样，手下表现为迟涩的、哆嗦着前进的感觉。

心理脉象形态：

在心理脉象系统里，涩的概念通常用于对振动觉成分特征的描述，像滞涩、郁涩等。如心里不痛快的脉象中描绘了涩滞的振动觉手感，说："脉搏高峰左寸血管壁有拘直缩窄的感觉，从高峰起管壁上方附近组织飘过一缕很窄的涩滞振动觉，略微增强后减弱，就像飘过一缕不畅的表情一样很快消失。"

13. 长脉

脉象概念：

《内经》中描述了两种长脉的形态：一为"软弱招招，如揭长竿末梢"，此为长平脉；一为"盈实而滑，如循长竿"，此为主病之长脉。《诊家枢要》把长表述为脉体的长短，其曰："长，不短也，指下有余，而过于本位。"《脉理求真》称之为贯穿寸口三部之脉，其为："长则指下迢迢，上溢鱼际，下通赤泽，过于本位，三部举按皆然。"

病脉脉象形态：

首尾端长，超过本位。

在病脉系统中，长脉是脉管搏动范围超过本部的状态，即上至鱼际，下至尺后，其特点是长直。《医学实在易·卷之一》云："长，……上鱼入尺，迢迢不短。"《诊家正眼·下卷》云："长脉迢迢，首尾俱端，直上直下，如循长竿"，均为此意。

长脉有二种形态，若长而柔和缓的属平脉；长而势强，硬直失却和缓之态，则为病脉。故《濒湖脉学》云："长脉，不大不小，迢迢自若，如揭长竿末梢，为平；如引绳，如循长竿，为病。"

心理脉象形态：

在心理脉象系统里，对长脉的概念与病脉有所不同。在病脉系统中，贯穿寸关尺三部之脉称为长脉；而在心理脉象系统里把独动显露的，脉管搏动长直，长度超过寸关尺之一部的称之为长。因为脉长超过寸关尺三部对心理脉象通常没有特殊意义（癫狂脉除外）；而特殊显露，脉管搏动均直，超过其中一部的脉象则为某些心理脉象的特征。故在心理脉象中把超过一部而长者称之为长。例如对长期内心痛苦的脉象形态描述说："在持续经历了较长时间之后，感觉部位会下移到右尺。手感脉体弦长端直，呈头大尾略细的彗星形态。"

另一种情况，长相对于短而言。在心理脉象中纵向明显比横向距离长，细长或窄长的形态我们亦称为长。例如对心理创伤脉象形态描述说："左寸正中有一小段线状凹陷，脉象振动觉为短距离纵向扇形狭长的放射指感。"这里讲了振动觉形态中长的概念。

心里不痛快的脉象则直述了血管形态长的概念，其曰："此时浮取轻触血管表层有拘直缩窄的感觉，指感细长，两头略窄略尖，就好像一小段细线浮在血管壁上。"实际上这里称为血管细长的概念，其长度也不过寸脉全长的一半左右。

14. 短脉

脉象概念：

中医对短脉有两种说法。一种以不及本部为短。如高阳生

《脉诀》载："短者阴也，指下寻之，不及本部，曰短。"《濒湖脉学》载："短脉，不及本部。应指而回，不能满部。"而李士材以独显关部为短，其《诊家正眼·下卷》谓短脉之诊为："两头沉下，而中间独浮也。"另外，《脉诀汇辨·审脉论》曰："短为阴脉，无头无尾，其来迟滞。"这种迟滞之说则未成定论。

病脉脉象形态：

首尾俱短，不能满部。

在病脉系统中，短脉是脉体短缩而不及正常脉象，应指不能满部。脉象感觉是寸、尺部俯而沉下，中间浮起，唯以关部明显。《脉诀刊误》称之为"如龟缩头曳之状"。《医碥·卷五》亦云："不足三指之部位为短。"

心理脉象形态：

在心理脉象系统里，短脉的概念有两种。一种是指在一部之中，脉长不及本部为短，即中间浮起，两头沉下为短。如怒脉诊断部位在左关，局部形态隆起，应称之为短。但这种形态，在一般情况下我们不称之为短，只说局部隆起。

另一种称某一部位脉形纵向距离近者为短。如心理创伤脉象中说："左寸正中浮取位置上有一小段短距离极细的刀刻样的痕迹，犹如一柄锋利的刃口，直刺心上。"这里把一小段细线样的刀痕称之为短。

15. 弦脉

脉象概念：

弦脉是临床最常见的脉象之一。《素问·玉机真藏论》言其形态曰："端直以长。"《伤寒论·平脉法》做了进一步的描述说："状如弓弦，按之不移也。"《脉经·卷一》谓："举之无有，按之如弓弦状。"《濒湖脉学》综其象为："弦脉端直以长，如张弓弦。按之不移，绰绰如按琴瑟弦。状若筝弦，从直中过，挺然指下。"将其形态概括无遗。而《脉诀》则无端给弦脉加上举之有祭，时时带数的形态，其曰："弦脉阳也，指下寻之不足，举之有祭，状若筝弦，时时带数，曰弦。"

病脉脉象形态：

端直以长，如按琴弦。

在病脉系统中，弦脉的特点有二：一是脉来有"端直以长"，"按之不移"，"从直中过，挺然指下"之感；二是脉壁绷紧，弛张度较大，古人形容之有如"绰绰如按琴瑟弦"，"如张弓弦"，"状若筝弦"，均是形容弦脉状若琴弦。

心理脉象形态：

在心理脉象系统里，弦的概念内涵与病脉中基本一致，都是端直以长，按之状若琴弦的意思。但心理脉象中的弦脉，即可弦贯三关，如癫狂脉；也可以仅涉及一两个部位，如恐惧脉象中说："恐惧脉右尺紧张而拘紧弦直的感觉可向右关延伸，使人产生僵直弦长的感觉。"

实际上，在心理脉象中只要是按之状若琴弦就可以称之弦，与绝对长度没有直接关系，它甚至可以短不及本部，如心理创伤的脉象说："左寸正中浮取位置上有一小段短距离极细的刀刻样的痕迹，犹如一柄锋利的刃口，直刺心上。"这种细短的刀刻样的痕迹就是一小段弦脉的感觉。在大部分与神经紧张度增高有关的情绪中，脉象大都展现弦的趋势，使之成为心理脉象中出现频率最高的脉象之一。

16. 芤脉

脉象概念：

古人对芤脉有较统一的认识。《脉经·卷一》曰："芤脉，浮大而软，按之中央空，两边实。"《脉诀刊误》谓："芤草名，其叶类葱，中心空虚。"《诊家正眼·下卷》亦称之为："芤乃草名，绝类慈葱，沉浮俱有，中候独空。"

病脉脉象形态：

浮大中空，如按葱管。

在病脉系统中，芤脉轻取浮大而软，按之中空，而两旁脉形可见。《诊家枢要》云："芤，浮大而软，寻之中空傍实，傍有中无。"芤脉的脉诊感觉有如按触葱管一样，历代医学家多以"其叶类葱"、"绝类慈葱"作比喻，而以脉形浮大而软、按之中空为特点。

心理脉象形态：

在心理脉象系统里，由于情感的外现，使某些脉管有扩张的趋势。当这种扩张没有心脏强力搏动做支持时，就有按之似空，类似芤脉的感觉。如悲伤心理脉象，关前至寸部脉管粗膨扩张，按之不实。又如内心痛苦的脉象两寸略缓微大，周界与周围组织连为一体，显得宽大而浮。这种浮大的脉象当下按时，也有类似感觉。由于心理情感并不是以按之中空为识别标志，而是以情感外露的振动觉为其特征，故我们并不以芤脉引入心理脉象中称为脉名，而根据具体的形态做各自的描述。

17. 紧脉

脉象概念：

《素问》首先提出紧脉的概念，谓紧脉有力，左右弹人指。《伤寒论·平脉法》做了形象的解释，曰："紧脉者，如转索无常也。"《脉经·卷一》又提出紧脉"数如切绳状"的内容。《洄溪脉学》云"紧者脉来绷急"。而《诊宗正眼·下卷》较为全面，道："紧脉有力，左右弹指，如绞转索，如切紧绳。"

病脉脉象形态：

脉来绷急，状若牵绳转索。

在病脉系统中，紧脉有脉势绷急，紧张有力，绞转无常位的特点。《脉诀刊误》对具体形态做了解释，云："故愚合三书所论以形容之，左右弹人指者，紧脉来之状，左右弹人指也。转索无常者，索之转动，不常在一处，或紧转在左，或紧转在右，此举指而得紧脉之状也。切绳状者，绳以两股三股纠合为徽缠，又以物切之，其展转之紧，得之于按指而见，以指按脉，犹如切绳，合此三者之论方备。"

紧脉较具特征的是管壁形态，古人形容紧脉状如绞索，左右弹人手。由于阴邪内外搏结，脉管收引，正气搏激抗邪，故脉形绷急。管壁周围的收紧有不均匀的感觉，因而在脉搏搏激和管内血流张力增加时，绷急的血管在收紧薄弱的地方有状如绞索及搏指左右弹的振动感觉。

心理脉象形态：

在心理脉象系统里，类似紧脉的情况多与某种程度的神经紧张度增高有关。如神经紧张度增高的脉象尺脉脉壁紧张度增高、张力增加而出现弦直状态，显得绷细而紧张，上面附有一种由于紧张而来的细颤。

紧另一种情况是指脉壁或周围组织紧张。例如心理负荷重的脉象，脉位微沉，右尺搏动血流充实，脉壁轻度紧张，脉形充实丰满呈纺锤状形态。

惊悸脉则描述了振动觉衍生的紧张感，其类似脉壁细颤的感觉，曰："在如豆的脉动撞击后，高峰之后有轻度的振荡、紧张感，向手指方向播散。"

18. 缓脉

脉象概念：

古人谓缓脉有平缓脉和主病缓脉之分。《伤寒论·平脉法》曰："阴脉与阳脉同等者，名曰缓也。"《诊家枢要》以脉率论缓脉，云："缓脉四至，宽缓和平。"《脉经·卷一》亦云："缓脉，来去亦迟，小驶于迟。"《濒湖脉学》综合其脉象曰："缓脉，来去小驶于迟，一息四至。如丝在经，不卷其轴，应指和缓，往来甚匀，如初春杨柳舞风之象，如微风轻柳梢。"

病脉脉象形态：

一息四至，来去怠缓。

缓脉一息四至，比迟脉稍快。病之缓脉，其不及者，来去怠缓无力或兼迟细等脉；其太过者，可兼滑大。故主病之缓脉或怠缓无力，或有兼脉。《脉诀刊误》云："缓者去来亦迟，小驶于迟，每居中部或下部间，柔和而慢，但小于沉脉，兼之缓软，此有邪之诊，为不及之缓。"《景岳全书·脉神章》对缓脉有更具体的解释，云："缓脉有阴有阳，其义有三：凡从容和缓，浮沉得中者，此自平人之正脉；若缓而滑大者，多实热，如《内经》所言者是也；缓而迟细者，多虚寒，即诸家所言者是也。"

心理脉象形态：

在心理脉象系统里，缓有三种含义：

其一是讲脉搏搏动较正常略慢。如内心痛苦脉象的描述曰："两寸脉来略缓微大，其周界与周围组织连为一体，显得宽大而浮。"

其二指脉搏周期某一时域的变化速率减缓。如心里不痛快的脉象，说："脉搏高峰的变化速率变缓，略有迟涩感，而没有明显的强实感，造成指下不畅的感觉。"又如心理上疲劳感觉的脉象，"其脉来虚软，脉搏上升阶段略缓，高峰拐点冲劲不足，缺少圆润和活力的感觉，高峰后有无力感觉。"也是讲变化速率减缓。

其三是形容脉搏平和、和缓。如心理承受能力强和心地善良的脉象都有脉来流畅，从容和缓，高峰拐点圆润平和，不疾不躁的感觉。

19. 革脉

脉象概念：

革脉平时较少见到。从形态上讲，有些类似芤脉，但外强中空较芤更甚。《濒湖脉学》因其曰："芤脉，弦而芤，如按鼓皮。"《伤寒论·平脉法》对其产生机理做了解释："脉弦而大，弦则为减，大则为芤，减则为寒，芤则为虚，寒虚相搏，此名为革。"而《脉经·卷一》则误以革为牢，其曰："革脉，有似沉伏，实大而长，微弦"，引起了很长一段时间的误会。

病脉脉象形态：

浮而搏指，中空外坚，如按鼓皮。

在病脉系统中，由于《脉经》误以革为牢，其后诸医困之莫辨，引起诸说纷纭。至明·李时珍，乃为之匡正，恢复革脉原旨。《医学实在易·卷之一》云："浮而按鼓，革脉外强。"汇总出革脉浮取弦大，外强搏指，中空外坚，按之若芤，如按鼓皮之状的基本形态。

心理脉象形态：

在心理脉象系统里，一般不沿用革脉的脉名，而借用它来描绘脉象形态的改变。如对生活艰辛造成脉象改变的描述，曰："它的脉管扭曲而粗糙，有种薄薄的皮革样改变的感觉。"

20. 弱脉

脉象概念：弱脉属于不足的脉象类，《脉经·卷一》言其形态曰："极软而沉细，按之欲绝指下。"《千金翼方·卷二十五》云："按之乃得，举之无力，濡而细，名曰弱。"《诊家正眼·下卷》谓其象为："弱脉细小，见于沉分，举之则无，按之乃得。"

病脉脉象形态：

极弱而沉细。

在病脉系统中，诸医家对弱脉的认识基本相同。弱脉具有沉细而柔软无力的特点，只有沉取才能诊得，若浮取则难以感知。如《诊家枢要》云："弱，不盛也，极沉细而软，按之欲绝未绝，举之即无"便是。

心理脉象形态：

在心理脉象系统里，弱脉汲取了病脉中软弱无力的含义，作为脉象形态的描述。弱脉和前面讲过的虚脉需要鉴别。它们都有柔软无力的感觉，但弱脉的软弱无力无论按到哪个层次都是无力的感觉；而虚脉的软弱无力是初按时觉得软弱无力，略加力后，则有空虚感。

21. 濡脉

脉象概念：

濡脉在《脉经·卷一》中称谓软脉，其脉之来极软而浮细，如帛在水中，轻手相得。后人称为濡。《千金翼方·卷二十五》对其做了具体的描述说："按之无有，举之有余，或帛衣在水中，轻手与肌肉相得而软，名曰濡。"《脉诀刊误》称其为："濡者阴也，极软而浮细，轻手乃得，不任寻按。"《濒湖脉学》亦云："濡脉，极软而浮细，如帛在水中，轻手相得，按之无有，如水上浮沤。"

病脉脉象形态：

浮而细软。

在病脉系统中，濡脉的浮而细软和弱脉的沉而细软形态正好相对，具有脉来浮细，手感软弱无力，不任重按，按之则无的形象特点。《诊家正眼·下卷》云："按濡之为名，即软之义也，必在浮候，见其细软，若中候沉候，不可得而见也。"王叔和论之如"帛在水中"和李时珍喻"水上浮沤"的论述，都形象地说明濡脉轻手触之可得，重手按之随手而没的特点。

心理脉象形态：

濡脉有浮而细软的感觉。在心理脉象系统里，浮的概念与病脉有所不同。病脉中以轻按脉管为浮；心理脉象中以皮肤下脉管上的位置到轻触脉管的位置为浮。很多心理脉象振动觉成分都漂浮在这一层位置，为我们所感触，如凄凉、悲伤、忧愁、忧郁脉等都具有这种特征。这些振动觉往往在加力的情况下限制了振动的传导，形成按之则无的情况，具有类似濡脉脉来浮细，手感软弱无力，不任重按，按之则无的形象特点。但是我们对心理脉象的重点不是感觉它的手感轻重，而是脉象振动觉特征及脉象心理效应。濡的概念概括不了它的振动觉特征，所以在一般情况下，我们都是做具体形态的描述，而不称为濡脉。

22. 伏脉

脉象概念：

伏脉主要是对脉位的描述。《难经·十八难》曰："伏者，脉行筋下也。"《脉经·卷一》称伏脉为"极重手按之，著骨乃得。"《诊家枢要》谓："伏，不见也，轻手取之，绝不可见，重取之，附著于骨。"《诊家正眼·下卷》综合其脉象为："伏为隐伏，更下于沉，推筋着骨，始得其形"。

病脉脉象形态：

重手推筋按骨始得，甚则伏而不见。

在病脉系统中，伏脉较沉脉部位更深，脉隐伏于筋下，附于骨上，浮、中、沉三部均不见，诊察时需用重力按至筋骨，推动筋肉，才能触到脉象搏动，甚则伏而不见。《脉诀刊误》云："伏脉者，初下指轻按，不见，次寻之中部，又不见，次重手极按，又无其象，直待其手推其筋于外而诊，乃见，盖脉行筋下也。"说明了伏脉的深藏位置。

心理脉象形态：

在心理脉象系统里，脉象仅诊到病脉中取偏沉的位置为止。因为重取时，脉管被压实，脉象振动觉难以产生和传导，也就失去了心理脉象的感觉基础。所以在心理脉象中，难以用到伏的概念。

23. 动脉

脉象概念：

《伤寒论·平脉法》对动脉作了经典的描述，其曰："若数脉见于关上，上下无头尾，如豆大，厥厥动摇者，名曰动也。"《脉经·卷一》为之加上了滑数之意，其云："动无头尾，其形如豆，厥厥动摇，必兼滑数。"《诊宗三昧》则谓动脉为："厥厥动摇，指下滑数如珠，见于关上。"

病脉脉象形态：

脉形如豆，厥厥动摇，动滑应指。在病脉系统中，动脉是形圆体短动如豆，动摇不定，应指明显有力。至于古人言动脉只见于关部，历代医家说法不一，且多有异议。如《素问·平人气象论》云："妇人手少阴脉动其者，妊子也"，此谓妇女左寸脉动甚为有孕，又《伤寒论·平脉法》曰："阴阳相搏，名曰动，阳动则汗出，阴动则发热。"所谓阴脉、阳脉，皆非关脉而言。因此，动脉并非只见于关部。

心理脉象形态：

在心理脉象系统里，"动"多作为某种脉象状态的描述。如"激怒脉更富于冲动性而不受理智的控制"；脾气暴躁的脉象"充实隆起，微显冲动感"；躁狂症患者的心理脉象，其"振动觉躁动弥散而广泛"；恐惧脉"高峰期间脉管带有一种近似横向摆动的紧张悸动感"；期盼、渴望脉"有时局部会出现类似心悸脉那样动滑如豆的感觉"等，都对动的状态作了具体描述。

在心理脉象中，惊悸脉是和动脉类似的脉象，惊悸脉中含有类似动脉的成分。与动脉相比较，动脉高峰圆滑，搏动点虽然跳跃但尚有节律，管壁紧张度不高；惊悸脉壁紧张、拘急，高峰拐点显得突然而悸动不定（搏动点不稳），有种慌乱的感觉。

24. 促脉

脉象概念：

《伤寒论·平脉法》曰："脉来数，时一止复来者，名曰促脉。"《濒湖脉学》亦谓："促脉，来去数，时一止复来，如蹶之趣，徐疾不常。"

病脉脉象形态：

脉来数，时而一止，止无定数。

在病脉系统中，促脉往往提示心血管系统有明确的病变。促脉特点是速率快，在搏动的过程中时有歇止，歇止没有一定的规律，止后可复搏动。

心理脉象形态：

在心理脉象系统里，促的描述仅见于古籍中。如《景岳全书》提出代表怒的促脉，是一种向鱼际方向上窜的脉。

25. 弹石脉

脉象概念：

《医宗金鉴·卷三十四》败脉歌指出："弹石沉弦，按之搏指。"

病脉脉象形态：

古人形容弹石脉谓：脉在筋骨之间，如指弹石，辟辟凑指，毫无柔和软缓之象。主肾气竭绝。

心理脉象形态：

在心理脉象系统里，怒脉象有类似弹石脉的方面。弹石脉和怒脉都有强力上拱的感觉，但怒脉强力上拱感觉局限在左关区域。由于管壁有一定的柔韧度，这时虽然脉搏强力上拱，但没有弹石脉那种强硬僵直的感觉，而能形成局部馒头状的隆起。其振动觉以左关为中心向手指炬然播散的感觉。

弹石脉脉壁僵实而心搏有力，手感血管强实，顺应性差。在脉搏高峰期，血管壁出现搏指有力，绷紧僵直和突然停止扩张的状态。

26. 偃刀脉

脉象概念：

《医宗金鉴·卷三十四》败脉歌指出："偃刀坚急，循刃责责。"

病脉脉象形态：

如抚刀刃，浮之小急，按之坚大而急，是肝之危脉。这种形态，犹如按在刀口向上的刀刃上的感觉。

心理脉象形态：

在心理脉象系统里，偃刀脉的形态类似心理创伤的脉象。心理创伤的脉象左寸正中浮取位置上有一小段距离很短的极细的刀刻样的痕迹，犹如一柄锋利的刃口，直刺心上的感觉。再向下按，呈现刃口向上的楔状感觉，略显坚实，同时有明确的脉象心理效应。

27. 转豆脉

脉象概念：

《医宗金鉴·卷三十四》败脉歌指出："转豆累累，如循薏米。"

病脉脉象形态：

脉来累累，如循薏苡仁之状，是心之危候。

心理脉象形态：

在心理脉象系统里，惊悸脉与转豆脉有类似之处。惊悸脉脉搏高峰动滑如豆，很快从指下掠过，指下感觉有如一个很小的豆状往上顶一下就躲闪过去了。每搏之间指下搏动点悸动变换，有种动荡不定的感觉。管壁张力略高。脉壁有轻度的悸动感、紧张感。惊悸脉与转豆脉的区别是：惊悸脉虽然脉来如豆，但轻点而过，不像转豆脉强实如循薏苡仁，累累而来的感觉，也没有转豆脉那种危候紧急的感觉。

28. 麻促脉

脉象概念：

《医宗金鉴·卷三十四》败脉歌指出："麻促细乱，其脉失神。"

病脉脉象形态：

脉如麻子之纷乱，细微至甚，为卫枯营血独涩，属于危重之候。

心理脉象形态：

在心理脉象系统里，悲伤脉与麻促脉有相似之点。悲伤脉脉管及周围组织有细微颤抖的感觉，脉搏高峰似有无数小点撞击指目，形成如同豆麻击手般的感觉。但脉搏节律尚齐，没有麻促脉那种脉率混乱的，起搏点不一的危候的感觉。

三、心理脉象的无形脉象成分

心理脉象的无形脉象成分主要是由一些不能用具体形态描述的感觉成分组成，它由脉象振动觉及某些其他综合感觉组成。我们就心理脉象常见的无形脉象成分做一个简要的介绍。

1. 虚静感

心理脉象的虚静感是脉象振动觉造成的一种指感特征。这种虚静的感觉似乎不好理解，我们做一个类比。我们知道，声波对耳膜造成振动感觉，脉象振动觉是对手指造成的振动感觉。它们都以振动形式形成我们对它的感知。

在我们生活的空间里，周围环境的各种声波形成一个混合声场。这个声场的场强总和构成基础的本底声场。我们通常听到的各种声音则是透过本底声场的背景去识别它们的。对于声波造成的虚静感觉，我们可以做这样的描述：

当我们处于深山古刹之中，在这远离人间喧闹的荒野，四周宁静至极，任何细微的声响在这寂静之中都显得格外瞩目。一阵轻扬的钟声过后，四野归于沉寂。我们透过这空旷宁寂的背景可以深切地感受到大自然本底声场的虚静感觉。

有时在科幻电影描写宇宙的辽阔时，广阔无垠的视觉效果加上遥远、单调而恒定的背景声场，也可以给人一个虚静的感觉。

同样，振动觉也可以形成类似的虚静效果。脉象也有本底振动。这种振动形式在两次脉动之间，在脉搏的余波已经消失，而新一轮脉动尚未形成之时异常明显。它是由周围组织固有振动和谐波振动组成。

我们知道，往返的节律运动则构成波的振动形式。而生命的本质在于运动，一切组织细胞都处于永恒运动之中。这种单调恒定的振动形式则构成振动觉的背景振动场，我们亦称之为脉象本底振动。

脉象本底振动的属性特征是由脉管周围组织固有振动的谐波性质所决定。一个躁动的振动背景和一个和谐悦指的振动背景，它们的手感特征是绝对不一样的。我们通过振动特征可以理解相应的临床意义。当脉搏的余波消失，指下归于宁寂，此时在宁寂的振动背景下，我们常常可以感到一种虚静的感觉。

例如长寿脉谐波的虚静感觉就是其中的一种感觉，其手感特征造成的内心感受极似声波形成的虚静感觉。其特点是脉象的本底振动如微波徐徐，和谐而平静，没有丝毫杂波刺手和躁扰成分，在此背景下，脉搏搏动时高峰圆润，谐波手感悠扬，犹如余音袅袅，在这悠悠袅袅之中，周围组织的振动成分显得分外寂静，寂静之中又略显虚空，形成一种虚静的振动觉手感。

2. 陷落感

典型的形态改变主要反映在右尺内侧，按之略呈凹状。局部组织突然疏软，下按时缺少实体感。由于局部组织疏软，对振动觉大量吸收并且传导很差，导致局部振动觉有明显减弱内收的感觉。这种局部疏软凹陷同时又形成虚空感。这种情况出现在经历过恐惧事件而留有内心印记，或长期内心有恐惧感觉的人身上。

3. 紧张感

形态改变主要在右尺。脉搏张力增加而出现弦直状态，手感脉体弦长，脉管绷细、紧张，上面附有一种由于紧张而来的细颤，周围组织振动觉相对减弱，与脉壁紧张细颤的感觉形成对比。自然这种脉象需要脉象形态和振动觉特征双重诊断，但这种神经紧张所带来的脉管细颤却是这种脉象特有的振动觉形态。

4. 肝郁感

肝郁是中医特有的对肝经症状为主的一组证候群的描述。肝郁脉是一种独立的振动觉指标，它可以合并二十八种脉象中的任意其他脉象形态出现。但任何合并肝郁脉出现的脉象，都仅仅是伴随肝郁脉出现的、可有可无的脉象指标。肝郁脉没有特定的有形脉象形态，它唯一的特异性诊断指标就是振动觉手感特征。

肝郁脉特异性脉象成分是一种手感酸麻不适的感觉，就像手握着石块在玻璃上划时那种酸麻不适的感觉。这是典型的脉象振动觉感觉。

5. 痛苦感

较长时期内心痛苦，感觉部位会下移到右尺。振动觉波形形态弦长端直，成为一种单纯深挚苦的感觉，浮现于脉管之上。其中苦的感觉是独立于其他脉象形态的脉象振动觉。虽然它的出现常常伴随并浮现在弦长端直的尺脉之上，似乎成为一种必然的趋势。但实际上，尺脉的形态条件不是永远不变的。一些久远遗留下痛苦事件的痕迹，其尺脉形态可以是不甚典型的。而漂浮显现在脉管之上的代表苦的振动觉特征却是不变的。

6. 与火的情感有关的脉象感觉

与火的情感有关的描述也是东方语言的一大发现，如肝火、心火、妒火、怒火等，这些词汇给情感的表述带上了火一样的特征。从形式上看，它们具有各自的脉象特征。但就火这一点来说，它们的振动觉特征和手感特征是近似的，其中心火、妒火、怒火特征就更近似了。它们振动觉特征共同点是都有一种炽热的情感感觉，播散形式类似火焰一样的飘动感，脉象心理效应同样具备火的播散感觉。

那么，这些情感是如何使振动觉具备火一样的炽热情感的呢？我们还是用声乐作对比。正如微妙的乐曲可以模拟、写意不同情感一样，有的声音可以使人不寒而栗；有的可以产生空寂的感觉；有的可以使人感到火一样的热情；有的可以代表紧张。脉象振动觉和声波同样是一种振动波，它们可以赋予同样的感情色彩。

例如某些特征低频率的、细碎疏离的振动成分可以产生清冷的感觉；相反，不规则高频杂波的异常增多可以使人产生烦躁的感觉；某些特定高频的谐波成分增多可产生类似的温热感。这种温热感加上类似火焰一样飘动的播散形式，以及相关的情感心理效应，使人产生火与热的情感感觉。

7. 善良感

发自内心的善良性格，可以有一定的脉象表现形式。这是一种很奇怪的感觉，我们很难描述它的手感特征，我们只能谈手感感觉。它的周围组织振动成分从容平和，不疾不躁，没有丝毫焦躁的成分，呈现一种稳定的、略带温煦的、像阳光一样淡淡播散的振动觉。它给人一种从容仁爱的气质，一种坦荡无邪的感受。其最具备诊断价值的是脉象振动觉成分及所诱发的脉象心理效应。它的心理效应使人感到一种包容一切的、感人的真挚与善良。

8. 需求或希望得到什么有关的脉象感觉

这类脉象的共同特点是脉象振动觉成分形成一个上密下疏的蘑菇云状传导手感，或形成振动觉由内而外，再转向内收拢的内卷感觉，或外层振动觉较密，转向内层较疏，靠近皮肤几乎消失的情况。在心理脉象中，上密下疏或外密内疏并向内收的传导手感，大都与一定的需求或希望得到什么有关，如期盼、渴望、贪欲、爱情等心理的脉象都有类似的脉象结构。

由于心理情感的复杂性和多变性，我们不可能把所有脉象形态的有形成分和无形成分全都阐述到，它们是千变万化和错综复杂的。我们在描述脉象形态的有形成分时，需要从脉象的脉动、血管壁、血管周围组织等各个角度去具体描述、归纳和总结；在涉及脉象的无形形态时，我们更多地从脉象振动觉及脉象心理效应的角度去理解。这样才能得到一个完整的结论。

第二节　心理脉象的分部候诊规律及脏腑特征

心理脉象作为中医脉诊的一个分支，是在传统中医对脉法的认识和继承的基础上发展起来的。因此，心理脉象的临床识别在很多方面秉承了传统中医对脉象的认识。

为了更好地了解这一概念，我们从心理脉象诊断部位的确定、心理脉象诊断部位的分布和心理脉象脏腑特征等方面进行心理脉象诊断部位的探讨。

一、心理脉象诊断部位的确定

心理脉象的诊断部位定于双手的寸口部位。寸口又称脉口、气口，其位置在腕后桡动脉所在部位。

寸口诊法始见于《内经》一书。《灵枢·经脉》篇曰："经脉者，常不可见也，其虚实也以气口知之。"《灵枢·经脉别论》又有"气口成寸，以决死生"之说。

寸口诊法在《内经》时代已被公认，并认为是中医脉诊中的经典范例。如《素问·征四失论》就有"不明尺寸之论，诊无人事"的说法。

主张独取寸口始于《难经》，它不但主张独取寸口的方法，而且把古代的三部九候等遍诊法给予新的解释，使它成为独取寸口的理论依据。至晋代·王叔和所著的《脉经》，则普遍推广了独取寸口的诊脉方法。

独取寸口的理论根据是：寸口为手太阴肺经之动脉，为气血会聚之处，而五脏六腑十二经脉气血的运行皆起止于肺，故脏腑气血之变化可反映于寸口。

另外，手太阴肺经起于中焦，与脾经同属太阴，与脾胃之气相通，而脾胃为后天之本，气血生化之源，故脏腑气血之盛衰都可反映于寸口，使之成为诊察全身状态的窗口。《身经通考·内经之脉》对独取寸口的解释独具特色，其曰："《内经》云：气口成寸，以决死生。气口既可以决死生，则余经之动脉可以弗诊矣。"

《难经》是独取寸口的始创者。《难经·一难》云："十二经皆有动脉，独取寸口以决五脏六腑死生凶吉之法，何谓也？然寸口者，脉之大会，手太阴之脉动也。"实际上，对于这种机理的解释在《内经》时代已有了充分的论述。如《素问·五脏别论》云："气口何以独为五脏主？曰：胃者，水谷之海，六腑之大源也，五味入口，藏于胃以养五脏气，气口亦太阴也，是以五脏六腑之气味，皆出于胃，变见于气口。"

寸口分寸、关、尺三部，以高骨（桡骨茎突）为标志，其稍内方的部位为关，关前（腕端）为寸，关后为尺（肘端）。两手各分寸、关、尺三部，共六部脉。《脉经·卷一》云："从鱼际至高骨，却行一寸，其中名曰寸口，从寸至尺，名曰尺泽，故曰尺，寸后尺前，名曰关。"

寸关尺三部，每部分浮、中、沉三候，是寸口诊法的三部九候。《难经·十八难》云："三部者，寸、关、尺也；九候者，浮、中、沉也。"这与遍诊法的三部九候已经名同而实异了。

张仲景《伤寒论·平脉法》对三部九候机理做了深刻的阐述，曰："脉有三部，寸关及尺，荣卫流行，不失衡。……设有不应，知变所缘，三部不同，病名异端。太过可怪，不及亦然。邪不空见，终必有奸，审查表里，三焦别焉。知其所舍，消息诊看，料度脏腑，独见若神。"

心理脉象基本沿袭了中医病脉对诊断部位的约定，确认了寸口分寸、关、尺三部，每部各以浮、中、沉三候分诊的脉诊方法。所不同的有以下方面：

1. 心理脉象所执行的不仅仅是三部九候，它是在三部九候基础上的遍诊法。具体地说，它在三部脉象的每部之中又分偏前、正中、偏后三部分；另有脉管内侧和外侧之分。例如我们对生气脉的描述，曰："感觉最明显的部位不在关上，而在关后，也就是关脉到尺脉之间的部位。"对人内心感觉痛苦时所形成的脉象表现描述为："其感觉最明显的部位在两寸略偏下的部位。"又如对恐惧脉的描述："右尺脉内侧形态按之略呈凹状，局部组织突然疏软，缺少实体感，从而显得虚怯。"都说明了这种脉诊部位的划分方法与我们通常的方法有很大的不同。

虽然今天的临床脉诊已经不熟悉这种多区域的遍诊法，但这并不是无依据的独创。实际上早在《内经》时代的脉象记录中已经有了这种分类。如《内经》的"尺外以候肾，尺内以候腹"之论，《伤寒论》的关前、关后之说，都深切地体现了这种分类精神。王冰在注释《素问·脉要精微论》"尺内两旁则季胁也。尺外以候肾，尺内以候腹"时明确指出："两旁，两尺部之外旁也。所谓外内者，脉体本圆，用指向外以候内，向内以候外，候脉之两侧也"，明确地指出当时每一脉象的诊断部位又有上下之分、内外之别。

2. 心理脉象的浮、中、沉三部，每部各比病脉的诊断位置略偏浮。例如我们对凄凉脉的描述说："在脉管表层浮取的位置，周围组织振动觉显得平淡，有一种冷寂的感觉，断断续续的飘动着一种微颤的振动觉。"这种浮脉的位置就比病脉中浮脉的位置偏浅，它在脉管的表层到皮下之间的位置。

3. 心理脉象不但候脉管形态，同时候脉管周围组织的形态，不但感觉脉管的搏动，而且感觉周围组织的谐波振动。它的诊断范围和诊断信息明显地扩大。

二、心理脉象诊断部位的分布

心理脉象诊断部位的分布规律一直是人们探讨与关注的问题。

情感作为大脑思维意识的产物，从生理解剖的角度看，产生这种思维活动的部位自然要属于在头部的大脑了。我们从这个认识思路出发，首先从古代文献中寻找依据，逐步进行寸口脉诊断部位的探讨。

对脉象诊断部位探讨最著名的首推《内经》，其在《素问·脉要精微论》中说："上竟上者，胸喉中事也；下竟下者，少腹腰股膝胫足中事也。"按后世的解释来看，上竟上当指两寸前的部位，下竟下当指尺后部位。以这个观点推论，大脑思维意识活动的诊断部位应该在寸口"上竟上"部位，即两寸前的位置才是。

《难经》进一步明确了头部在脉象上的具体诊断部位。《难经·十八难》曰："三部者，寸、关、尺也。九候者，浮、中、沉也。上部法天，主胸以上至头之有疾也……。"至此，头的诊断部位在寸部这一论点，就以经文的形式固定下来了。

中医另有一派观点认为：在传统中医古代经典里，素来都以"心"为心理活动的主要器官，即所谓"心主神明论。"如《素问·宣明五气》提到"心藏神"。又如《素问·灵兰秘典论》所说："心者，君主之官也，神明出焉。"《灵枢·邪客》也说："心者，……精神之所舍也。"这些论述都把心作为产生精神意识活动的主体器官，认为人的思维意识都是由心的功能活动产生。

从心主神明的观点出发，人体心理活动的诊断应当确定在左寸心部才是。中医学中还有一种理论，即"五脏藏神"的观点，认为每一脏器都包含有心神活动的一部分，都参与了重要的心理活动。如《素问·宣明五气论》说："心藏神，肺藏魄，肝藏魂，脾藏意，肾藏志，是谓五脏所藏。"

在这派观点里，各个脏腑器官发挥不同的精神意识活动，它们之间有明确的分工。正如《素问·灵兰秘典论》所说："心者，君主之官也，神明出焉。肺者，相傅之官，治节出焉。肝者，将军之官，谋虑出焉。胆者，中正之官，决断出焉。膻中者，臣使之官，喜乐出焉。……肾者，作强之官，伎巧出焉。"

这种理论特点是不再简单地把不同心理活动及情绪过程归属于脑或心，而是把各自的情感分属于不同的脏腑，并与之相联系。

脏腑主情感的维系过程，正像《素问·阴阳应象大论》指出的那样："肝在志为怒，……心在志为思，……肺者为忧，……肾在志为恐。"

作为实例，如《素问·大奇论》说："肝脉骛暴，有所惊骇。"《灵枢·邪气脏腑病形》说："心脉缓甚，……为狂笑。"又如《难经·十六难》说："假令得肝脉，其外证……善怒，……有是者肝也，无是者非也；假令得心脉，其外证……喜笑，……有是者心也，无是者非也；假令得脾脉，其外证……善思，……有是者脾也，无是者非也；假令得肺脉，其外证……悲愁不乐，欲哭，有是者肺也，无是者非也；假令得肾脉，其外证……善恐欠，……有是者肾也，无是者非也。"明确地反映了心理脉象与脏腑、情志的对应关系。

按这种理论推论，人体心理活动的脉象诊断不是单纯地反映在脑或心的部位，也不是在两寸或两寸前，而是应该反映在寸口脉的脏腑所对应诊断部位上。

总结这种关系，在心理脉象上脏腑和对应情感有相同的诊断部位。某一种情感出现之后，对应脏腑诊断部位会出现相对应的心理脉象。

汇总以上各家学说，从医学心理学、解剖学的角度推导，人类的心理过程归结于脑功能活动，其脉象诊断部位应在两寸前；按从心主神明的观点出发，人体心理活动的诊断应当确定在左寸心部；而某些中医学派却提出不同情绪应该归于不同的脏腑。在这些问题上，仅中医经典著作《内经》就留给我们四种不同的存疑，可见医学流派的繁多，众说纷纭。作为一种医学遗产留给我们的各家学说，促使我们开阔思路，求其本源，达其真谛目的。中医学说是在实践基础上总结出来的一门科学。我们对诊断部位的探讨，也应该本着"实践里面出真知"的原则，对广阔浩渺经典学派采取去粗取精，去伪存真，由此及彼，由表及里的分析，以求得符合实际的、具有临床实用价值的脉象诊断部位分布结构图。

我们对古代文献书籍中涉及的几种诊断部位分布情况加以具体的利弊分析。

作为脉象结构的探讨，首先应从临床实际可能出发。若把诊断部位定在两寸前，则实施起来有较大的难度。这是由于左寸前受手腕周围骨骼的限制，脉象清晰度差，感觉不清，难以诊断明确。

中医讲"心主神明"，如果把诊断部位定在左寸，实施起来也有难度。在这种情况下将有几十种常见心理脉象集中在左寸，而每种心理脉象又要涉及若干信息参量，那么总的影响因素将达到一两百种。在这样拥挤的信息情况下，形态差异区分困难，操作难度极大，同时互相对立情感如果出现在脉象同一诊断部位，诊断难度将明显加大。

一般来说，同种性质情感汇集在寸口同一部位，可以对信息符号的表达起累积和叠加的作用，而截然对立情感的脉象表达则是另一种情况。例如又高兴又紧张的情感出现在脉象上，高兴脉象是一种宽松、活脱而略有兴奋感的形态，紧张脉象是绷直细紧的脉象形态，很难想象，宽松、活脱代表高兴的脉象形态和绷直细紧代表紧张的脉象形态能够在同一诊断部位共存。

同时，不同情感的脉象谐振点不一样。例如紧张脉象特异性地对尺部脉象形态改变明显，而高兴的脉象形态感觉对左寸反映明显，它们难以在一个共同的诊断部位得到完美的表现。

我们诊察又高兴又紧张心理现象的实际情况是：在左寸诊到宽松、活脱而略有兴奋感的高兴脉象形态；右尺诊察到弦直细紧的紧张脉象形态。把这两种不同部位的感觉汇总在一起，则成为又高兴又紧张情感的寸口脉综合的脉象形态。

基于以上原因，目前我们确定情感诊断部位的主要依据是参考古代文献记载的分布情况，并结合临床实践考察的结果进行判断，采用了寸、关、尺三部为中心的遍诊法。

当前我们将心理脉象的诊断部位的分布安排在寸、关、尺三部，或三部之中偏前、偏后、偏内、偏外的位置。它们的基本分配规律如下：

1. 以形态学改变作为必备诊断指标的心理脉象，一般有较确定的诊断部位。例如长期精神紧张的脉象，血管弦直细紧的形态学改变特定在右尺较为显著。

2. 单纯以振动觉为必备指标的心理脉象，一般情况下也有相对固定的诊断部位。但当刺激量积累到一定程度后，该诊断部位可以向其他部位弥散，使其他某些特定部位也可能感觉到。例如肝郁通常的诊断位置在左关，而长期严重肝郁的脉象，振动谐波特征可左关向寸关尺各部扩散，甚至按到任意部位皮肤上都可以感觉到。

3. 在传统认为以内心自我感受为主的情感，脉象诊断部位主要分布在左寸。如心里不痛快的脉象，心里创伤的脉象，惊喜、高兴等脉象，诊断部位都以左寸最清晰。但也有例外。如使人内心痛苦的事情，表现为两寸沉滞中夹杂有痛苦特征的振动觉。在初期，这种沉滞感往往大于痛苦感。而长期的内心痛苦，诊断部位会下移到右尺，手感也变为一种深挚的单纯苦的感觉。

4. 与性格特征和心境有关的情感，诊断部位主要分布在右尺或右尺偏前的位置，如性格易忌妒人、性格胆小、易恐惧、心理紧张度高、易冲动性格、苦闷、孤独、抵触心理、执拗心理等。

5. 传统认识中认为与肝脏感觉有关的情感，诊断部位多集中在左关，如肝火盛易怒、郁怒、气郁等。

6. 与悲伤有关的情感，如悲伤、悲愤、凄凉等，脉象诊断部位主要在寸脉或集中在右寸。但如果是长期遗留下久远的凄凉感，感觉部位可下移到右尺部位。

在传统中医的观念中，情感和脏腑有着密切关系。我们讨论情感定位时，必然涉及脏腑在寸口的定位情况以及脏腑与情感的配置关系。

在传统中医脏腑分布配置中，有不同的分配方案。例如就左寸主心、小肠来说，有按左寸前主心，左寸后主小肠配置的；也有按左寸浮取主心，沉取主小肠配置的。又如中医和藏医的脉诊脏腑分布位置各有不同，中医是左关主肝胆，右关主脾胃；藏医是左关主脾胃，右关主肝胆，两者正好相反。奇怪的是这两种医学的脉诊高手都可以准确地区分出各脏腑的情况，各自做出正确地诊断。

对这种情况所能作出的唯一解释是：脏腑的诊断部位不是唯一确定的。在某些情况下，同一脏腑情况可以反馈在不同的诊断部位。

对于心理脉象确实是这样的。有时同种情感可以以相同的形态特征出现在不同的脏腑诊断部位，例如严重的肝郁脉可以弥散到寸口各部位。它们也可以以不同的形态特征出现在不同的脏腑部位，例如痛苦情感的脉象，在早期和长期持续发展的脉象形态与诊断部位有所不同。因此，目前的脏腑分配情况是从中医理论和长期临床实践中摸索出来的一种相对确定的模式，而不是僵化、一成不变的模式，并且随着时间的进程，这种定位模式将得到进一步的充实和提高。

三、心理脉象的脏腑特征

我们要讨论心理脉象的脏腑特征，首先要明确脏腑定位问题。对于心理脉象和病脉来说，它们的脏腑定位位置基本是相同的，它们都延续病脉中的脏腑定位方法。为此，我们先讨论病脉的寸口脏腑分候规律。

1. 病脉的寸口脏腑分候规律

寸关尺分候脏腑源于《内经》，它对于气口各部所候脏腑已有详细记载。关于这点《素问·脉要精微论》已有经典的论述，其说："尺内两旁则季胁也。尺外以候肾，尺内以候腹；中附上，左外以候肝，内以候膈，右外以候胃，内以候脾；上附上，右外以候肺，内以候胸中，左外以候心，内以候膻中。前以候前，后以候后。上竟上者，胸喉中事也，下竟下者，少腹腰股膝胫足中事也。"我们将这种分类方法排列起来看，即是：左寸：外以候心，内以候膻中。右寸：外以候肺，内以候胸中。左关：外以候肝，内以候膈。右关：外以候胃，内以候脾。左尺：外以候肾，内以候腹中。右尺：外以候肾，内以候腹中。后世对寸关尺分候脏腑，大致以《内经》为依据而略有不同。如《难经》以小肠、大肠配心、肺，以右肾为命门。《脉经》以三焦配右尺。张景岳则以膀胱、大肠配左尺，以三焦、命门、小肠配右尺。《医宗金鉴·四诊心法要诀》则以左寸候心、膻中，右寸候肺、胸，左关候肝、胆、膈，右关候脾胃，两尺候两肾，左尺配小肠、膀胱，右尺配大肠。以上所举的几家学说，其分歧点在于大小肠和三焦，而主要的五脏位置的观点基本一致。目前关于寸关尺分配脏腑，多以下列为准。左寸：心与膻中；右寸：肺与胸中。左关：肝、胆；右关：脾与胃。左尺：左肾与小腹；右尺：右肾与小腹。这种分配方法实际上源于《脉经》上（寸部）以候上（身躯上部）、下（尺部）以候下（身躯下部）的原则。正如《脉经》所言："寸主射上焦，出头及皮毛竟手；关主射中焦，腹及腰；尺主射下焦，少腹至足。"寸关尺分配脏腑，体现了中医藏象学说的基本原则，反映了五脏六腑之气机的外在表象。正如李时珍的《脉诀考证·脏腑部位》所说："两手六部皆肺经之脉，特取此以候五脏六腑之气耳，非五脏六腑所居之处也。"这一观点，为心理脉象的脏腑研究提供了借鉴。

2. 心理脉象的脏腑特征

《素问·天元纪大论》论述了五脏气机与情感活动的关系，说："人有五脏化五气，以生喜怒思忧恐。"中医认为，心神活动是脏腑心理生理活动的结果。心理脉象带有明显的脏腑特征。其主要表现在两个方面：

①心理情感和对应脏腑诊断部位基本相同，这点在七情心理脉象中表现得最明显。例如怒伤肝，怒的情感和肝脏的诊断部位相同，都在左关部位。

②情感的诊断部位和情感外周效应的脏腑经脉循行部位互相对应。例如人感到恐怖时，情感外周效应较明显的作用部位是腰背，感到腰背紧缩，后背发凉，有一种冷森森的感觉。此时表现在脉象形态上，右尺向上弦直绷紧，上面附有一种恐怖带来的哆嗦或细颤。此时，情感外周效应的感觉部位与脏腑经脉循行部位，以及寸口脉的反馈信息的部位基本对应。

以上说明心理脉象有明显的脏腑特征。这一特征对寻找心理脉象的诊断部位和确定相关的情感特征很有帮助。例如，当要确定一个新的心理因素的脉象特征时，我们可以首先在自己身上体会该种情感引起的外周效应，再根据身体感觉的部位和感觉的性质，通过寸口脉的对应部位去寻找特定的脉象感觉，以此分析新情感的诊断部位和脉象特征。

第三节　心理脉象中指法与不同手指功能的运用

指法即脉诊时的布指方法。

医生和病人侧向坐，一般用右手按诊病人的脉，以取得稳定的感觉效果。临床也有专以左手诊病人脉或双手并用者。

诊脉下指时，首先用中指按右掌后高骨内侧关脉位置，接着用食指按在关前的寸脉位置，无名指按在关后尺脉位置。位置取准之后，三指应呈弓形，指头平齐，节节相对，以指腹按触脉体，因用指腹（指目）感觉较为灵敏。布指的疏密要和病人的身长相适应，身高臂长者，布指宜疏，身矮臂短者，布指宜密，总以适度为宜。三指平布同时用力按脉，先取得对脉象的总体认识。

诊小儿脉可单用一指移动诊断，一般多用食指诊断，因其敏感度较高。但也要分三部诊断，因小儿寸口部短，三部位置相对近一些。

在传统的脉诊中，寸、关、尺三部脉象分别用食指、中指和无名指来观察诊断，这种诊断方法在中国沿习了千年之久，且已经成为一种公认的模式。这种布指方法的优点是每个手指所需诊断的范围相对固定和集中，而每个手指的诊断的内容相对明确，这样就容易取得经验的积累，学习和记忆也就较为容易。其缺点是由于不同手指的敏感度和感觉优势不同，单纯把每个手指固定在各自特定的部位，这就丧失了运指的灵活性和发挥不同手指优势的可能。

心理脉象的诊断和病脉的诊断手法有所不同。首先是心理脉诊手指的应用范围较病脉有所变异。这是由于在心理脉象的诊断中，要求取得比病脉更多的脉象信息和感知觉手段，因此首先要依靠手指高度的精确度和敏感性。为了达到这一目的，需要根据不同手指的敏感度和优势进行诊断部位的调整，以发挥其优势。目前心理脉象的诊断则主要通过食指和中指来进行的，这是因为不同人手指的感觉功能及灵敏度是有差异的。

食指是人体手指中最灵活，而且感觉能力最强的一个，其特点是对动态触摸觉的感受能力良好，比其他手指有更大的灵敏度，因而对脉象振动觉及搏动的动态信息可以产生更好的谐振特征，正好符合心理脉象对灵敏度和谐振特征高度敏感的要求，对各项心理脉波的感应可以更敏感。因此食指在心理脉诊中是应用最多的手指。

另一方面，食指虽然敏感，但由于经常摩擦使用，其指目皮肤相对其他手指较厚，它对柔软而细微的脉管形态的感觉并非最理想。

中指平时使用的频度较食指少，皮肤柔韧度相对较好，对精细触摸觉的感受功能较食指更稳定和精确。中指对细微的静态触觉有更好的分辨率，可以更清晰地判断出不同形态细微的脉管特征。

无名指的感觉功能较差，对精确触觉和振动觉的判断都不敏感。平时只有在三指总按时用之，一般心理脉诊的精确感觉都不用它来分析。

由于以上原因，心理脉诊中较多地根据需要和诊断的内容来调整手指的应用，一般采取专指专用的方法。具体地说，就是根据每一种心理活动的脉象形态特征和需要调整用于诊断的手指和候诊部位，采用最适合感应这种特征手指进行感触和分析。因此从整体上看，在心理脉象中，每个手指并没有固定的诊断部位，而是根据诊断要求对不同手指的使用范围进行调整。

为了重点地体会某一部脉象，可用一指单按其中一部脉象，如要重点体会寸脉时，微微提起中指和无名指，诊关、尺脉则微提食指和无名指，或者微提无名指和中指。临床上总按、单按常配合使用，这样对比的诊脉方法，颇为实用。单按分候寸口三部，以察为何经何脏的情绪，总按以取得初步轮廓性的判断。

应该强调的是，虽然心理脉象对每个手指的运用范围没有固定的限制，但对每种特定的心理现象来说，对其进行感应和分析的手指一般都是相对固定的。对于每种心理活动都采用手指相对固定的方式来进行诊断，可以发挥不同手指的感应优势，以取得稳定的指感特征和临床经验的积累。

心理脉象诊断时，手指的分工基本有两种情况。一种是与振动觉有关的脉象多用食指诊断，食指对不同振动频率的谐波特征鉴别更准确些，而有关脉管细微形态特征的鉴别诊断较多用中指，中指对不同形态特征脉象的细微差别的认识更精确些。

另一方面，寸、关两部心理脉象较多表现在频率特征的改变，因此多用食指诊断；尺部脉象多表现为形态和振动频率的双重改变，因此多用中指诊断或食指、中指交替应用。

总之，在心理脉诊时根据需要对手指的诊断部位进行确认和调整是必要的。心理脉诊时的布指应用，需要我们在临床实践中进行不断的积累和学习。

第四节　心理脉象的一般识别方式

心理脉象的识别通常有几种方式，它们是信息符号识别法，情感符号识别法和情感共鸣识别法。

信息符号识别法：是最常用的识别方法。其把一种心理脉象按信息特征分解为若干不同性质和种类的信息符号，分别加以识别，在具备各种符号特征的情况下，就可以判断某种情绪状态的存在。这种识别方式只要把心理脉象的有形成分和无形成分两部分分别记忆，最后加以综合就行了。

有形心理脉象成分主要反映手指精细触觉及感知觉形成的脉象形态特征。如长短、大小、粗细、柔度、紧张度、节律、频率及大小、形状的知觉、位置觉、动觉等。无形脉波反映的形态特征主要表现温度觉及振动觉方面特征以及由此产生的温热感、清冷感、放射感、紧张感、悸动感、拘紧感、动荡感等各种脉象特征。每种心理脉象的有形脉象成分及无形脉波成分组合在一起，构成该脉象的总体脉象特征。这种通常的识别方式抓住每种心理脉象几个关键性的形态特征，加以识别、分析、达到正确识别的目的。

　　情感符号识别法：对已经认识的心理脉象，把其脉象特征提取出来。在理解对方情感的基础上，通过对自己既往情感体验的回忆和诱导过程调动自身的情感感觉，使心中产生或诱发出与对方心理同种性质的情感，并将这种内心情感与对方心理脉象结合，建立一种条件反射的模式，树立自身心理与脉象的效应关系。以后一旦感受到这种心理脉象的识别特征，就在自己心中产生同种性质的情感效应，可以立刻理解对方内心的情感。

　　情感共鸣识别法：这种识别心理现象的方法，把心理脉象的感觉直接引导到自己的内心，通过脉象信息的心理共鸣，使自己的心中产生与对方相同的心理效果和脏腑效应，这种情感的脏腑效应反馈到大脑，则又进一步加强了情绪的主观体验。因此，情感共鸣识别法是利用对方心理脉象的信息传导，使自己心中诱发出与对方的心理情感相同的情感体验。这种方法速度快，准确率高，尤其在多重复杂心理脉象的识别中具有重要意义，是高层次的诊断心理脉象的方法。

　　也许有人会怀疑把一种称为心理脉波的脉搏指感引导到心中就产生郁滞、心烦等不同心理感觉是否可能。这要从心理脉波的特性讲起。我们前面已讲过，心理脉波特异性成分主要是无形脉波，无形脉波可以由多种物理成分组成，但其中主要特异成分是振动波，是由脉搏高频谐波成分和脉搏周围组织的固有振动，或受血液冲击而产生的振动谐波组成。

　　搏动波的谐波效应和声波有类似之处，和谐的音乐可以给人以优美、动听的感觉，不调的噪音则给人不舒适的感觉，同样，不同的振动波带来不同的心理效应。从容和缓的振动频率可以给人带来温馨舒适的心理感觉。正如母亲节律性地拍打婴孩，使婴孩安然入睡一样。向人体发射与健康身体固有频谱相近的谐波频谱，使人体组织产生舒适的谐振效果，从而达到治疗疾病的目的，已有类似的仪器出现。相反，不规则的躁扰波则可以产生种种不适的心理现象。比如，坐在剧烈振动的车厢里，会有难受的心理感觉。又如，我们坐在椅子上，后面有人蹬着椅背哆嗦，自己往往被这不规律的振动扰得心烦。

心理脉象中的振动觉作用于人体也有类似的心理效应。有人问我："在摸个别人脉时，有时手上或心里有一种特别难受的感觉，不愿意去摸或接触这个人的脉。"我告诉他："这是一种情志极不舒畅的肝郁心理脉象，这种强烈发散的郁滞的心理脉波，会给诊者手里极难受的感觉。"这种振动波作用于手指上的感觉远比椅子哆嗦造成身体的不适难受，由此产生心理效应也必然会比心烦严重。实际上，我们一些医生在感觉到这种郁脉时，往往都伴有胸部压抑、郁滞、憋闷的感觉，这些感觉正是心理脉波诱导的心理反应。

把心理脉象引到心中去感觉的方式在心理脉诊中是相当重要的诊查手段，尤其在多种心理成分同时存在的情况下，心理脉象信息混淆而复杂，为了更好地识别各种成分，我们往往就把这种脉象引入心中去体会，一种成分一种成分地区别，逐步达到区分不同心理脉象的目的。

另外，我们对于某些未显露的情感，如对于性格特征的识别也往往运用这种方式。这里应注意的是，当我们识别出一种心理成分后，就要把这种心理脉象造成的心理感觉和心理特征马上忘掉，再去感应和识别下一种心理特征，以免上一个心理特征的信息干扰下一个心理现象的识别。

以上我们研究了大脑情感中枢、植物神经系统、心理脉象之间各层关系及性质。心理脉象反映的情感变化，与人体各种表情肌或言语行为所反映的情绪变化同属于情绪的外在表现，但它们在心理诊断的意义上却有差异。

人体各项表情肌及言语的感情色彩、行为心理特征等要受人体的显意识即受大脑皮层的直接控制，而这种大脑皮层显意识的反应要受到个体生存环境、社会地位、传统习俗、经验、教养、性格特点等多方面的影响和制约，因此人体行为语言所代表的情感能否真实反映大脑的心理活动，就有需要分辨识别的问题，其可靠性及诊断价值也要受到影响。

　　植物神经系统所反映的情感活动主要是受皮质下中枢的控制下进行的，其不受人体显意识的直接制约。在情感活动中，众多外周植物性功能发生变化，是大脑情感活动的真实指针，它准确地代表了人体当时的情绪状态，反馈了大脑的各项精神情感活动。从理论上讲，它不存在伪象问题。这使我们通过植物神经的情感变化，了解各种情志致病因素的工作建立在真实、可靠的基础上。

　　心理脉象是通过心理活动的外周效应来感知对方心理活动，这点对于脉象心理学有重要意义。人们在科学心理学的研究中，在研究身心关系，研究心理活动的生理机制等方面有许多重大进展，对人类心理活动这个脑的高级运动形式的认识从生理学、解剖学、组织学、免疫学、遗传学、精神病学、精神药物学、实验心理学、行为药理学、神经外科学、脑神经生物构象技术等进行了多学科的研究，但是，对于心理现象的直接感知和物量化的研究，始终是一个空白点，也是一个难点。心理脉象的研究，使人类能够第一次通过心理脉波的形式，认识他人的情感因素。期望不久的将来，人类以某种物理量的形式，使记载和认识心理现象成为可能。

　　我们了解手指各项感觉功能之后，就产生了一个问题：怎样使各项感觉的信息综合起来，形成一个完整的脉象概念？这就要引入知觉的概念。

　　我们知道，任何一个脉搏都是由多种物理量组成的，包含着不同的参数和各方面的信息。每一脉搏都有其脉壁的弹性度、张力、充盈度，血液的流速，黏稠度，脉形的粗细、长短、大小，脉搏的频率、谐振波、辐射波、杂波、节律，脉搏的流畅度，脉位的深浅，周围组织的密疏等等，这样多种参量复合起来，才构成了每一脉搏的总特征，才称为某一特定的脉搏。这里面还有寸关尺三部，浮中沉三候，内外之别，上下之分，来止对比，各个部位的参照比较，才能共同完成对整个脉象的完整的认识。

　　前面阐述的手指感觉功能是对脉象的个别属性（如形态、温度、脉律等）的反映，它只能从某一侧面反映，脉象的某种局部特性，因此缺乏对脉象的整体的认识。而脉象的知觉则是对脉象的各个属性、各个部分及其相互关系的综合的、整体的反映，它形成的知觉是触压觉、温度觉、位置觉、动觉、振动觉等多种感受器联合活动产生的。因此，它是许多感受器的共同参与，并从不同侧面反映了脉象的多种属性，由此产生对脉象综合的、完整的认识。在这种知觉认识的时候，头脑中产生的已不是脉象的个别属性或局部的孤立反应，而是由各种感觉、各种局部特征结合成的对脉象的整体的认识。其中，感觉是知觉的基础。要知觉某种特定的脉象，就要感觉这脉象的各方面的特征。感觉到脉象的个别属性和特征越丰富、越全面，形成对事物的知觉就越完整、越正确。我们在实际脉诊中都是以知觉的形式直接反映某种脉象的。

　　脉象知觉是客观脉象在人头脑中的主观映象。在实际操作中，我们通常是从三个方面来产生对脉象的知觉的，这就是空间知觉、时间知觉和运动知觉。

　　脉象的空间知觉主要反映脉象的空间特性（包括如脉管的粗细、大小、长短、浮沉、形状、方位等）。时间知觉反映了脉象的延续性和顺序性（如脉搏的速率、频率、节率等）。运动知觉反映脉搏在空间位置的移动（如脉波的来去起伏、扩张和收缩、异常搏动等）。

　　空间和时间是脉搏存在的基本形式，一切脉搏都存在于时间和空间之中，而脉搏的搏动及位移则是在空间和时间内进行的。从心理脉象的角度讲，空间知觉主要取得脉象形态学特征的信息；运动知觉主要了解脉搏波及谐振波的振动特征、传导特征和频率特征；时间知觉主要明了上述两项信息的时间特征，并从以上方面组成心理脉象的信息框架。在此基础上形成对心理脉象的综合认识。

第五节　多重复杂心理脉象的识别

在心理学的研究过程中，往往着眼于寻求人类共同的基本情绪。在此基础上推衍情绪的复合模式，用来概括人类各种情绪状态。

人们对心理现象的组合模式做出了多种分析。如汤姆金斯列出八种情绪的基本形式：兴趣、快乐、惊奇、痛苦、恐惧、愤怒、羞怯、轻蔑。伊扎德又增加了厌恶、内疚两种情绪状态。艾克曼则提出六种最基本的情绪：快乐、惊奇、厌恶、愤怒、惧怕、悲伤。普拉奇克进一步提出情绪的复合模式，他在一个倒立的锥体上列出八种情绪，从锥体顶点到底端的核心标志情绪强度，锥体断面上分隔的八种情绪按相似性和极性排列，因此它的维量分析为强度、相似性和极性三种，在此基础上经过组合，以标示各种复合的情绪状态。

人类的情感是复杂的。从脉学理论上说，任何一种心理过程都以其特定的脉象形态共存在心理脉象上，并以此刻下自己的痕迹和标记。作为心理脉象来说，这种标记有很大的专属性，即每种心理情感都有其特有的形态和振动觉特征。

心理脉象的组成结构并不是和普通病脉那样，以某几种基本脉象结构为框架，在此基础上叠加组合成一种新的心理脉象，而是以个体特征为基础的脉象成分的组合。

不同心理脉象的表现形式和振动觉特征差异较大。一种心理脉象和另一种心理脉象形态截然不同，同时一种情感只对应一种心理脉象，它们之间可以并存，可以互相制约，但形态特征总是划分很显著的，不存在一种情感的脉象形态代表另一种脉象的问题。因此每种心理脉象都有其独立的形态结构，甚至一些从现代心理学分类上较为近似情感，它们的脉象形态特征也很少有雷同之处。这种脉象之间的特征性差异给复杂心理脉象的识别提供了有利之处。

从脉学角度讲，心理脉象和我们通常对人类基本情感的分类与认识不同。我们通常可以把人类基本情感划分若干类型，可以从中间派生或衍生出若干其他类型情感。在心理脉象的识别领域里则不是这样看问题，一种情感就是一种情感，每种情感有其独立的内涵及其情绪的自身体验内容，一种情绪状态可以是某几种情感的组合，在其中任何一种情感不能代替另一种情感的内涵。

因此从心理脉象的角度出发，不存在什么基本心理脉象的框架结构，或衍生，或者派生出其他的情绪结构问题；不存在先划分出几个基本脉象形态，然后再组合成其他心理脉象的问题。

不同特征的心理情感都要以某种特定的脉象形态共存在脉上，分别刻下自己的痕迹和标志，这样给多种心理成分的识别增加了难度。作为掌握这门技艺的基础，需要丰富临床经验的积累和一定的灵感，需要在大脑皮层的高度兴奋和精力集中的状态下进行。

多层次心理成分的识别可以采用以下几种基本方式。

一、抓主要的情感致病因素

我们在后面将论述各种心理脉象在脉象上是否显示遵循着"恶者可见，善者不可得见"的原则。正常的、对身体有益的情感在脉象上大多是不为显露的；而不好的，对身体及心理损伤的心理脉象则往往显露得很明确。因此在心理脉象上，对人体损伤重、致病性强的心理脉象往往比其他种类心理脉象显示更清晰，更容易感受，甚至占压倒其他一切心理脉象的地步。由于我们心理脉诊的目的在很大程度上就是发现致病心理因素，因此，抓住明显的，清晰的致病心理脉象为主要辨证依据，是我们常用的识别方法之一。

二、进行情感的分部位的诊断

患者就诊时往往表现为多种心理现象的交叉和组合，此时对多重心理成分的区分和识别，在心理脉象诊断中占有重要地位。不同的心理脉象之间，它们可能有不同的诊断部位，也可能有着相同的诊断部位。我们根据不同心理现象诊断部位的差别，分别从寸口脉不同部位提取信息，再加以分析、比较、综合成总体的心理现象。

由于存在着两种情况，我们对多重心理成分的区分和识别主要采取两种方式：一种是分部位识别法，一种是同部位逐一识别法。

这两种方法的基本概念是：假如有两种情感同时存在的情况下，可以表现为二者发生在同一诊断部位，或者二者出现在不同诊断部位两种情况，我们根据不同的存在部位将它们分别加以识别，多重心理脉象的情况也依此类推。

1. 情感的分部位识别法

分部位识别法是心理脉象最基本的识别方法，这种方法根据不同脉象的反馈部位及所对应的脏腑效应来区分不同类型的心理现象。如果两者不在同一诊断的部位，则在各自的诊断部位上分别感受到两种不同情感的识别特征。例如紧张的工作节奏超过人体心理的承受能力，使人产生心烦的感觉。这时心理脉象的诊断表现在尺部出现弦急紧张的脉象特征，代表患者心理紧张度过分增高；同时左寸出现心烦的心理脉象，代表着患者心烦的心理状态。在这种识别方法中，只要把不同部位的心理成分综合起来，就成为对总体心理活动的认识。

总之，各种情感的显现部位如果不在寸口脉的同一位置，我们将在各自的诊断部位去区分和识别不同心理脉象的局部特征，作出判断即可。这里不存在同一部位的诊断出现混淆的问题。

需要注意的是，此时应注意心理脉象的时间属性，区别哪个是当前的致病因素，哪个是先前遗留的情感特征（脉象的时间特征我们在"情志致病年代远近的判断"一节中讨论）。如果是属于同一时间阶段的心理过程或心理现象，我们再分析这些不同情感因素之间的因果关系怎样。这就涉及分析不同部位心理脉象之间的相关性问题。

比如说，恐惧和心悸两种组合的心理成分，心悸的诊断部位在左寸，恐惧的诊断部位在右尺。一个人如果恐惧、害怕得心里悸动，那么从左寸可以感觉心脏悸动不安的脉象，从右尺可感觉细紧振颤代表精确的恐惧脉象感觉。由此我们可以得出恐惧和心悸两种组合的心理成分。

那么，这两种不同部位心理脉象之间的相关性如何？它们的心理成分是两种各自独立的心理过程，还是心悸和恐惧这两种心理现象相关出现的呢？它们之间关系又是怎样的呢？这是我们需要加以具体分析的问题。

通常对恐惧和心悸这两种心理成分可以有以下解释：

（1）又爱又怕的心境。如我们前面讲过的小孩看见喜爱的小猫时高兴得心跳，又怕猫抓时的心情。

（2）由于害怕，恐惧而紧张得心悸。

（3）对突然出现的事件，心理上身体上处于应激状态，神经系统紧张度增高，心率加快，血压升高，因而左寸出现心悸，右尺出现弦细紧长的类似恐惧脉的心理脉象。

（4）由于素有心神经官能症而经常心悸，由于对病情不了解，害怕得心脏病而出现心悸、恐惧脉象。

（5）本身有心脏病经常心悸，又害怕病情加重而恐惧。

（6）此外还要和某些非心理现象而脉波形态相似的脉象相鉴别。如心悸伴腰痛，或激动伴腰间受寒，此时左寸出现悸动而尺脉出现弦紧的脉象。

以上说明患者就诊时可表现为多种心理现象的交叉和重合，它们在心理脉象的组合模式中占有重要地位。如一个心理过程中同时反映出若干种心理现象，或某一心理现象伴随另一心理现象而来，就需要我们在进行心理诊断时加以鉴别。

这里涉及两个问题。一是心理现象和非心理现象的鉴别问题，即区分该症状是否为一种心理现象。二是区分不同心理现象之间的关联性，区分一种心理现象和其他心理现象的关系如何。他们之间是互相独立存在的，还是一种心理现象由另一种心理现象引发的。

非心理现象和心理现象的脉波较容易鉴别，我们谈到心理脉象的组成时说过，心理脉象是由有形态改变的脉波和无明显形态的振动谐波组成，因此非心理现象或疾病的脉波虽然可以和心理脉象有类似的形态，但它们缺少心理脉象特异性脉波成分（即心理脉象特征性振动觉成分）。

下一步的工作是从振动觉部位的深浅层次判断这两种心理成分是属于同一时间阶段还是不同时间阶段；从强度特征分析二者强度是否相近，是否属于同一层次的心理，依次区分出哪个是现在的心理活动，哪个是性格特征造成的影响。如果二者从时间阶段和强度特征都相差很远，则属于不同阶段心理；如果二者从时间阶段的判定和强度特征都相似，则属于同一心理过程。

为了取得进一步更准确的判断，在以上工作的基础上，我们观察两种心理成分之间的维系关系。作为同一心理过程产生的两种心理成分，不管它们的诊断在同一部位还是不同部位，它们的脉象形态之间在接触的地方有种融合关系，表现为很自然的过渡。如果两种脉象之间没有这种过渡区而截然分开，则是两种不同时间阶段的心理现象。

另一个很重要的鉴别是：如果两种心理成分是在同一心理过程产生的，它们会轻微地带上对方的信息特征。例如紧张得心悸，那么在左寸心悸的成分里会轻度带上血管紧张的成分，右尺紧张细颤的成分里会有悸动的痕迹。

再一个特征是深浅层次的鉴别。同一心理过程产生的两种心理成分，它们诊断的深浅层次大体一致。如果不是同一心理过程的心理成分，它们表现的深浅层次不同。

还有是强度特征和清晰度的对比。同一心理过程产生的两种心理成分，它们在强度和清晰度方面有一种协调相称的关系，如果二者差距过大，则不是同一心理过程产生的两种心理成分。

　　2. 情感的同部位逐一识别法

　　同部位逐一识别法是逐个识别，逐一分析、归纳统一的认识方法。这种方法用在同一部位存在多种心理成分的识别上。

　　比如说恐惧和紧张的心理脉象都主要反映在右尺脉上。若某人性格胆小，此时为应付考试而心情紧张。分析恐惧的心理有紧张的成分。目前因应付考试而紧张，而不是因恐惧造成紧张，因此目前心理成分里没有恐惧的成分。如何从脉象上识别这一心理现象？

　　我们首先从对方的右尺部发现尺脉弦细紧张，表现为管壁弦细均长、有种拘紧感，同时管壁上附有极细微的振颤成分，管内血流加速，有急疾感。这些都是心理紧张度增高的表现。进一步感觉，尺脉周围组织的振颤有慌忙内收的感觉，管壁的振颤有不均匀性，有类似哆嗦的感觉（注：神经紧张度增高的管壁振颤是均匀的，就像由于紧张而肌肉细颤一样；恐惧的振颤管壁紧张度比前者高，显得略微僵直，管壁的振颤有类似哆嗦的感觉），这是患者恐惧的心理成分。

　　从总体上说，如两种情感在寸口脉上有相同的诊断部位，有可能首先感受到较强的那种情感。此时较强的情感信号可能妨碍或掩盖另一情感的表达，因此需要排除干扰再继续感受较弱的信号。如果两种情感的强度近似的话，有可能分别感触到两种情感的各自脉象特征，也可能感到两种脉象叠加后产生的新的脉象特征。

　　对于相近的两种情感的进一步区分程序，将依照分部位识别法所介绍的方法，根据两种情感振动觉的相关信息进行区别。它们是根据感觉部位的深浅层次判断而这两种心理成分是属于同一时间阶段还是不同时间阶段；从强度特征分析二者强度是否相近，是否属于同一阶段心理；观察两种心理成分之间的维系关系，观察是否属于同一层次的心理，看它们是否轻微地带上对方的信息特征；它们在强度和清晰度方面有一种协调相称的关系。如果二者差距过大，则不是同一心理过程产生的两种心理成分。这里可以参考前面的方法识别，就不一一介绍了。

观察两种心理脉象之间的相互关系，并作出准确地判断有较大的难度，需要在长期的实践过程中逐步摸索提高。

总之，对于同时存在多种心理成分的识别要本着先易后难、逐一识别的方法。例如某个没有离开过父母的儿童要独自去一个有趣地方玩时，心中的喜悦、兴奋，与要离开父母的惶恐不安等心情交织在一起。这时，我们先从脉象的流畅、活脱上感觉出孩子喜悦、兴奋的心理；又感到尺脉细长而略紧，这是独自外出的紧张心理；再感到左寸有动悸的感觉，这是心中又高兴、又有点害怕的心理表现。

以上涉及了众多复杂的心理世界和心理脉象，我们如何去掌握分析它们呢？确切地说，我们不可能一一去熟记它们。众多心理脉象的重叠变异，将使它们的形态复杂多变，但其中有两点是不会变的。一点是振动觉特征，不管脉象怎么重叠，每种心理的振动觉特征总是独立显现的。第二点是每种心理成分所形成的脉象心理效应是不会变的。因此，我们更多地应用脉象心理效应的方法去识别心理成分，这将是最简洁准确的心理识别方法。

复杂心理活动的感知是心理脉象的难点。总的诊断原则是先分部位感觉，再在同一部位分层逐一感觉各个心理现象；先学会感应强烈的情感，再逐步学习较弱情感的感觉。在感应方法上，坚持直接心理感应、部分心理感应和对某种心理成分的理解三种方法并用，这样才能正确感应出各种心理成分。

应该指出，心理情志活动的感知是一个细致而复杂的过程，要在对不同心理脉象及心理效应的特征熟练掌握的基础上才能进行，这是一个艰苦学习和练习的过程。因此在没有熟练掌握脉象规律时，特别要注意对患者的行为、语言，特别是身态语言的观察，注意望、闻、问、切四诊合参。

第三章　心理脉象各论

我们对心理情绪状态的识别最终要落实到对各个情绪状态的识别上来，其中最重要的就是对各个具体脉象的识别。在这一章里，我们将对常见心理脉象的基本形态及识别特征作逐一介绍。为了使概念清楚，理解方便，在每一种心理脉象里，我们将从该种心理脉象的基本概念、感觉时域、手感传导路线、有形脉象形态、脉象振动觉成分、脉象心理效应，以及和其他脉象相鉴别等几个方面进行阐述。

一、肝郁脉象

肝郁脉是肝气郁结所形成的脉象改变。

在传统的论述里，往往把肝郁的脉象和弦脉联系在一起。的确，许多肝郁脉往往带有一定的弦脉的成分，但实际上它也可以不弦。肝郁脉可以合并 28 种脉象中的任意其他脉象形态出现，但这些其他的脉象形态都不是肝郁的必备诊断指标。它们仅仅是特定情况下伴随肝郁脉出现的，是可有可无的脉象指标。因此，肝郁脉没有特定的有形脉象形态。

肝郁真正特异的脉象成分是一种手感酸麻不适的感觉，这是典型的脉象振动觉感觉，就像手握着石块在玻璃上划时那种酸麻不适的感觉。这种波形指感较弥散，主要显现部位在左关局部组织。对肝郁严重者，有时手按在皮肤上，还没有接触到脉管时就能感到这种不适感觉。

感觉时相：整个脉动周期都能感到这种感觉，但比较明显的时域在脉搏高峰到第二脉搏周期之间的时域。

手感传导路线：典型的严重肝郁的振动脉波。可以使诊脉者的手指产生酸麻不适的感觉；再向上，手感减弱，而在手少阴心经接近肘部的地方重新出现，甚至可以产生比手指部位更强的酸麻感。如果气郁更甚，还可向上辐射并在手阳明大肠经的肩附近部位产生酸麻，像触了电，手臂抬不起来的感觉，再向上，则在胸中又可以产生一个反应区，沿足少阳胆经的两肋胀闷不舒，郁滞的感觉。

脉象心理效应：肝郁的脉波，手指的振动觉感应是酸麻不适的感觉。这种感觉不管传感到手臂任何位置，都是同样的酸麻感觉。但同样是肝郁脉，其谐波成分传到诊者心中产生的感觉则不同，肝郁脉传到心中的感觉是两肋闷胀、郁滞、不舒畅的感觉。临床上严重的肝气郁结、压抑的心理脉象，其振动脉波常使诊者心中感到压抑、胸闷，甚至像一口气噎在那里，让人透不过气的感觉。这种手感和心中感觉有明显的不同。

肝郁脉的感觉部位有泛化现象，长期或严重的肝郁，其酸麻不适的指感可以扩展到寸关尺任何部位出现。不管在任何脉象中，只要出现这样手感，不需要其他辅助成分，就可以判定患者肝郁。

肝郁脉是以振动觉为唯一诊断指标的脉象，这是肝郁脉有别于其他心理脉象的特例情况。

鉴别：

1. 心里不痛快的脉象

肝郁和气滞紧密相关。气滞作为临床的常见症状，可以由多种原因产生，如肝郁气滞，心里不痛快造成气滞，中气不足而产生气滞等。肝郁气滞和心里不痛快的气滞是两种心理状态，从脏腑效应到临床脉象都不相同。肝郁气滞的脏腑效应在肝，两胁胀闷或疼痛的感觉。其诊断部位在左关局部组织，对应的心理脉象是肝郁脉；心里不痛快的气滞脏腑效应在心，心胸堵闷不舒的感觉。诊断部位在左寸局部组织。对应脉象是气滞型的涩脉。这种气滞型涩脉感觉我们将在下面介绍。

2. 郁火脉象

郁火脉即肝郁化火形成的脉象，它比单纯的肝郁脉增加了郁热和化火的成分。单纯肝郁的脉象成分是一种手感酸麻不适的感觉，而肝郁化火的脉在肝郁脉酸麻不适振动感觉的基础上，增加了温躁和火焰样灼热飘动的、周期性播散的振动觉。

3. 郁闷脉象

通常人们对于肝郁有两种态度：一种是通过叹息等方式伸展发泄，以求暂时的缓解；一种是默默忍受。对于默默忍受的人，则往往形成郁闷心理。郁闷心理的脉象感觉与肝郁脉象基本相同，只是酸麻不适手感的播散范围明显缩小。正常肝郁脉有明显的播散感觉，沿手指向手臂放射，而郁闷脉的播散范围一般不超过食指第一节范围，振动觉外沿有一圈略微滞重，不得伸展的感觉。脉象心理效应有一种明显的郁闷、憋气的感觉。

二、生气脉象

生气脉是对人、物或事件气恼不满而导致气机郁滞，壅塞胸胁所形成的脉象改变。

感觉部位：一般倾向于把生气的情绪归于肝，诊断部位应在左关。实际上生气的脉象感觉左右手都有，有时甚至右手的感觉比左手更明显。更奇怪的是感觉最明显的部位不在关上，而在关后，也就是关脉到尺脉之间的部位。

脉象感觉时相：感觉最明显的时域在脉搏高峰前到高峰后的一段时域，这种感觉可以延续到第二脉搏周期之间的时域。

振动觉传导路线：一般用食指感觉。振动觉手感集中在食指端附近，很少传导。

有形脉象成分：脉象形态粗细程度近似于细的活动铅笔芯，靠近关的部分略尖，靠近尺部位略窄。浮于关尺之间，张力大，呈绷紧感觉。

脉象振动觉成分：呈线状周期性播散感觉，脉动播散感觉前疏后强，略有强实感。在食指端形成较强的线状直插的穿透力，有微麻感觉。

脉象心理效应：如果被诊者因为其他目标而生气，诊者可以通过对该情感理解的方式来感觉这种心理效应。如果对方生气目标直指诊者，那么诊者可以明显感应到对方生气而威逼的心理效应。

鉴别：

肝郁脉象

生气脉和肝郁脉有所差别。肝郁脉为肝气郁滞形成的脉象。由于肝郁是一种受压抑的心理，脉象向外播散的力量没有前疏后强的现象。生气脉是意求向外发泄的脉象，故脉象振动觉有明显的向外透发播散的感觉，即脉象在波散的过程中有明显前弱后强的感觉。二者的传播手感和脉象心理效应均有差异。

三、怒脉象

怒脉是忿怒或激怒有关的脉象。在所有心理脉象中，是指感最强烈的、与忿怒或激怒有关的怒脉脉波。

感觉部位：指感多半局限于左关附近。

感觉时相：感觉最明显的时相在脉搏高峰前到高峰后的一段时域。而炬然播散的振动觉手感可延续到第二脉搏周期之间的时域。

有形脉象成分：在左关中间部位，周围组织伴随愤怒的情感局限性馒头状膨隆凸起。发怒越厉害，得不到宣泄，左关局部隆起的程度就越高，形态就越清晰。就像用小棍子敲蛤蟆肚皮时，蛤蟆气得鼓鼓的那种感觉。

在愤怒情感的激励下，血管壁和局部组织产生强烈共振，指下脉搏显得洪大而有力，强实上拱的感觉。

脉象振动觉成分：随着局部脉搏的强力搏动，手下呈现出扇形的、周期性的炬然播散的振动觉手感，这种感觉就好像动画电影中太阳放光那样，一段段的细短线段振动跳跃感地向手指方向放射播散，但传导的距离不远。

传导路线：虽然怒脉的局部手感是最强的，但其脉波扩散能力却不是最强的。这种怒脉特有的、炬然播散的手感却很少在寸口其他部位出现。振动觉手感通常以左关为中心向上下略有延伸。怒脉其他的特征，如血管紧张度略有升高，脉搏（心搏）有力的成分则可以影响到寸口其他部位，只是不如左关强烈。

脉象心理效应：诊者多半是通过对这种情感理解的方式来感觉对方的愤怒，偶尔的情况下，可在诊者心中引起轻微的怒火样的感觉。

鉴别：

1. 弹石脉

弹石脉和怒脉都有强力上拱的感觉，但怒脉强力上拱感觉局限在左关区域。由于管壁有一定的柔韧度，这时虽然脉搏强力上拱，但没有弹石脉那种强硬僵直成分。其振动觉以左关为中心向手指炬然播散。

弹石脉脉壁僵实而心搏有力形成的特定的脉象特征，多见于高血压动脉硬化病例。手感血管强实，顺应性差。在脉搏高峰期，随着脉压的不断增强，当硬化的血管壁扩张到极限，突然出现绷紧僵直和停止扩张的状态。此时在血流的强烈冲击下，血管壁表现出垂直的、强烈搏指的振动感。弹石脉的这种感觉可在全脉管出现，并不限于左关部位。

2. 激怒脉象

激怒是受强烈致怒因素引起突发的愤怒，其基本脉象形态与通常的怒脉相同，但更富于冲动性而不受理智的控制。这种突发的愤怒客观上以力求发泄为主。只有当这种情绪得到发泄时，情绪才可以得到一定程度的缓解。由于脉象有形形态的改变，如左关的隆起需要有个时间的积累过程才能得到充分的表现，因此，就诊时激怒脉象的隆起程度从脉象表现上未必是最强烈的，但左关的撞击冲动感必然是强烈的。我们可以从左关隆起的程度和强度体会愤怒的性质和程度。

3. 狂怒脉象

狂怒是过度的愤怒，失去理智控制。这种脉象同样是向外发泄为主，但脉象表现上不是以左关强烈的、炬然播散的振动觉手感为最显著特征，相反是以失去理智控制形成的躁疾狂乱脉象为突出特征。

4. 怒火脉象

怒火是愤怒化火的征象。在通常怒脉基本脉象形态的基础上，振动觉的播散形态和播散范围有所变窄，力量更集中，增加了炽热温躁的穿透感觉，使人感到火势播散的事态。

5. 脾气暴躁的脉象

脾气暴躁是一种性格特征。脉象形态与怒脉有些类似，可以说是处于易怒的未发作状态，表现为左关中部微微出现凸起，但没有怒脉那种强烈的、炬然播散的振动觉手感，只是脉来充实隆起，微显冲动感。脉动高峰在左关中间向上飘动炽热感的振动觉，好像点着火的样子。周围组织振动觉显得明显焦躁不宁。

四、郁怒脉象

郁怒是敢怒不敢言，形成肝气郁滞和怒火双重成分的组合脉象。郁怒是一种强行压抑的情感，故伴随很强的郁滞不畅的成分，其中的忿怒成分遵守一般怒脉的规律，局限在左关附近出现怒脉的特征，而抑郁成分则遵循肝郁的特征，可扩散到寸口其他部位，出现肝郁脉的特征。

郁怒脉象在脉诊时可以表现为多种组合形态。根据肝郁和怒火的比例成分，既可以表现为一种压抑为主的郁滞状态，其中伴有想怒而不敢言的成分，也可以表现为怒火中炽的心理，而自己努力强行控制的状态。这种压制的抑郁情感和力求发泄的愤怒情感的组合，从整体上看来还是有欲求发泄的趋势。反映到脉象上，根据不同情感的组合状态，表现为不同的比例模式。在脉诊时，往往首先感到一种占主导优势的情感，然后经过细心领会再感觉到伴随的另一种情感。这是和一般脉诊有区别的地方。

脉象心理效应：可在诊者心中产生轻微的压抑或愤怒的感觉，也可以从理解的方式认识这种情感的脉象。

鉴别：

1. 肝郁化火脉象

肝郁是一种压制的情感，肝郁化火同样是一种压制的情感，是在肝郁的基础上加上化火烦躁的成分，虽然化火，却没有明显向外发泄的迹象，而郁怒脉却有明确欲求向外发泄怒的成分，只是强行压制而已。肝郁化火是单一情感程度的发展。郁怒脉是郁滞和愤怒两种情感的组合。表现在脉象上，肝郁化火脉突出的是化火烦躁的成分，而郁怒脉突出的是郁怒夹杂的感觉。

2. 忿怒脉象

郁怒和忿怒不同。忿怒是一种开放的、外向型的，以发泄情感和接近发泄目标为特征的情感过程。郁怒是敢怒不敢言，包含肝气郁滞和怒火双重成分，是一种强行压抑的情感。从脉象表现上看，忿怒脉以强烈播散怒脉的振动觉为其特征，而郁怒则具备肝郁脉酸麻不适感觉和压抑的怒脉播散感觉。

五、心里不痛快的脉象

心里不痛快的脉象是外界刺激引起内心不愉快的感觉，使人内心有一种堵闷、不痛快的感觉，属于气滞型的涩脉。

临床上的涩脉分气滞和血瘀两种情况。血瘀涩脉由于瘀血阻滞形成，起因多见于动脉硬化等。气滞的涩脉和气机不畅有关，包括中气不足导致气滞、心里不痛快造成气滞等。与情绪有关的气滞型涩脉见于心里不痛快的脉象，这是属于心情压抑，不舒畅脉象。

感觉部位：感觉最明显的部位在左寸。

感觉时相：脉搏高峰后到第二脉搏周期之间的时域。

传导路线：心里不痛快的脉象振动觉多集中在食指指目附近，较少传导。但其不畅感觉可以扩散到寸口脉其他部位，可是强度会降低很多。其主要的扩散对象是左关（肝）和尺部。

有形脉象成分：感觉部位在左寸血管的上壁，此时浮取轻触血管表层有拘直缩窄的感觉，指感细长，两头略窄略尖，就好像一小段细线浮在血管壁上。如果长期心情压抑不痛快的话，这种脉壁收引、僵细的感觉可以影响到寸口其他部位。若患者本身是细脉的话，这种管壁由于抑郁而缩窄，僵直的感觉就更明显了。提示着长期压抑的情感对身体是一种明显的损伤状态，可致全身心血管系统管壁持续缩窄，并产生血管僵直，易于动脉硬化的发展趋势。

脉象振动觉成分：主要表现为紧接脉搏高峰开始的一小段滞涩的振动觉指感，特点是脉搏高峰左寸血管壁有拘直缩窄的感觉，从高峰起管壁上方附近组织飘过一缕很窄的涩滞振动觉，略微增强后减弱，就像飘过一缕不畅的表情一样很快消失。

脉象心理效应：这种滞涩不畅的指感引导到内心的感觉是堵闷、不痛快的感觉。

鉴别：

血瘀涩脉

血瘀涩脉和气滞涩脉都表现为涩滞不畅的感觉。血瘀涩脉的脉象搏动高峰较钝，从峰顶的前沿开始，脉动的速率明显减慢。在缓慢之中脉压继续增强，一直持续到顶峰，形成涩脉特有的努着向上拱的强实手感和馒头状峰顶，然后缓慢回落，此时伴随在主波上，出现一种迟涩的振动感，就如古人描述的轻刀刮竹那样，手下表现为迟涩的、哆嗦着前进的感觉。

血瘀涩脉的管壁往往坚实而弹性差，脉搏高峰的迟涩感、强实感和哆嗦振动感觉明显，振动感觉的部位在血管壁。这种涩脉特有的迟涩感与大动脉硬化的阻尼振荡等因素有关。

对比心里不痛快的脉象和血瘀型涩脉，心里不痛快的脉象指感血管壁略微拘紧，缺少血瘀涩脉明显硬化的坚硬感，同时它的感觉层次较血瘀涩脉略浅而浮。其脉搏高峰的变化速率变缓，略有迟涩感，而没有明显的强实感。振动觉特征主要是脉搏高峰后一小段时域，指下不畅的感觉。这是一种特定频谱细微振动觉形成的指感，而血瘀涩脉则是一种较为粗大的振动哆嗦前进的感觉。气滞涩脉的振动感觉部位在紧贴血管浮面的周围组织，血瘀涩脉感觉部位是血管壁。

六、内心痛苦的脉象

人体内心感觉痛苦时所形成的脉象表现。

感觉部位：感觉最明显的部位在两寸略偏下的部位，并以此为中心，略向上下延伸。作为长期内心的痛苦，其脉象诊断部位可以下移到尺部偏上的部位，并以此为中心，略向上下延伸，其中以右尺部位感觉较明确而清晰。

感觉时相：脉搏高峰后到第二脉搏周期之间的时域。

传导路线：一般多用食指感觉。振动觉手感多集中在脉诊的指目附近，向对侧指甲方向传导，而很少沿手指向上方传导。长期内心的痛苦，其诊断部位下移到右尺后，传导力度和范围略有增强，但一般不超出第一指节的范围。

有形脉象成分：两寸略缓微大，周界与周围组织连为一体，显得宽大而浮，其他形态特征不甚明确。长时期内心痛苦的脉象下移到右尺后，由尺脉向关脉方向延伸，略呈细纺锤状，有弦紧感觉。

脉象振动觉成分：初期的内心痛苦，表现为两寸沉滞感觉中夹杂有弥散的，透着丝丝苦意的振动觉。此时虽然自身痛苦感觉很强烈，但在脉象上的感觉却往往沉滞感大于痛苦感觉，即痛苦感觉飘忽于沉滞感之中，沿着脉管方向显现透出。沉滞感在中央一带较浓，周边略淡；而与痛苦感觉相关的振动成分周边范围较弥散，无特定形态。

内心痛苦在持续经历了较长时期之后，感觉部位会下移到右尺。形态弦长端直，呈头大尾略细的彗星形态。振动觉波形穿透力集中，边界略弥散，有时有种微微漂浮的感觉，这时在手感特征方面已经没有那种典型的沉滞感觉，而变为一种单纯深挚苦的感觉，这种感觉漂浮于脉管之上，有时略夹杂凄凉的成分。

脉象心理效应：初期痛苦的心理效应，诊者内心可有略沉重微苦的感觉。主要是沉滞感，中间微微浮现着苦的感觉，这种感觉可以通过对情感理解的方式来认识。长期积累的内心痛苦，可以使诊者的内心引发明显的心理效应，这种脉象起初引导到内心时，常无明显感觉，似乎淡淡无奇，往往让人不去留意，但一旦感觉到就令人猝不及防，直刺诊者心中，使人感到明显内心刺痛且苦的感觉。这时应及时关闭感应渠道，以防这种情感进一步伤害自己。

在心理脉象中，除了肝郁脉之外，内心痛苦脉象恐怕是较纯的振动觉脉象。虽然它总是浮现在一段特定弦长的脉管之上，但给人以苦的感觉的，并非是弦长的脉管，仅仅是这种浮悬在脉管之上苦味的振动觉。虽然经历多年，至今不能理会出它的手感是什么样的。因为它总是在平淡之中让人不去留意，一旦你感觉到它，它就缩成一条细线，然后直刺你的心中，一种深挚极苦的感觉，使你不敢吸气，不敢作进一步感应。

鉴别：

1. 弦紧脉

弦紧脉形态端直以长，如履琴弦，有状如绞索及搏指左右弹的振动感觉。长期积累的内心痛苦，有形脉象部分脉形弦长端直，呈头大尾略细的彗星状，穿透力集中，边界略弥散，振动觉浮现其上，但没有弦紧脉搏指左右弹的感觉。

2. 心里不痛快的脉象

心里不痛快和痛苦是两个感觉。当然心里不痛快的情感积累到一定的时间或程度，会给某些人心里延伸出苦的感觉，但它们终究不是同一种性质的感觉。很多人对于心里不痛快的态度是把它存在心里或挂在脸上，而不主动向其他人发泄。他们在心中的感受是一种心中受压制的、闷闷的感觉，感觉区域集中，部位明确，故表现在脉象上，心里不痛快脉象的形态拘直缩窄，像受到压制的内心感觉一样。

至于痛苦的情感，不管自我克制还是不克制，痛苦总是充斥整个内心的。这种内心痛苦感觉的范围大多超出心脏的区域，边界不清，而不像心里不痛快脉象那样感觉区域清晰而明确。痛苦脉象表现为一种浮而微大，脉搏高峰期延长的感觉。

如果是长期积累的痛苦，它需要受害人持久地承受和克制自己的情感，此时痛苦的感觉将逐渐凝重起来，渗入内心深处。这和初期的痛苦那种比较弥散，无所约制的感觉不同。此时反映到脉象形态上，脉位下移到尺部，感觉是一种弦中微紧的感觉，由尺向关延伸呈纺锤状。

3. 苦闷的脉象感觉

苦闷是苦于某些事或某种状态得不到解脱而积闷于心的感觉。诊断部位在右寸关之间的位置，感觉区域的前端略为膨隆。脉来略显沉滞，振动觉手感沉闷不舒，有种振动不能突破脉管的桎梏，难以播散的感觉。

七、心烦脉象

心烦脉通常有两种表现形式。

一种是单纯的心烦脉。其内心是心烦或烦乱的感觉，此时往往愿意躲开一切人，怕别人打搅，或不愿听见声音和动静。其发生的原因是某种对人心理不良的刺激围绕着你，而本人又不能摆脱这种境界时所诱发的心烦心理，这时产生的脉象感觉称为心烦脉。

另一种是烦躁脉，内心烦躁的感觉。它不但有心烦的感觉，还有一定躯体躁动的趋势。其发生原因可以是外界刺激，也可以是高烧、甲亢、神经症等各种精神、神经疾病所产生的精神症状。

心烦和烦躁对患者形成的内心感觉、感觉部位及感觉范围都有所差异。

心烦脉患者是单纯心烦的感觉，心烦的感觉范围虽然没有明显的边界，但感觉的最浓厚部位相对集中，凝聚在心口的正中部位，有时向胸部上方产生烦躁的感觉，但一般没有主观上向外发泄的明显躁动的愿望和举动。其主导思想是不想受到外界的打扰，并摆脱产生烦躁的诱因。

烦躁脉患者的内心感觉是烦而躁，有意或无意需求发泄的感觉。这种感觉是烦和躁的混合体，心烦成分可多可少，而躁的成分必不可少。内心感觉环境相对偏上或向两周弥散。

感觉部位：脉象感觉最明显的部位在左寸。

感觉时相：脉搏高峰后到第二脉搏周期之间的时域。

传导路线：一般多用食指感觉。振动觉手感集中在指目附近，或向对侧上方近距离播散的感觉。

有形脉象成分：一般没有明显的形态改变，可有寸脉微大的感觉。大部分与心烦有关的躁动感觉基本都是以振动觉形式出现的。

脉象振动觉成分：手感一般有两种。

一种感觉集中在指目附近，局部的、类似许多钝针密密麻麻的、交替击手的感觉，使人感到烦躁和躁动。严格地说，出现这种形态的心理脉象，患者自我感觉到的更多是躁的成分，而不是心烦的成分。

另一种从指目向手臂方向放射的振动觉。波形指感窄细，带有明显温躁杂乱的性质，呈一小段扁长束状近距离播散的感觉，带有较强的穿透力。

脉象心理效应：心烦这种播散的振动波传导到内心中的感觉，有时在诊者心中产生烦乱不适的感觉。烦躁的心理脉象，诊者则明显感到躁的感觉，其中有烦的心理成分。这种情感更多地是通过理解的方式来确认对方心理状态的。

鉴别：

1. 怒脉象

单纯的心烦脉和怒脉有类似的播散手感。其区别是怒脉诊断部位在左关，局部形态隆起，向四周炬然播散的感觉。而心烦脉诊断部位在左寸，局部形态没有隆起，没有怒脉宏大的气势和温热感，播散范围局限，呈扁长束状播散。

2. 躁郁脉象

躁郁症患者属于情感性精神障碍，根据其发作形式和临床表现，有时表现抑郁为主，有时躁狂为主。脉象形式表现多样，但基本都是以躁的感觉为基调。周围组织振动觉组成一种躁动的基调，在此背景的基础上，当抑郁为主要表现时，尺脉可表现为沉滞而冷淡；烦躁为主要成分时，脉来搏动基点不稳定，谐波成分躁疾紊乱。其特点躁的谐波成分弥散而广泛。而与心烦脉象比较，心烦脉象主要表现为脉搏高峰局部的躁动，而躁郁脉则表现为周围组织及脉搏高峰广泛的躁动。

3. 躁狂脉象

躁狂症患者的心理脉象，其振动觉躁动弥散而广泛，脉象成分亢奋而冲动无序，常使诊者感到极不舒服，诱发出心烦或厌烦的感觉。

应该说，上面两种脉象是疾病发作时所表现出的脉象改变，这并不意味着我们单凭着这两种脉象表现就可以诊断这两种疾病。它们的临床意义在于，我们可以通过脉象对疾病的严重程度、演化进程、病情的控制情况得到明确的了解。如果病情得到有效的缓解，需要脉象中躁的成分得到有效的控制，此时略微加力，只有在脉搏深层的躁动成分得到稳定时，才叫病情基本控制。

情感性精神障碍的脉象，大都以焦躁和冷淡为其基调。在此基础上复合各种脉象表现。他们往往有一个共同的特点，就是有时患者的表述和脉象感觉不一致，有许多夸大、扭曲或癔妄的成分，应很好的区分和识别。

八、恐惧脉象

恐惧是面对凶恶的人物或自己受到威胁时所产生的极度害怕的情感。

感觉部位：感觉最明显的部位在右尺。

感觉时相：脉搏高峰后到第二脉搏周期之间的时域。

传导路线：振动觉手感集中在脉诊的指目附近，基本不传导。

有形脉象成分：由于恐则精却，精神极度紧张而引起血管收引，使脉搏沉潜向下，造成恐惧脉略沉的特有征象。同时血管壁的高度紧张而收引，使管壁变得拘紧而细直。右尺紧张而拘紧弦直的感觉随着恐惧感的加深可向右关延伸，使人产生僵直弦长的感觉，标志着刺激量程度在加深。脉搏搏动的高峰一掠而过，高峰期间脉管带有一种近似横向摆动的紧张悸动感，给人一种就像惊慌逃跑似的紧张悸动感。

脉象振动觉成分：右尺血管壁的高度紧张、收引、拘紧，在血流的冲击下，出现小范围的悸动、振颤的感觉。脉壁上附有一种极细的振颤感觉，就像绷紧的琴弦受到冲击后出现振颤一样。恐惧带来的紧张感同样也使寸关脉的紧张度增高，但脉管拘直变沉而颤抖的指感主要发生在尺脉。

与之同时，右尺脉内侧形态按之略呈凹状，局部组织突然疏软，缺少实体感，从而显得虚怯。它是由于局部组织疏软，对振动觉传导很差，使谐波成分大量被吸收形成的，产生局部振动觉减弱、收敛、吸收的情况，形成一种虚空感。

此时脉诊手感特征：周围局部组织的振动波在脉搏高峰之后出现，极快地向脉管方向收敛消失。这种感觉就像用手按在敲响的锣上，那振动极快地收缩、消失一样，手下出现振动突然消失的空寂感，使之和其他原因造成振动觉减弱的情况在手感特征方面有明显区别。

脉象形态的综合指感使人产生一种由于恐惧、紧张而缩成一个细条，在那里颤抖的形象感觉。恐惧心理越重，脉象绷急紧张，缩成一条细线在那里哆嗦的形态就越清晰，反映了退缩、紧张、恐惧的心理。这是恐惧脉象独有的指感特征。

脉象心理效应：恐惧脉主要是通过对该种心理情感理解的方式产生脉象心理效应。

鉴别：

1. 恐慌脉象

恐慌是对事物不能把握产生的恐慌而慌张的情绪。与单纯的恐惧脉相比，恐慌脉中害怕的成分不是很强的，而明显表现为增加了慌张的成分。具体脉象表现，尺部紧张而拘紧弦直，显得略细，往往伴有紧张的细颤。但典型恐惧脉那种僵直细

颤、右尺内振动收敛、消失的感觉却不甚明显，而另外增加了
悸动慌张的成分。表现为脉率略增，脉搏高峰匆匆掠过，有种
近似慌张的悸动感和轻微折返摆动的振动觉。

2. 畏惧脉象

畏惧和恐惧略有差别。恐惧是面对危险而不能掌握自己命
运时所产生的害怕情感。畏惧是对已知或潜在的危险因素惧怕
和退缩的情感。从脉象表现上讲，畏惧脉变沉，脉形略显模
糊，但不像恐惧脉那样僵直细颤，振动觉有种微颤和弥散，不
知如何对付的感觉。周围组织由于害怕而微紧缩，振动成分减
弱（不像恐惧脉单纯表现为内侧明显减弱），有种相对空寂的
感觉。

3. 性格胆小的脉象改变

按照中医理论分析，性格胆小的诊断位置大约应在左关肝
胆的位置才是。可实际上性格胆小的最佳感觉部位在右尺。脉
管细直微紧，有类似恐惧脉的感觉。但脉象形态没有恐惧脉那
样内侧凹陷虚空感，而是两侧组织振动觉减弱，呈现清静感。
显得中间脉管孤直细颤，害怕而细颤的感觉。

4. 恐怖症的脉象改变

恐怖症是以恐怖症状为主要临床表现的神经症。所害怕的
客体或处境是在外的（病人身体以外的），尽管当时并无危
险，病人极力回避所害怕的客体或处境，是特征性的。病人知
道它的害怕是过分的或不应该的或不合理的，但这种认知并不
能防止恐怖的发作。从脉象表现上它的脉象和恐惧脉近似，但
恐怖脉的临床表现和脉象反映的程度有时不成正比。

5. 焦虑症的脉象改变

焦虑是没有明显客观对象和具体观念内容的提心吊胆和恐
惧不安的心情。除了焦虑心情外，还有显著的植物神经症状和
肌肉紧张，以及运动性不安。焦虑症的脉象改变和单纯的恐惧
脉有所差别。它的尺脉弦长，略有悸动感，有时有种钟摆样左
右弹的感觉，周围组织振动觉浮躁不安。

九、惊悸脉象

惊悸脉是受到突然震惊或惊吓而心中悸动的脉象改变。

感觉部位：感觉最明显的部位在左寸或左寸略偏后的位置。

感觉时相：脉搏高峰前到高峰后之间的时域。

传导路线：一般用食指或中指诊断。振动觉向对侧侧上方传播，其他部位也可受到类似影响，但不如左寸明显。

惊悸脉也是一种指感容易扩散的脉象，不仅在左寸（心）出现悸动感，而且全寸口均可出现不同程度的搏动加强感。但是左寸脉搏高峰转折点那种急疾而过，指下悸动跳跃的感觉在其他部位却不甚明显。

有形脉象成分：血管壁张力略高，但不构成特定的弦或紧的感觉。脉搏高峰很快从指下掠过，其间缺少平稳的过渡感，几乎脉搏一出现就以高峰形式匆匆掠过而消失，指下感觉有如一个很小的豆状往上顶一下就惊慌掠过去了。

脉象振动觉成分：每搏之间指下搏动点悸动变换，有种动荡不定振动感觉，在脉搏高峰之后，振动觉有轻度的振荡、紧张感。

脉象心理效应：使诊者心中产生轻度悸动不宁的感觉。

鉴别：

1. 动脉

惊悸脉中含有类似动脉的成分。与动脉比较，动脉高峰圆滑，搏动点虽然跳跃但尚有节律，管壁紧张度不高；惊悸脉壁紧张、拘急，高峰拐点显得突然而悸动不定（搏动点不稳），有种慌乱的感觉。

2. 易惊的脉象

易惊脉象诊断部位在右尺根部。脉管微有紧张感，代表心理紧张度略增。脉来搏动时类似惊悸脉的感觉，但强度远比惊悸脉为低，由尺脉根部向上如小豆状叽哩咕噜地跳跃滚过，有悸动和轻度慌张的感觉。反映了心理成分不稳和容易受惊的感觉。

十、紧张心理的脉象

紧张心理的脉象是神经紧张度升高所形成的脉象改变。

感觉部位：感觉最明显的部位在右尺，由右关后到右尺后的位置。

感觉时相：脉搏高峰前到第二脉搏周期之间的时域。

传导路线：其振动觉手感多集中在食指指目附近，较少传导。如紧张心理的加重，脉体弦长的指感向寸脉扩展。

有形脉象成分：主要在右尺。心情紧张常伴随全身紧张度增高。由于神经紧张度增高，肾上腺分泌增加，心搏有力，血管平滑肌收缩，使血管张力增加，此时的脉象特征之一，尺脉由于脉壁紧张度增高、脉搏张力增加而出现弦直状态，但管壁局部收缩均匀，脉管显得均匀收紧而略细，手感脉体弦长，脉管绷细、紧张。

如果脉管张力增加、脉体弦长的指感向寸脉扩展，标志着精神紧张加重同时伴有全身状态的改变。这种紧张感达到严重程度，可以出现心经症状，即左寸（心）出现心悸感觉（特别是紧张得心里扑通扑通乱蹦的人），及相应心脉悸动的特征，由此产生尺脉弦直绷紧，寸脉动滑搏指的强烈感觉。

脉象振动觉成分：弦直、绷细、紧张的脉管，在血流的冲击下，上面附有一种由于紧张而来的细颤，周围组织振动觉相对减弱，与脉壁紧张细颤的感觉形成对比。

脉象心理效应：通常通过理解的方式来认识其情绪状态。此时诊者心中可以出现轻度抽紧的感觉。

鉴别：

1. 紧脉

紧脉较具特征的是管壁形态，古人形容紧脉状如绞索，左右弹人手，其脉壁绷急收紧而略细，张力增加。由于阴邪内外搏结，脉管收引，正气搏激抗邪，故脉形绷急。紧脉较具特征的是管壁形态，脉管管壁周围的收紧有不均匀的感觉，因而在脉搏搏激和管内血流张力增加时，绷急的血管在收紧薄弱的地方有状如绞索及搏指左右弹的振动感觉。

神经紧张度增高的脉象形态虽然也似紧脉，但与病脉不完全相同。此时尺脉脉壁紧张度增高、脉搏张力增加而出现弦直状态（注意这种弦直和动脉硬化的脉壁僵直不同），脉管局部收缩均匀，显得均匀收紧而略细。手感脉体弦长、绷细而紧张，上面附有一种由于紧张而来的细颤，左右弹手的感觉则不很明显。

对比病脉的紧脉和神经紧张度增高的脉象，紧脉可以出现在寸关尺任何位置，而神经紧张度增高脉象特定出现在尺部。两者都有管壁绷急、紧张的感觉，神经紧张度偏高的脉象管壁均匀紧张，脉壁弦长略细而附有细颤，寒痛的紧脉管壁不均匀收缩和搏指左右弹的振动感觉。

2. 恐惧脉象

恐惧脉和神经紧张度增高的脉象形态都有尺脉弦直细紧的感觉，但恐惧脉有周围局部组织的振动波极快地向脉管方向收敛消失，缩成一条细线的感觉，而神经紧张度增高的脉象则没有这种感觉。

十一、心理负荷重的脉象

心理负荷重的脉象有两个条件。一是被诊者的责任感，二是该责任对被诊者形成一定的心理压力。

感觉部位：感觉最明显的部位在右尺。

感觉时相：脉搏高峰前到第二脉搏周期之间的时域。

传导路线：其脉象振动觉多集中在食指第一指节附近，形成沉滞感。如果心理负担加重，脉体弦长的指感可向关脉扩展。

有形脉象成分：由于要集中精力应付所面对的责任和承受心理上的压力，肌体处于兴奋度增高的状态，神经紧张度增高，心脏负荷加重，心搏输出增加，脉管处于血流加速和扩张的状态。由于心理负荷的加重，反馈到脉象上，形成对血管的制约，表现为右尺搏动血流充实，而呈头大尾细的状态，此时脉位微沉，脉壁轻度紧张，脉形充实丰满的纺锤状形态。

脉象振动觉成分：振动波起伏不大，形成一种较慢衰减的拖尾感觉和沉滞负重感觉。

脉象心理效应：轻度的内心负荷或压力重感觉。

鉴别：

1. 紧张心理的脉象

紧张心理的脉象和心理负荷重的脉象都有神经紧张度增高的情况，都有血流加速的一面，但紧张心理脉象往往出现在需要调动全身精力，使之处于高度紧张的状态来应付某一情况。当然，神经紧张的情况也可以表现在神经症中，表现为一种没有明显诱因的、莫名其妙的紧张。反映在脉象上，紧张心理脉象血管高度绷紧紧张，在加速血流的冲击下，形成绷紧细颤的状态。心理负荷重的脉象则建立在一定事业基础上的，是需要加倍努力的问题。它不存在紧张心理脉象那种对周围高度警惕、高度紧张的精神状态，因此血管不是高度紧张，而是相对充盈有力，带有心理压力带来的张力增加和负荷加重的情况。

2. 精神压力大脉象

精神压力大脉象是介于紧张心理的脉象和心理负荷重的脉象之间的一种过渡脉象形态。精神压力大往往由于所要应付的事态超出了其能力或精力所能应付的范围，或对所付出努力的结局没有把握。这里面含有一定的紧张心理的成分，同时包含心理负荷带来的压力。

表现在脉象上，其中心理负荷带来的沉滞感显得更深挚，脉位更沉。由于此时表现得不是干劲而是心理上的压力，故脉搏缺少充沛有力的冲动感，脉壁紧张度增加，但未达到紧张心理脉象那种高度绷紧紧张的状态。

十二、心理承受能力强的脉象

心理承受能力强的脉象表明人对心理压力的承受能力

较强。

感觉部位：感觉最明显的部位在右尺。

感觉时相：脉搏高峰后到第二脉搏周期之间的时域。

传导路线：振动觉手感集中在脉诊的手指附近，基本不传导。

有形脉象成分：心理承受能力强弱与血管形态没有绝对的关系，但一般地说具有该种性格的人尺脉血管相对宽宏丰厚，或相对均匀，不像一般人尺脉根部有变细的感觉。脉来流畅，脉搏起伏从容和缓，高峰拐点圆润平和，不疾不躁。

脉象振动觉成分：脉搏主波谐波成分从容稳定，应手中和。反映到脉图上，脉搏高峰拐点圆润，高峰后振幅呈阶梯样均匀下降。周围组织振动觉成分平静中不温躁，冷静中不清冷，不随脉搏搏动的起伏明显变化。

脉象心理效应：触摸脉搏中央时有浑厚、稳健感觉，触摸周围组织时内心有平静、温中不躁的感觉。综合感觉是心中可以承载负荷，稳健的感觉。

鉴别：

1. 心理承受能力差的脉象

心理承受能力差的脉象和心理承受能力强的脉象正好相反。心理承受能力差的人右尺脉象略显细窄不平，有时略有扭曲，代表对心理上压力承受不良留下的痕迹。脉象振动成分略显粗糙，有时伴有不稳定的悸动。周围组织振动成分温躁，伴随脉搏搏动轻微波动。

2. 长寿脉象

长寿是一个相对的概念。人的寿命受多种因素影响，这里丝毫没有这种脉一定长寿，其他脉就一定短寿的意思。它是指具备这种脉象的人生命节律稳定平和，不易得心血管系统的疾病，自然寿命较长。

长寿脉来从容和缓，不疾不躁，周围组织振动觉成分虚静，和心理承受能力强的脉象有类似之处。但长寿脉按之略显虚软而从容，这与心理承受能力强脉象的脉搏中央浑厚呈鲜明对比。脉搏高峰圆润，谐波手感悠扬，犹如余音袅袅。周围组织振动成分不温不躁，虚静中透发着安详感觉。

长寿脉的脉象特征代表了血管柔韧，血压平稳，心脏储备力强，心境平和，自然寿命长的特点。

3. 心地善良的脉象改变

心地善良是指人的内心纯真无邪，富于同情心。从理论上讲，心理承受能力强和心地善良完全是风马牛不相及的概念。为什么把它们放在一起论述呢？这是因为它们的脉象形态有类似和需要鉴别的方面。

它们的共同特点：

有形脉象成分：二者都有血管相对均匀，脉来流畅，从容和缓的感觉。心理承受能力强是对负荷游刃有余基础上的脉来流畅，从容和缓。因此在和缓之中有负重的感觉，就像牛拉车一样，看着它从容不迫的样子，实际上负荷着重担。而心地善良脉象是建立在善良仁爱基础上的脉象，脉来流畅，从容和缓，没有负重感。

脉象振动觉成分：二者都有脉搏主波谐波成分从容稳定，应手中和。脉搏高峰后振幅强度呈阶梯样均匀下降。周围组织振动觉成分平静中不温躁，不随脉搏搏动明显起伏变化。

它们的区别是虽然心地善良的有形脉象成分血管相对均匀，但未必血管一定宽宏丰厚，相反，他们有时表现得略为拘紧，甚至略显曲折。这是因为他们过于纯洁，过于心地善良，心中没有恶人的概念，对世人毫无戒备之心，不能理解社会中的欺诈和黑暗的现象，往往受到中伤时还以诚相待。因此他们的脉象中表现为不能适应复杂社会的因素，甚至有受到伤害的痕迹。

心地善良脉不论脉来浮滑迟数，也不论是否有疾病，其中都表现一种从容仁爱的气质，反映出他们坦荡无邪的心理。但最主要的特征是周围组织振动成分从容平和，不疾不躁，没有异常的躁波，不随脉搏搏动的起伏而变化，呈现一种稳定的，略带温煦的、像阳光样淡淡播散的振动觉。在很多情况下对它的感受可以不在于脉象形态，而在于它的心理效应，它使人感到一种包容一切的、感人的心底坦荡的真挚。

4. 心境平和的脉象改变

心境平和与心理承受能力强的脉象一样，都有脉来流畅，脉搏高峰拐点圆润平和，从容和缓的特点。脉象振动觉成分从容稳定，应手中和，脉搏高峰拐点圆润，高峰后振幅呈阶梯样均匀下降。

正如前面所述，心理承受能力强是对负荷游刃有余基础上的脉来流畅，从容和缓，因此和缓之中有负重的感觉。而心境平和脉象的形成有赖于性格及心理修养，其脉来平静如水，徐而不慢，缓而不滞，微波徐徐的感觉，它的特点是脉象不易受外界刺激的干扰。脉象周围组织振动觉平静中不温躁，冷静中不清冷，从容平和。

5. 性格内向的脉象改变

性格内向人的脉象如果它的心境平和的话，可以显示出心境平和的脉象特点，但其右尺脉略为拘谨，周围组织振动觉平淡而稳定，显示出一种独立的，内收的，对外拘谨的，不主动和外界交往的心态。如果性格内向的人伴随心胸狭窄、爱生气、忌妒、逆反等不同性格，就会在原有脉象的基础上，复合出现其他心理脉象的形态改变。

十三、逆反心理的脉象

有这种心理的人，经常表现为凡事不分曲直是非，都持反对态度。它可以出现在儿童生理发育期的个别阶段，作为一种生理特征出现或作为某些成人的性格特征。

感觉部位：感觉最明显的部位是在右尺。

感觉时相：脉搏高峰前到第二脉搏周期之间的时域。

传导路线：主要用食指诊断。振动觉手感集中在脉诊的手指附近，短距离播散的感觉。

有形脉象成分：脉位处于右尺略偏上的位置。一般脉象到了尺脉的根部会出现略沉而模糊的感觉。而逆反心理脉象外形较一般尺脉清楚，略粗而显生硬，直挺挺的不顺从的感觉，可以微有倾斜感，有时像根棒槌，表面有凸疣结节状的感觉，接近关脉的位置常有突然一折（这种一折不是血管走向的改变，而是血管平滑肌局部结构和紧张度的变化），代表逆反、不顺从的心理。由于脉管直挺挺的，脉搏搏动形态的感觉往往不太鲜明。

脉象振动觉成分：脉搏振动感觉不明显，紧贴脉壁周围一层振动觉明显减弱，经暂短过渡之后，出现周围组织振动成分。在指目近端较弱，远端出现微刺手，拒人于外的感觉。脉象心理效应：凡事对立着干的感觉。

鉴别：

1. 执拗心理的脉象

执拗心理表现为固执、不顺从的性格特征。它和逆反心理虽然都有不顺从的内容，但执拗心理仅仅是固执己见，不听劝告，一般不表现为故意对着干的情况。它们的有形脉象成分有近似的一面，主要区别是其脉象振动觉成分一般没有逆反脉象那种刺人手、拒人于外的振动觉特征。

2. 性格个性心理的脉象

性格个性是讲其性格不随大流，不随和。它的脉象形态近似执拗心理的脉象。尺脉较清楚，直挺挺的，有时略有扭曲。脉管振动觉成分内收而不扩散，近端组织振动觉成分冷淡，与周围不融合。表现一种独立的、不随大流的性格。

3. 心理不平衡的脉象

心理不平衡的脉象经常有两种情况：一种是对某一事件产生心理不平衡；一种是心理特征，这种人经常对各种事情感到心中不平衡或不满足。脉象上对该心理特征的情况反映较敏感。

心理不平衡的脉象的诊断部位也在右尺，形态和逆反心理脉象相近而略有差别，其脉象挺直而不僵硬，也没有扭曲挫折的情况。周围组织振动觉清淡，在那里像淡淡的背景。脉搏主峰的振动成分微颤，在挺直的脉管上，主波后期的振动成分有在脉管左右微摆的感觉。依据不同的复合心理，在尺脉偏上一点的内侧，诊脉时可产生委屈、执拗、焦躁等复合心理效应。

4. 挑剔而永不知足性格的脉象

俄罗斯文学家普希金有个著名的寓言叫《渔夫和金鱼的故事》，讲金鱼一次又一次地满足老太婆的要求，而老太婆如何一次又一次地不满足，挑剔地提出新的奢望。这里反映了一种永远不知足的心态。

挑剔而不知足性格和逆反心理都包含了对外界的不满足，他们的右尺脉象都表现为弦直的特征。但逆反心理明显表现为对外界的抗拒，所以脉象直挺挺的生硬而不驯服的表现。不知足性格的挑剔成分，反映了心胸狭窄的方面，故脉管偏于细直。又受不知足意念的动力驱使，脉来有数意，脉管充盈挺直而细长，紧贴脉壁内侧振动觉减弱而显得空旷，脉来有种像细直竹竿似的感觉，向内折摆掠过。振动觉传导似有环绕返聚集指端的感觉，微带有酸滞感。它不像逆反心理脉象有微刺人手，拒人于外的感觉。

十四、戒备心理的脉象

本文所指的戒备心理并不是针对某人或某个单独事件产生的戒备心理，而是一种对外界保持广泛戒备的心理状态。这是一种受到过伤害或害怕受到伤害所产生的对周围不信任和戒备的心理。

感觉部位：感觉最明显的部位有时在右尺部，有时在左尺部，处于尺脉正中位置。

感觉时相：脉搏高峰后到第二脉搏周期之间的时域。

传导路线：主要用食指诊断。振动觉手感集中在脉诊的手指附近，基本不传导。

有形脉象成分：戒备心理是一种属于防备性心理的情感，因此其尺脉绷紧弦直略细的感觉，轻按时脉管张力不但不减弱，反而略显强硬。

脉象振动觉成分：四周局部组织振动成分减弱，冷淡中显露微躁的气氛。戒备带来的紧张可以使脉壁微颤，但微颤中又带有强硬感觉，使人感到戒备或者有敌意的感觉。右尺脉偏上部位振动觉成分最明显，随脉动向手指方向播散，前疏后实，有拒人于外的感觉。

脉象心理效应：对人警惕防备的感觉。

鉴别：

1. 恐惧脉象

恐惧脉和戒备心理的脉象都有尺脉绷紧弦直略细的感觉，但戒备心理的脉象是对外警惕和拒绝的心理，脉象振动成分向外播散，前疏后实，拒人于外的感觉。恐惧脉由于害怕，尺脉高度紧张细颤，周围组织振动觉成分内收。

2. 警惕心理的脉象

警惕心理的脉象是对周围保持警惕的心理形成的脉象改变。它需要调动全身感官去密切感触周围的情况，表现为对外界的警觉性，而不是敌对的心理。戒备心理是对周围情况警觉和防备的心理。虽然二者都有尺脉弦直微紧的感觉，但警惕心理脉来活跃，振动觉成分向四周播散，外层略虚，警惕探索的感觉，而戒备心理的脉象绷紧中带有紧张，振动觉成分向外播散，前疏后实，拒人于外的感觉。

3. 抵触心理的脉象

脉象形态近似于戒备心理的脉象，脉象形态绷直，有时略有扭曲，按之略实，一种抵触、不驯服的感觉。但振动觉成分不像戒备心理表现得那么强的敌意。

4. 心理上的防卫圈所形成的脉象

具有心理上的防卫圈的人一般是弱者，不去主动攻击别人。他们在心理上受到过他人的伤害，因此保持心理上的警觉，防止他人再次对自己造成心理上的伤害。

它虽然和戒备心理的脉象都有尺脉弦直的感觉，但戒备心理的脉象是主动警戒和拒人于外的感觉，而心理上的防卫圈是防御他人对自己心理的人侵，是被动防御。其脉来弦直而不僵直，脉形均长而张力略大，脉管有种致密感觉，代表心理防御性和警觉性的增加。脉管周围显的略厚，形成一圈均质的振动觉层，仔细体会有抵御入内的感觉。这是心理上的防卫圈所形成的环形脉象结构。

十五、生活艰辛造成的脉象

生活贫困、历尽艰辛的人所形成的脉象改变。

感觉部位：感觉最明显的部位在右尺，由尺后到关脉的一段较长的距离。

感觉时相：脉象形态感觉在任何时域均可进行，振动觉成分的感觉在脉搏高峰到第二脉搏周期之间的时域。

传导路线：用食指或中指诊断。振动觉手感集中在脉诊的手指附近，基本不传导。

有形脉象成分：在所有脉管形态中，最具特色的是生活艰辛造成的脉象改变，它的脉管扭曲而粗糙，有种皮革样变的感觉。由于生活的煎熬和反复的挫折使脉管变得像老树根一样扭曲盘踞，结痕累累，有如大大小小的瘤子盘踞在粗糙不平的脉管上。

脉象振动觉成分：在生活艰辛造成的脉象改变中，其最主要的痕迹是心理上受到的伤痛和折磨。单纯艰苦的环境而心情舒畅是不会形成这种脉象的。其振动觉的成分要从右尺内侧略偏向关的位置感触，呈现一种呆滞播散的振动觉，这是长期心理折磨造成迟钝、麻木的心态。

脉象心理效应：这时微微变换一下指位，略向深层感触，会分别感触到多重心理效应。它们的成分依被诊者情绪状态有所不同，有时呈现扁薄放射状的振动觉，尖端镰刀样弯钩折回，哀婉伤忧的感觉；有时会有凄凉的感觉；有时会有伤痛的感觉。

鉴别：

1. 生活、工作不顺利造成的脉象改变

生活、工作不顺利造成的脉象改变与生活艰辛造成的脉象改变有所不同。他们的生活环境可以是良好的，工作条件也可以是舒适的，问题在于生活工作总是不顺利，总是和他们所设想的、所希望的相背离。给他们以精神上的压力和挫折。

生活的不顺利包含了许多情感上的原因。当然，需要多次遭受心理上的伤害才能形成这种脉象，其脉象形态更接近于生活艰辛造成的脉象改变，表现为脉管扭曲盘结，但其程度和振动觉的呆滞感没有生活艰辛脉象改变的那么明显。较轻的生活不顺利，其脉象改变可以仅仅是脉管轻度的扭曲变形。振动觉成分的心理效应往往是痛苦或伤痛的感觉。

工作不顺利的脉象与生活不顺利脉象有所不同。它主要是心理上的挫折和压制，而不是情感上的伤害，对心理上的伤害没有情感造成的伤害大。表现在脉象上，往往均匀弦直而略有扭曲，有种滞涩或滞重的感觉。心理效应往往是沉重、郁滞或堵闷的感觉。

2. 生活操劳造成的脉象改变

操劳包括劳心和劳力，因此造成的脉象改变也包括了心理脉象的改变。操劳造成的脉象改变从形态上与生活艰辛造成的脉象改变有类似之处，包括脉诊时手感皮肤粗糙，脉管像老树根一样扭曲盘踞，有时有半球状的结节痕迹，这是辛苦操劳生活留下的脉象痕迹。不同点是它不像艰辛造成的脉象改变留有那么多的心理上的伤痛和折磨，脉象表现上也就没有那么多的凄凉、内心痛苦和心理创伤的感觉。

十六、心理创伤脉象

心理创伤脉象是对人心理情感重大打击而被铭记于心所形成的脉象改变。

感觉部位：感觉最明显的部位在左寸。

感觉时相：脉搏高峰前到第二脉搏周期的时域最清楚。

传导路线：主要用食指诊断。振动觉手感集中在脉诊的手指附近，一般不超出指目的范围。

有形脉象成分：左寸正中浮取位置上有一小段短距离极细

的刀刻样的痕迹，犹如一柄锋利的刃口，直刺心上，沿刃口两侧凸起，犹如刀锋向上的刀背。心理创伤越重，刀峰就越锐利，两侧凸显得就越清晰，整个刀峰的形态就越鲜明。

脉象振动觉成分：在食指产生一个短距离纵向扇形狭长的放射指感。

脉象心理效应：其诱发的心理效应则可跨越过整个手臂，在诊者心中产生如刀痕直刺心中的心理感觉。

重大的心理创伤在经过了很多年之后，只要这件事还铭刻在患者心里，在他的左寸脉象上仍然可以清晰地诊察到心理创伤脉象的形态。

鉴别：

心里不痛快的脉象

心里不痛快的脉象与心理创伤脉象的形态有类似之处，它们的诊断部位都在左寸，有形脉象成分都在血管壁正上方中央，浮取轻触血管有一个线状痕迹。

不同之处，心里不痛快的脉象好像一小段细线凸起浮显在血管壁上，振动觉为一小段滞涩的振动指感，脉象心理效应为心中堵闷、不痛快的感觉，而心理创伤的脉象形态为一小段线状凹陷，脉象振动觉为短距离纵向扇形狭长的放射指感，脉象心理效应如刀痕直刺心中的感觉。

十七、无依无靠感觉的脉象

无依无靠感觉是心中失去所期盼、寄托或依靠的对象时产生的脉象改变。这种脉象经常出现在心理脆弱、心里需要得到他人爱护，但又得不到这种关怀的人身上。自强自立、性格坚强的人通常是不会出现这种脉象的。

感觉部位：感觉最明显的部位在右尺。

感觉时相：脉搏高峰期和高峰间期有不同观察内容。

传导路线：主要用食指诊断。振动觉手感集中在脉诊的手指附近，一般不超出指目的范围。

有形脉象成分：形态改变主要在右尺脉主面及两侧位置。

尺脉均匀略细而微紧，两侧组织轻度均匀虚软。

脉象振动觉成分：脉搏高峰间期尺脉细紧微颤，脉管周围振动觉淡薄，内侧尤为虚静冷清，就好像一棵孤树站在旷野中，孤独、无人关怀的感觉。伴随每一脉搏，高峰时细紧的脉管充盈凸显，由尺向关脉的方向出现微微的冲动感，形成上密下疏的蘑菇云状传导手感。在心理脉象中，上密下疏或外密内疏的传导手感，大都与一定的需求或希望得到什么有关。

脉象心理效应：一种渴求得到他人爱护，但四周空荡荡的冷清，得不到他人关怀的感觉。

鉴别：

1. 孤独感觉的脉象

孤独感觉和无依无靠感觉在内心细微感触上有差别。孤独感觉多在与外界或群体不能交往，或得不到心理上的沟通时产生；无依无靠的感觉多在失去赖以生存或依靠的对象时产生。在脉象形态上，两者较为相似，但孤独感觉脉象没有无依无靠脉象那种上密下疏的振动觉成分。

2. 期盼、渴望心理的脉象

这种脉象只有在情感较为强烈的时候才较为明显。从潜意识来说，期盼心理和无依无靠心理都存有一种期望心理的内涵，因此脉象结构上都有类似的组成。它们在右尺脉形成一种上密下疏的振动觉，但振动觉手感形态有所区别。

期盼、渴望心理的脉象感觉如下：伴随情感的高涨，在关脉略偏下的位置搏动明显加强，使脉搏显得略有数意，有时局部会出现类似心悸脉那样动滑如豆的感觉。右尺搏动则略显平淡。由右尺外侧位置向内侧感觉，该部位振动觉略显虚空，形成振动觉由上向外，再向内卷的内收感觉。脉象心理感觉是一种盼求心理。

3. 自强自立性格的脉象

和无依无靠脉象相反，这种人即使在困境中也不会产生无依无靠的感觉，不依靠他人的独立性格就是它的精神支柱。诊断部位在右尺到尺后的位置。脉管挺直而稳定，独立凸显在寸口部位，与周围安定的背景形成鲜明的区别。脉管及周围组织振动感觉显得异常冷静，没有脉搏异常的波动与震颤。

十八、惊悸脉象

惊悸是受到突然的惊吓而心中悸动的感觉。

感觉部位：感觉最明显的部位在左寸。

感觉时相：脉搏高峰前到高峰后的一段时域。

传导路线：主要用食指诊断。振动觉手感沿指目向上播散，一般不超出第一指节范围。惊悸脉的指感容易扩散到寸口脉其他部位，不仅在左寸（心）出现悸动感，而且全寸口均可出现不同程度的搏动加强感，但是左寸脉搏高峰转折点那种急疾而过，指下悸动跳跃的感觉在其他部位却不甚明显。

有形脉象成分：惊悸脉主要具有三大脉象特征。第一，脉搏高峰动滑如豆，很快从指下掠过，其间缺少平稳的过渡感，几乎脉搏一出现就以高峰形式匆匆掠过而消失，指下感觉有如一个很小的豆状往上顶一下就躲闪过去了。第二，惊悸脉每搏之间指下搏动点悸动变换，有种动荡不定的感觉。第三，管壁张力略高，但不构成特定的弦或紧的感觉。

脉象振动觉成分：脉壁有轻度的悸动感、紧张感。在如豆的脉搏撞击后，高峰之后有轻度的振荡、紧张感，向手指方向播散。

脉象心理效应：使人感到惊悸脉特有的悸动不宁的感觉。

鉴别：

1. 动脉

动脉可出现在寸口的任何部位，并不限于关上，其脉形如豆，搏动点的位置动荡跳跃，有变换不定的感觉及脉搏高峰撞击血管带来的振动感，并产生动荡不定的感觉。

惊悸脉中带有动脉的成分。其感觉表现为手下脉搏形态如豆，搏动点的位置动荡跳跃，有变换不定的感觉及相应的振动感，由此带来动荡不宁的感觉。而动脉的高峰较惊悸脉圆润、滑脱，脉壁上跳跃动荡感强，没有惊悸脉那种脉壁紧张、悸动感。

2. 滑数脉

惊悸脉与滑数脉鉴别，滑数脉如盘滚珠，滚动均匀圆滑，与惊悸脉动滑如豆的感觉有类似之处。但滑数脉峰顶圆润，圆滑滚过，没有明显的振动感觉。惊悸脉如豆一点而过，峰顶缺乏圆润感，撞击感和振动感觉明显。

十九、悲伤脉象

悲伤脉是失去心爱的人或物而悲哀、伤心的脉象改变。

感觉部位：感觉最明显的部位在两寸脉正中到寸脉略偏后的位置，以右寸为明显。

感觉时相：悲伤脉的手感形态在整个脉动周期都存在，但振动觉手感在脉搏高峰时明显。

传导路线：主要用食指诊断，振动觉手感弥散在整个手指端。

有形脉象成分：关前至寸部脉管粗膨扩张，按之不实。

脉象振动觉成分：脉管及周围组织有细微颤抖的感觉，脉搏高峰似有无数小点撞击指目，形成如同豆麻击手般的感觉。

脉象心理效应：悲泣而颤抖的感觉。

鉴别：

1. 悲愤脉象

悲愤脉是在悲伤的基础上有一种愤恨难申的感觉。和单纯愤怒脉相比，愤怒情绪是寻找发泄对象；而悲愤脉在以悲为主导情绪时，情感的专注对象主要是被悲哀者，寻求发泄的成分不占主导地位。其脉象表现，悲愤脉感觉最强烈位置转移到关脉前方，局部膨隆，脉动时呈现略带滞重的，扩张受阻的感觉，播散感局限，并伴有颤抖感。悲伤所带来的如豆麻击手的感觉相对减弱。

2. 忧伤脉象

在中医七情心理脉象的论述中"忧伤肺"，似乎忧的诊断部位应该在右寸。在忧的情感状态下，右寸脉管略细，脉位略沉，周围组织的振动成分减弱，但这种特征相对其他部位没有特异性。目前手感较明确的部位在右关到右尺前方的部位，正面呈粗线状，外侧略显空虚，由外侧的内方由下向上飘出一缕下淡上浓，略带弯钩的振动觉，有如一缕哀婉伤感的音乐，渗入心中。

3. 忧郁脉象

忧郁脉与忧伤脉较为近似，只是忧伤脉振动觉较为清透，忧郁脉与之相比略带有沉滞的感觉。

二十、凄凉脉象

面对令人伤感的结局，使人感到凄哀悲凉的情感，此时所表现出的脉象改变为凄凉脉。

感觉部位：脉象诊断部位主要在右寸。如果是长期遗留经常的凄凉感，感觉部位可以下移到右尺部。

感觉时相：脉搏高峰前到第二脉搏周期之间的时域。

传导路线：主要用食指诊断。振动觉手感集中在脉诊的手指附近，一般不向远方传导。

有形脉象成分：表层组织有微紧的感觉，左寸血管形态变化不大。如长期的凄凉感觉，右尺脉管的表层可有略细的感觉。

脉象振动觉成分：在脉管表层浮取的位置，周围组织振动觉显得平淡，有一种冷寂的感觉，断断续续的飘动着一种微颤的振动觉。如是长期的凄凉感觉，右尺略偏上一点斜外侧的位置，这种冷寂中一缕缕呈薄片状飘出的振动觉更为明显。

脉象心理效应：凄凉而伤感的感觉。

鉴别：

悲凉脉象

凄凉可以是亲身经历悲惨处境的自我感受，而悲凉则大多是见到某一场景引起的内心感受。作为一种心理情感，亲身经历的感受和观察到的感觉往往不是同一个等级，正如自身承受的巨大痛苦和看到别人的受苦虽然都称之为苦，但心理的感受层次绝不是一样的。所以，当我们看到一个悲凉的景象时，脉象感觉强度是不会像自身感觉凄凉那样明显的。

悲凉脉感觉的脏腑效应部位主要在内心，脉象感觉较明显的部位对应在左寸略偏后的位置，脉管微紧缩，略有颤抖，周围组织振动觉有种淡淡的清冷感。

二十一、容易冲动性格的脉象

遇事容易冲动，往往不顾及到后果性格的脉象改变。

感觉部位：感觉最明显的部位在右尺根部。

感觉时相：脉搏高峰前到高峰后的时域。

传导路线：用食指或中指诊断。振动觉手感集中在脉诊的手指附近，一般不向远方传导。

有形脉象成分：这是一种很奇妙的脉象感觉。我们见到过用一根细管子向水里吹气时的情景，气泡一个一个地向上移动。容易冲动性格的脉象形态就类似这种感觉，但是气泡的上升是缓缓的，而容易冲动性格脉象中的前进感却是冲动的、激进的。这种感觉仅限于脉管的根部，脉管形态略细，脉管内充实。在这一片血流的浆液中央，伴随每一脉动，像一个个小球似的，激昂地冲顶上升，经过一个暂短的距离，然后消失。

脉象振动觉成分：伴随每一脉动，可以感到从脉管根部小球样向上冲动播散的振动感觉。脉象心理效应：主要是对这种性格特征的理解。产生这种感觉的主要感受是小球状脉动那种冲动的、不顾一切的上冲感觉及向上播散的振动觉，体现一种容易冲动的性格。

鉴别：

高血压伴动脉硬化的脉象

某些较高的高血压在动脉硬化之后有种上冲搏指的感觉。

鉴别点是：冲动性格的脉象限于尺脉根部，是顺着脉管小球状由下向上冲的感觉；高血压动脉硬化的感觉是大面积的，直接对诊者手指的冲撞、搏指感觉。

二十二、忌妒心理脉象

忌妒心理脉象是对他人忌妒形成的脉象改变。这种脉象在容易嫉妒人的性格基础上，对他人产生忌妒时较明显。

感觉部位：感觉最明显的部位在右关后到尺脉的位置。有时在左寸也略可产生这种感觉，只是没有右尺部位手感的典型和明显。

感觉时相：脉搏高峰到第二脉搏周期之间的时域。

传导路线：在诊者手指上形成一种略带迂回播散的振动感觉。感觉较强者，振动觉可延伸到第一指节的位置。

有形脉象成分：如在左寸，脉管形态变化不明显。在右尺，嫉妒心理带来了紧张度的增加，使脉管略紧而且张力增加，形态弦直。右尺前外侧形成一条线状边缘，外内方略凹陷。

脉象振动觉成分：形成片状或条状火焰样播散的振动觉，上端略有弯曲，明显刺人的感觉。脉象心理效应：这种脉象最准确的诊断是根据脉象心理效应，有妒火直射心中的感觉。

鉴别：

仇视心理的脉象

脉象形态与忌妒心理脉象形态近似，只是右尺脉壁紧张度更高，显得挺直不逊。脉象振动觉成分硬而挺直，伴随每一脉动呈片状直扑人手。周围组织振动觉成分显得冷淡而外层略密，似有敌意。

脉象心理效应：敌意和仇视的感觉。

二十三、心理上疲劳感觉的脉象

这种疲劳感觉不是体力上的疲劳，而是处事繁杂，过多地使用心机，耗伤心血所形成的脉象改变，俗称心理累得慌的感觉。

感觉部位：脉象感觉最明显的部位在左寸偏后的位置。

感觉时相：脉搏高峰前到高峰后之间的时域。

传导路线：用食指诊断。振动觉手感集中在脉诊的手指附近，一般不向远方传导。

有形脉象成分：脉来虚软，脉搏上升阶段略缓，高峰拐点冲劲不足，缺少圆润和活力的感觉，高峰后无力感觉。

脉象振动觉成分：一般脉象脉搏高峰后振动觉手感持续扩张播散，而心理疲劳脉象高峰前就播散力量不足，高峰后振动觉没有继续播散的感觉，反而迅速向指端收缩消失。左寸外侧略凹陷，周围组织振动觉明显减弱，显得虚空而无力。

脉象心理效应：心有余而力不足，心理累得慌的感觉。

鉴别：

对事物思虑过多（心重）形成的脉象

心重通常表现为对事情过多的考虑和顾虑，放心不下，它和心理疲劳的脉象虽然都与用脑过多有关，但在脉象形态上却有天壤之别。心重脉象的诊断部位在右尺，该部位脉管较均匀，脉来有一种滞重的感觉，振动感觉一般不沿手指向远方扩散，而主要集中在局部，有种后重和拖尾的现象，有种思虑重重和被思虑拖累的感觉。

二十四、喜脉象

人遇到喜事时形成的脉象改变。

感觉部位：感觉最明显的部位在左寸。

感觉时相：脉搏高峰前到第二脉搏周期之间的时域。

传导路线：一般用食指感觉，有时用中指感觉更清楚。振动觉手感悠悠扬扬地沿手指播散，一般不向远方传导。

有形脉象成分："喜则气缓"，喜悦的情感使左寸（心）脉管壁周围组织呈现出松弛状态，反映为出现和谐、从容的脉波，主要指感不疾不躁、有胃气。这种圆润悦指的感觉和心脏外周阻力放松及喜悦心理带来的心搏活脱、流畅共同构成喜脉特有的指感特征。

脉象振动觉成分：喜脉的感觉有赖于谐波成分的和谐统一及异常杂波的减少。振动觉成分有两种，一种是周围组织振动觉和谐舒达，构成一种溶溶洋洋的喜庆背景；另一种是脉搏高峰心搏活脱、流畅，圆润悦指的振动感觉。

喜脉的指感特征可向寸口各部延伸，使双手寸口脉壁周围出现不同程度放松感觉。提高喜的情感可造成全身心的放松，使血管紧张松弛，是一种良好的情感因素。

脉象心理效应：主要是对这种心情的理解、感应对方那种喜庆、欢悦的心理。

鉴别：

1. 高兴脉象

喜脉里包含有高兴的成分，但高兴脉欢快喜跃的感觉不如喜脉那么明显，仅仅是高兴而已。

高兴的情绪导致局部组织放松舒展，使该处脉搏搏动明显凸显，显得异常活跃，振动效果增强，而神经兴奋度增高而使心搏加强，两者相加的共同作用结果使局部脉搏清晰流畅，拐点高峰圆润活脱。振动觉形态是一种欢快活跃的感觉，其特点是脉搏轻快、欢悦、兴奋度高，而缺少喜脉那种溶溶洋洋的喜庆背景。

2. 爱情脉象

爱情脉是一种较难感觉到的脉象，因为诊脉时被诊者注意力往往转移到脉诊中去，很难保持爱情的心境，故很难有典型的脉象感觉。其基本感觉是左寸后位置，脉来高峰有一种冲动、兴奋的感觉和酥酥绵绵的幸福感觉。

以上列举了二十四类近80种脉象的形态特征，其中大部分是心理脉象的介绍，在以后的心理脉象脉案一节中，还将陆续补充一些心理脉象的形态及说明。应该说心理脉象的种类和形态是无穷无尽的，其形态也是变化万千，不可能都一一列举出来，这里所能描述的内容仅仅是挂一漏万，把它们作为一种示范，以启发我们的研究思维，做进一步的总结提高。

提高篇

第四章　心理脉象的高层次识别

第一节　心理脉波间的相容性、相互制约性及向周围扩张的趋势

现实生活中人类的情感是十分丰富的，俗话说："人有七情六欲。"不同情感的心理因素交错在一起，构成千变万化、错综复杂的人类精神世界。在这个精神世界中，既可以出现单一的情绪状态，又可以出现数种情绪状态同时间容并存的情况，构成多种形式复杂心理状态的集合体。在这多样性的心理脉波间，其演化规律表现为相容性、相互制约性和向周围扩散的趋势。我们就这些情况的发生及演化规律分别加以讨论。

一、不同心理脉波间的相互制约性

在许多情况下，多种形式的情绪状态在同一人体内出现时可以产生相互制约的心理效果，即某一情绪状态的出现，削弱或抑制了其他心理情绪状态的存在。这种心理现象在儿童中表现得特别明显，例如小孩在哭闹时，大人的恐吓，好吃的东西，另一有趣事物的逗引，都可以使孩子立刻停止哭闹，转移到另一种新的情绪状况中去。

在中医古代医籍中，很早就描述了一种情绪状态可以制约另一种情绪状态的现象。《素问·阴阳应象大论》曰："怒伤肝，悲胜怒。……喜伤心，恐胜喜。……思伤肝，怒胜思。……忧伤肺，喜胜忧。……恐伤肾，思胜恐。"

中医从五脏相生相克的角度解释情志之间的相互关系，它认为情志之间存在互相转移和互相制约的关系。随着一种新情绪的产生，对原有情绪产生转移、制约和消退作用，这种关系

的存在和脏腑之间的关系一样，受到所克之方的制约。传统中医描述的脏腑与情志之间的生克关系如下：

脏腑关联性	肝克脾	心克肺	脾克肾	肺克肝	肾克心
属性关联性	木克土	火克金	土克水	金克木	水克火
情志关联性	怒胜思	喜胜忧	思胜恐	悲胜怒	恐胜喜

朱丹溪总结情志相胜或制约关系时说："五志之火，因七情而起，郁而成痰，故为癫狂犯妄之证，宜为人事制之，非药石所能疗也，察其由为平之。怒伤于肝者，为狂为痫，以忧胜之，以恐解之；喜伤于心者，为癫为狂，以恐胜之，以怒解之；忧伤于肺者，为痫为癫，以喜胜之，以怒解之；思伤于脾者，为痫为癫为狂，以怒胜之，以喜解之；恐伤于肾者，为癫为痫，以思胜之，以忧解之；惊伤于胆者，为痫，以忧胜之，以恐解之；悲伤于心包者，为癫，以恐胜之，以怒解之。此法唯贤者能之。"可以看出，对情志因素造成的疾病，调动其所对应的相克情绪来制约它，从而使疾病痊愈，该方法早已成为中医理论的共识。

运用情志相克法治疗精神疾病在古籍中多有论述。如《儒门事亲》就记述了这样一个以怒胜思的脉案："一富家妇女，伤思虑过甚，二年不寐，无药可疗。其夫求戴人治之。戴人曰：'两手脉俱缓，此脾胃病，脾主思故也。'乃与其夫议，以怒而激之。多取其财，饮酒数日，不处一法而去。其人大怒，汗出，是夜困眠，如此者八、九日不寤。自是而进食，脉得其平。"这种方法的核心，就是针对不同的情志病因，用所胜之方的情感来战胜目前的疾病。

情感之间的相互制约关系具有一定的规律性。《内经》提出了五志相胜的概念，它们是悲胜怒—怒胜思—思胜恐—恐胜喜—喜胜忧（悲）。这一概念代表了中医朴素的辨证思想，可以作为我们处理这类疾病时的一种思考模式。

情志之间的制约关系如同上述。这种关系反映在脉象上，则使不同情感的脉象表现之间亦有一定的互相制约的关系。当一种情感强烈地抑制住另一种情感时，原有情感的脉象也同时被另一情感的脉象所制约或替代。

作为诊疗手段，把中医五行相生相克的机理用于对情感演变规律的认识，已成为中医识别心理现象的模式。这种处理方式在很多场合下被广泛地应用，它反映了目前对七情心理脉象的基本认识。但是，就目前七情心理脉象的涵盖范围和演变规律来说，远远不能包括人类情感的全部内涵和发展规律，其中有更多的东西需要我们在实践中进一步识别和确认。

比如在实践中，不但悲可以胜怒，反过来怒也可以胜悲。正如我们平时所说的："化悲痛为力量。"就是以愤怒战胜悲痛，并从中激发出巨大的力量的范例。同理，怒可以胜思，思也可以胜怒；思可以胜恐，恐也可以胜思；恐可以胜喜，喜也可以胜恐；喜可以胜忧，忧也可以胜喜。进一步推广之，任何一种情感因素积累到一定程度，超过其他情感因素的心理效应，都可以替代或抑制其他的情感因素。

作为临床心理脉象的演变规律则更为复杂。它们中间既有按五志相胜规律发展的一面，也有按其他多种发展形式和演变规律演化的一面，它们之间既可以互相制约，也可以互相转化，兼容并存。

我们做进一步具体分析。

平时根据人们对情感因素所持的态度如何，大致可分两种类型：一种是人们企图接近、达到引起这种情感因素的目标的情绪，如：高兴、快乐、喜爱、激愤等等。一种是人们企图逃避，摆脱某种情感因素的情绪，如害怕、恐惧、惊吓等。当同种性质情感共存时，往往会烘托并加强每种情感的程度。如高兴、喜悦、快乐可以共同组成一种欢快的场景气氛。在每一种使人企图接近的情感因素和使人企图逃避的情感因素之间共同出现时，往往有削弱、抑制另一方的作用。

《儒门事亲》有一例以恐惧（使人企图逃避的情感）胜喜

（使人企图接近的情感）脉案。其曰："闻庄先生者，治以喜之极而病者。"庄切其脉，为之失，佯曰："吾取药去。"数日更不来。病者悲泣，辞其亲友曰："吾不久矣。"庄知其将愈，慰之。诘其故，庄引《素问》曰："惧胜喜。"

因此，不同心理脉象之间或互相制约，或相容并存，存在一定的规律性。心理脉象之间的相互制约性是有一定条件的，这种制约大多出现在对立情感之间，当对立情感出现之后，往往会制约原有情感的表达。当然，也有不是对立情感的情况，但新情感出现之后，取代或转移了原有情感。

心理脉象是随情绪状态而变化的，情感之间的制约关系导致了脉象之间的制约关系。当一种情感抑制了另一种情感时，新情感的脉象也就替代了原情感脉象的存在，形成一种替代或演变的格局。

总结不同心理脉波间的相互制约性，它对诊断的意义在于：心理致病因素是医学心理学探讨的主要对象，它作为一种强有力的精神刺激在脉象上占有明显地位。这一因素的出现，制约或削弱了其他心理因素的存在，它使主导病因凸显出来，成为心理疾病的主导因素。这种现象的存在，为排除其他因素的干扰，使我们准确地判断该种心理因素的存在，而不至于和其他心理因素相混淆，提供了有力的支持。

二、不同心理脉波间的相容性

复杂心理状态在人类的现实生活中往往占有重要地位。

人类情感的复杂性在于，不同的心理情感因素不但可以互相制约和抑制，而且可以在同一人身体共存，并且反映到心理脉象上来。

我们经常见到同一人体内，不同类型的情感因素并存的状态。这是因为人体本身的精神世界是丰富多彩的，错综复杂的外界事物，通过各种感官，作用在神经系统，必然产生多种的感情色彩和精神因素。这些情感的存在，可以表现为某一情感为主，控制和压抑了其他情绪的产生，也可以表现为多种情绪并存的状态。

比如在悔恨这个心理过程中可以包含后悔、不愉快、痛苦、悲伤、怨恨、气恼等多种情绪状态共存的心理过程。

多种情绪可以像悔恨情绪一样由多种消极心理因素组成，也可以由几种积极心理因素组成。如儿童盼旅游时的心情，可以由兴奋、盼望、激动、向往、高兴等多种情绪组成；而情绪不佳时，也可以有心烦、焦躁、发脾气等心理状态共有。

心理活动中还有一种较特别的情况，就是肯定的和否定的心理状态，积极的和消极的心理状态可以在同一个体中共存的状况。例如我们平时讲"恨铁不成钢"、"又恨又爱"的心理状态，就是肯定的心理"爱"和否定的心理"恨"的共存状态。例如孩子看见猫，想抱猫又怕猫抓的又喜又怕的心态就是肯定和否定二重心理的共存。

同样，高兴和苦恼，愉快和悲伤，激动和担心，兴奋和压抑等两种积极和消极对立性质的情绪同样可以共同存在的。如我们对取得的成绩而高兴的同时，也对存在的问题和困难而担忧，就是积极和消极两种对立情绪的共存。

通过以上分析可以看出，人类的情感是复杂的，当某一情感占绝对优势的情况下，可以压抑和削弱其他情感状态的存在，此时脉象上呈现出该情感的全部特征并占有主导地位。在另一些情况下，人类可以在多种情感共存的状态下存在，不但同类情感状态可以共存，不同类型情感也可以共存。

不同情感并存时，其脉象表现形式主要有以下几种情况。

如果不同情感的显现部位都在寸口同一部位，那么分别在该部位显现出不同情感的脉象特征，形成两种脉象形态的组合。

作为示例，我们分析一下郁怒的脉象形态。

如果是单纯的怒脉，在左关局部微微隆起，脉搏由于愤怒情绪而变得亢奋有力，其中伴随周期性炬然播散的振动觉，强力上拱的感觉。而单独的肝郁脉，除有脉壁张力略增外，其主要特征是使诊者手指酸麻不适的振动觉特征，而无其他明显的形态学改变。

若两种情感同时出现时，从情感上表现为一种压抑着的愤怒，此时的脉象表现，左关隆起的幅度不如单纯怒脉明显，怒脉亢奋的搏动转变为一种压抑的搏动。其机理是，由于受肝郁成分的影响，造成对愤怒情绪的强行压制，使左关张力和紧张度骤然增加，脉搏高峰时域管壁受到压制不能充分舒展扩张为馒头状隆起。指下感觉脉搏的初始阶段仍为普通怒脉愤怒上拱的势态，并伴随脉搏周期性播散的振动感，当上拱到一定的高度后，由于受强行压制情绪的影响，管壁搏动的振幅受到强行制约，隆起不甚明显，不能充分扩张为馒头状的隆起，同时散发出肝郁脉酸麻不适的手感。

根据肝郁的成分和愤怒的程度不同，以肝郁为主时，手感主要以肝郁的酸麻不适成分为主；而愤怒为主要成分时，则以炬然播散的怒脉成分为主，形成一种复合的脉象成分。

由于不同心理脉象的特征部位差异很大，在一般情况下，不管两种脉象形态如何叠加，总有一部分特征性的成分是分别显露的。

这里区分出两种情况：对立情感的脉象，可以互相制约，互相替代，也可以并存；同种类型情感，其脉象则各自显现，以并存为主。

那么，我们在同一部位是否都可以同时感觉到多种情感成分呢？回答是否定的。其中有几个原因：

其一，作为复合的情绪状态，经常以一种情感作为主导成分和主要情感因素，这一成分的存在往往压制或掩盖了我们对其他情感的感受。比如说恼羞成怒，即使在怒的情况下也是恼的成分占主体，或以之为主导因素，只不过用怒的形式来掩盖和发泄恼的心理罢了。因此，在一般情况下脉象首先是显露恼主导情感的成分。

其二，心理脉象的识别要受到诊者手指灵敏度和识别能力的限制。从理论上讲，一种情感就伴随一种心理脉象，不同情感将分别显现。但由于心理脉象振动觉特征本来就是一种很微弱的手感，而人手指的感觉灵敏度是有限的，如果脉象振动觉的作用强度达不到一定的程度则可能感受不到，因此对于主要情感以外的感觉就较为困难，其中还要受到诊者经验和识别能力的制约。因此，对于主导情感之外的其他微弱心理成分，不是每个人都能感受到的。一般地说，对较有造诣的诊者，有可能在同一部位感受或分析出 2~3 种情感成分。

其三，即使在同一寸口脉部位，诊断位置也有内外上下左右之差别。比如神经紧张度增高的脉象和恐惧脉象的诊断部位都在右尺，但是神经紧张度增高脉象的诊断部位在右尺的正上方，并向上下两个方向延伸成一条线状范围；恐惧脉的主要感觉特征在右尺的内侧，二者自然可以分开。如果两种情感都在同一点诊断，难度自然会加大。

另外指感特征差异也是一个主要因素，特征性差异大的就容易区别，特征性差异小的就很难分开。比如肝郁脉和怒脉，虽然都在左关正面同一位置上诊断，但由于二者指感特征截然不同，仍然可以区分开。

因此，对于多因素的情绪识别有较大难度，我们应加强基础训练和感知能力，逐步达到正确区分、正确识别目的。

总的说来，不同情感都集中在同一诊断部位的情况不多。通过长期实践学习，可以逐步加强识别能力。作为医学心理学来说，主要需要明了情志致病因素和医疗过程中的心理因素。作为这些致病因素的主导方面，必然是积累一定的刺激量才能成为情感致病因素的，因此致病情绪是较为显露的，在一般情况下不会妨碍我们的识别。

三、不同心理脉波向周围弥散扩张的趋势

每一种心理脉波最明显、最清晰的部位自然是其对应的候诊部位。但有时临床一些心理脉波的影响范围会超出本位，呈现向周围扩散的趋势。这种扩散趋势使得脉象上某些心理脉波

得以影响其他部位，产生不同心理脉波之间的叠加、共存、制约等不同作用。

不同性质心理脉波的扩散力和影响范围是不同的。有的心理脉波影响范围大，容易对其他部位产生影响；有的心理脉波影响范围小，很少超出本位。

肝气郁滞的郁脉脉波是所有心理脉象中扩散效应最强的一种，它是最容易向周围区域扩散而且影响面积最广的一种脉波。这种脉波通常首先弥散到右关（胃）附近及右关尺之间的部位，结果使右关附近出现略微减弱的，和左关相同性质的肝郁脉的指感。其次容易传播的部位是左寸（心）。如果郁滞的情感不能缓解，随着时间的推移和郁滞情感的加重，左右手的郁脉脉波的弥散范围可向双手尺、寸脉扩展，使其他部分的脉象也都带上肝郁脉的成分，最终形成郁滞的情感弥漫全身的状态。

在脉学理论中，某部位出现特异性脉波，标志着该部位所主导的脏腑器官产生相应的变化。我们从郁脉波扩散特性可以看出，郁滞的情感极容易扩散和影响到其他的脏腑。从脉象上看，肝郁脉波首先弥散到右关（胃）附近。从自身感觉上看，往往胃口堵闷，不欲饮食。从胃镜检查看，为黏膜供血不良，蠕动紊乱。情绪的自我体验、脉象及胃镜客观检查结果通常是一致的。

由于这种情感脉波是一种消极、郁滞的脉波，因此对所扩散脏腑部位的损伤是显而易见的。我们可以见到这种情况，有些人在长期抑郁之后，发生了不同部位的癌症和其他严重的疾病。如果我们从脉象上感知郁脉脉波怎样不断地扩散和侵蚀其他部位的情况，那对这些疾病的产生就可以理解了。

临床有一种特例的情况，就是这种郁波的指感广泛而强烈地出现在双手寸关尺三部，而且手感最强烈的部位不再遵守固定在左关（肝）部位的规律，其可以出现在右尺（肾），关脉的前方部位（关上），有时出现在左寸（心）部位。这种强烈郁滞的脉象常发生在两种情况的人身上。一是个体精神长期、强烈地被压抑摧残，情感受到强烈地刺激而不能发泄的人。二是有些肝郁脉手感最强烈部分不在左关，其原因是患有其他脏气损伤的同时合并有郁滞情绪。

应该指出，这种特例的情况有很强的局限性，不是任何脏器损伤都会出现这种情况的。很多脏器损伤的疾病并不伴有这种郁脉，如高血压、冠心病、糖尿病、尿毒症等疾病的晚期出现心脑肝肾等多脏器损伤时，如伴有情感郁滞可以出现郁脉的情况，但未必出现这种强烈的、最强部分不在左关的郁脉。这种特定郁脉出现往往见于某些自身免疫性疾病，如白塞氏综合征、硬皮症等。这种特例郁脉的原因与自身免疫疾病之间的相关联系，有待进一步研究。

在心理脉波中，指感最强烈的是与愤怒或激怒有关的怒波脉波，但这两种脉波的扩散能力却不是很强的。怒波的指感往往局限于左关附近，脉波局部隆起，指下局部脉搏洪大的感觉以左关为中心向上下略有延伸，伴随着怒脉特有炬热的怒火扑面而来的指感却很少在寸口其他部位出现。

应该指出，怒脉脉波不向周围明显扩散的特征只是其脉象特征中的一部分指征，其他如血管紧张度略有升，脉搏（心搏）有力的成分可以影响到寸口其他部位。

郁怒和愤怒不同。愤怒是一种外向型的，以发泄或接近发泄目标为特征的情感。郁怒则包含肝气郁滞和怒火双重成分，是一种强行压抑的情感，故伴随很强郁滞不畅的成分，其中的忿怒成分遵守一般忿怒的规律，仅局限在左关附近，不易扩散，而抑郁成分则遵循肝郁的特征，可扩散到寸口其他部位。

心情抑郁的滞涩脉，其特征性的部分是脉搏高峰开始的一小滞涩的指感，其可以扩散到寸口脉其他部位，但强度要降低很多。抑郁的另一特征可使血管处于略微收紧的、僵持的状态。如果由于心情长期压抑为诱因导致冠心病的话，其中左寸（心）脉壁收引，变僵硬的感觉可以扩散到寸口其他部位。如果患者本身是细脉的话，这种脉壁由于抑郁而缩窄，变僵的感觉就更明显了，像一根僵细的、缺少弹性的钢丝盘踞在那里，提示着持续的情感压抑状态可致全身心血管系统管壁缩窄，硬化的特征。另外，部分患者左寸（心）脉局部可出现冠心病特有的，脉搏高峰出现涩滞强实感觉。

心情紧张伴随全身紧张度增高其脉象特征为，右尺脉由于脉壁紧张度增高脉搏张力略增加而出现的弦直状态，而张力增加的指感可向寸脉扩展，标志着精神紧张的持续状态会带来全身状态的改变。而左寸（心）特有的感觉；（特别是紧张得心里扑通扑通乱跳的人），心脉那种悸动的感觉却很少弥散到其它部位。即使其他部位出现弦紧脉，却缺少左寸那种特有的悸动感。

惊悸的脉象也是一种容易扩散的脉象，不仅在左寸（心）出现悸动感，而且全寸口均可出现不同程度的悸动感，但脉搏高峰转折点出现的那种滑利，悸动搏指的感觉多限于左寸，其他部位不甚明显。

"恐则精却"，恐惧带来寸关脉的紧张度增高，相反右尺脉内侧则显得虚怯，即脉壁紧张而略显僵直，血管壁两侧组织（尤其内侧组织）的振动感觉明显收引减弱。恐惧重时这种虚怯的指感可向关脉延伸。

"喜则气缓"，喜悦的情感使左寸（心）脉管壁周围组织呈现出松弛状态。这种指感可向寸口各部延伸，双手寸关尺三部脉壁周围出现不同程度放松感觉。提高喜的感觉可造成全身心的放松，血管紧张度的降低，肌肉放松，是一种良好的情感因素。

不同类型的心理脉象之间的相容性，相互制约性和向周围的扩散性等特征，展示了人类的心理活动的多样性和复杂性，提示了不同心理脉象之间交错及演化过程。掌握这种规律为脉象心理学研究提供了必要脉象指标，提高了心理脉象的识别准确性。

第二节　心理损伤程度的判定

　　我们在感知到某种心理脉波后，自然就产生一个问题：这个情志病因的刺激量有多大，心理损伤程度如何？这些都是从形式上很难确切回答的问题。

　　心理情感是大脑思维活动的产物，本来就是无形无态，更不用说用个什么物量标准去衡量它了。那么作为心理脉象的感觉方式，我们用什么方法去度量和感知它的程度呢？

　　这些问题在心理情感活动未能被现代仪器测知并且度量的情况下，确实是难以达到的，而实际上人类的这种情感和情感的交流是确实客观存在的，它们在人类群体之间无时无刻不在发生，并随时随地进行着情感的交流。

　　情感是人类在长期进化过程中逐步形成的，它是一种能被彼此心理感官所感知并特殊认识和理解的东西，正如我们对某一乐器的音色可以感知，对茶叶的味道可以品尝一样，心理脉象也是一种可以通过训练加以识别和感觉的东西。这是一类需要丰富实践经验的基础上才能体会到的感觉。

　　心理脉象和我们通常所说情感的交流并不完全是一个等同的概念，它不需要通过语言、文字或者举止形态进行感情的交流，而直接通过脉象信息的传递就可以进行情感的识别。

　　作为心理脉象其优势是，它不仅仅能够对心理情感活动的种类、性质加以区别，更重要的是它能够对心理因素刺激量的多寡程度有一个基本估计。

　　我们在前面已经讲到，心理脉象是由有形态改变心理脉波和无形态的心理振动脉波组成。有形心理脉波由心脏的波动、脉壁以及脉壁周围组织形态结构所决定的；无形心理脉波无具体的形态可言，它主要由脉象振动波的谐波成分所组成。就有形脉波而言，其有形态可以衡量、可以比较；而无形心理脉波则无形态可言，纵使心中了了，口中亦难言其巧妙。

　　不同个体对心理情感刺激的耐受能力存在很大差异，它与个人的性格、素质、修养程度、心理承受能力等诸多因素有关。根据《内经》"凡人之惊恐恚劳动静，（脉）皆为变也"的观点，任何心理刺激都会造成脉象心理状态的变化。不过根据个体心理素质的差异，对于同一个心理刺激的反映不同，有的人能够泰然处之，不引起大的心理波动；有的人则会引起大的心理损伤。

不同情感刺激强度和心理素质的优劣造成心理损伤程度上的差异。从心理脉象确定情感刺激因素存在和判断损伤程度的大小，为心理脉象的研究提出了新的要求。我们对于情绪造成心理损伤程度的判定主要由以下几方面因素确定：脉象胃气成分的多少，脉象特征性成分的强度、清晰度，以及局部脉象扩散范围和扩散程度。

从心理脉象的显现模式看，心理损伤大的人脉象变化就大，特征性强；心理损伤小的人脉象变异就小，典型程度相对就差。这和心理损伤的绝对值成正比，而心理素质只是影响心理损伤程度的因素之一。

作为一种情志因素，刺激强度越大，其感受程度越强，表现形态清晰度越高，似乎是理所当然的事。但作为脉象的临床表现来说，问题并没有这样简单，不同心理成分所表现强度特征及清晰度的高低不同，不同心理脉象有不同的形态判别标准和观察内容。这就要求我们有一个宏观的判别标准。

目前我们对脉象心理损伤程度的判定主要从以下方面进行。

一、胃气的有无是衡量情感刺激及损伤程度的主要指征

《内经》曰："有胃气者生，无胃气者死。"精神刺激造成的心理伤害，其情感障碍程度与脉象的胃气特征有很大关系。

从生理的角度讲胃气属于生发之气，供养五脏精气，使之健康调达；从脉理的角度讲，五脏精气因于胃气转输到寸口脉，表达五脏生理和心理的状态，而能为我们所感知。

　　胃气脉象特征的基本特点是从容和缓，安详舒达，由于胃气对五脏精气的转输作用，使生理和心理脉象都不同程度带上了这种胃气脉象的临床特征。

　　我们诊察心理脉象时，其中无形的心理脉象谐波和中医脉象的胃气有类似的表达成分，它们都以脉象谐波成分做脉象特征的标识，属同一类结构特征的脉象，所不同的是，胃气是正常的生理性的无形脉波，情志刺激造成的心理脉波是病理生理的无形脉波。

　　从心理脉象讲，健康心理的脉象特征明显带有胃气脉象从容和缓，安详舒达的感觉。当心理状态受到损伤之后，正常心理脉象所特有的从容和缓的胃气脉成分就会减弱或被扭曲，这种胃气成分的变异程度在一定程度上代表心理损伤的强度特征。

　　应该指出，有胃气的脉象组分包括有形的脉象成分和无形的脉象组分。有形脉象成分的特征主要是指形态特征的表述，即脉位不浮不沉，脉形不大不小，不长不短，脉速不疾不徐；无形脉象的组分是手感节律和脉象谐波特征的描述，即脉来从容和缓，安详流畅。作为心理损伤的脉象，这两部分脉象成分都受到损伤。

　　例如恐惧脉，感觉部位在尺部。由于恐则胆怯，精神极度紧张而引起血管收引，使脉搏沉潜向下。血管壁的高度紧张而收引，使管壁变得拘紧而细直。此时脉象的有形成分已和正常脉象的形态特征相距甚远。作为无形态的振动觉成分，血管壁在血流的冲击下，上面附有一种极细的震颤感觉，就像绷紧的琴弦受到冲击后出现震颤一样。周围局部组织的振动波在脉搏高峰之后出现，极快地向脉管方向收敛消失。这种感觉就像用手按在敲响的锣上，那振动极快地收缩、消失一样，使手下产生振动消失的空寂感。这是恐惧脉特有振动觉脉象的特征。此时，脉象中已全无从容和缓的胃气成分。

　　脉象胃气成分的多寡和心理损伤程度有关。损伤越重，脉象中胃气成分就越少；反之，脉象中胃气成分变异不大，说明心理损伤较轻。

病脉也会造成脉象胃气成分的变化。如何确定胃气成分是心理损伤引起的，还是疾病带来的呢，这时需要参考脉象结构的变化。如果脉象结构的变化反馈为病脉结构，则考虑为疾病引起的胃气变化；相反，如果脉象形态反映为心理损伤，自然是心理脉象的改变。此时胃气成分的多寡表示造成这种损伤的程度和范围。

二、从脉象形态学改变看心理损伤程度

脉象形态学改变，主要指脉象有形成分的形态变化。当心理刺激因素作用人体之后，相应诊断部位会出现脉象形态学的改变，造成该种心理现象所独有的脉象特征。如《素问·大奇论》所述："肝脉骛暴，有所惊骇。"人体在受到大的惊骇之后，左关（肝）的诊断部位会出现骛暴（躁疾散乱）的心理脉象。又如愤怒之后左关出现怒脉特有局部隆起，炬然播散的心理脉象。

典型的心理脉象准确地反映该种心理现象的存在，而心理损伤程度和脉象典型程度直接相关。损伤越严重，脉象典型程度就越高，也就越容易和其他心理脉象相区别。若刺激因素消失，脉象原有的典型特征会逐步淡化消退，当然会有一定的滞后效应，即脉象形态消失的时间相对滞后于情感效应消退的时间。

例如患者大怒后由于其他疾病来看病。此时患者仅想到看病，并无暇顾及到生气的事，但脉象上仍会明确地显示出怒脉象形态特征，同时在诊者的提示下，患者一般都会想起曾经生过气的事。又如一个大的心理创伤过了很多年之后，虽然心理上并没有完全忘却，但患者在一般情况下已不再想起这件事。但是，只要这件事还铭刻在患者心里，在他的左寸脉象上仍然可以清晰地诊察到心理创伤脉象的形态。

三、从脉象清晰度的变化观察心理损伤程度

心理损伤越重，随着脉象形态特征典型程度的增加，脉象清晰度就越高，其形态特征也就越容易显露出来，和周围的情况形成鲜明的对比。

如心理创伤的脉象，左寸正中浮取位置上有一小段极细的刀刻样的痕迹，犹如一柄刀锋手上的刀口，直刺心上。心理创伤越重，刀峰就越锐利，两侧凸显得就越清晰，整个刀峰的形态就越鲜明。

又如怒脉，发怒越厉害，不得宣泄，左关局部隆起的程度就越高，就像用小棍敲蛤蟆肚皮时，蛤蟆气得鼓鼓的那种感觉就更加清晰。

类似的情况还有恐惧脉。在恐惧的情况下，右尺弦细收引，紧张细颤。恐惧心理越重，脉象绷急紧张，缩成一条细线在那里哆嗦的形态就越清晰。

心理脉象的清晰度是判断心理损伤程度客观而准确的指标。对大多数心理脉象来说，心理损伤程度越重，脉象清晰度就越高，相反，如果心理脉象由清晰而变模糊，由典型化逐步过渡到非典型化，就可以判断心理损伤正在逐渐淡化、消退。

四、从心理脉象的作用强度观察心理损伤程度

心理刺激和损伤越重，脉象表现强度也越大，似乎是普遍规律，但对心理脉象来说，这仅仅是一部分脉象的规律，也就是对于欲求向外发泄的情感这种规律基本上是正确的；对于向内收引，力求逃避对方的情感，随着刺激量的增加，其作用强度的增加的趋向就不那么明显。

例如对怒脉来说，随着愤怒情绪的增加，左关局部向上半球状的隆起不断加强，强而有力的搏动状态越发明显，而恐惧、害怕等的向内收引的情感，随着刺激强度的增加，脉壁拘紧紧张的程度逐步加强，呈现出僵直收引的势态，这点和怒脉向外扩张的感觉形成鲜明的对比。

总的说来，如果感觉到心理脉象作用强度的增加，就标志着心理刺激量的增加。但对某些向内收引型的脉象，可不表现出明显作用强度的增加，而以脉象清晰度加强的形式来表达刺激量的加重信息。

五、从局部脉象的延伸和扩张程度观察心理损伤程度

某些心理脉象的作用范围局限，形态变化限于本部，很少向周围扩张，但很多心理脉象随着心理刺激量的增加，随着作用强度的加大，其作用范围有向周围延伸和扩张的趋势。

如恐惧的脉象，右尺紧张而拘紧弦直的感觉随着恐惧感的加深可向右关延伸，使人产生僵直弦长的感觉，标志着刺激量程度在加深。

六、从感受的难易和典型程度判定心理损伤的轻重

心理损伤重的，脉象浮现，形态典型而清晰，易于被我们感觉到；心理损伤轻的，脉象形态模糊而不典型，感觉难度相对加大，使我们不易感到。从感受的难易及脉象的典型程度可以了解心理损伤的程度。

七、通过脉象振动觉的改变观察心理损伤的程度

心理脉象主要由有形的脉象形态学改变和无明显形态的脉象谐波成分，也就是脉象振动觉组成。脉象振动觉成分是心理脉象中最具特征性的成分，它构成了心理脉象最主要的鉴别特征。

如恐惧脉象，其有形的形态学特征与腰痛脉象的形态改变有类似之处，而恐惧脉的特征性振动觉改变则为其专有，如果没有振动觉作为鉴别的主要依据，则与腰痛脉象有可能混淆。从脉象振动觉改变判断心理损伤程度方法如下。

1. 从脉象振动觉强度的变化判定心理损伤的程度

心理刺激量的增加将导致脉象特异性振动谐波的加强，从而使脉象振动觉指感加强。

脉象振动谐波的加强主要表现在两方面。首先是谐波的总

功率能谱增加，使脉象振动指感特征明显。其次是与该心理现象相关的频谱范围功能谱增加，使其指感特征典型化和感觉清晰。

例如肝火炽盛时，左关炬然播散的周期性振动觉指感是异常明显的；当怒气消了，这种指感就减弱，逐渐消失。

2. 从振动觉的深浅层次判定心理损伤的程度

不同性质心理脉象振动觉成分感受的最佳部位深浅层次各异。如肝郁脉象的感觉部位层次较浅，有时轻触皮肤就可以感觉到。同样如恐惧脉，感觉部位较深，要接近沉取的位置，并应从右尺内侧去感觉它。

对同种心理现象来说，随着心理损伤的加重，有感觉部位浮现的现象。随着心理损伤的加重，感觉到特异性振动波的主体部位，也就是脉象振动最强，感觉最清晰点将向上浮动，较原来诊断位置略微变浅。

如肝郁脉象应在左寸轻触脉管的部位感触，当肝郁加重后，有时可以在轻触皮肤，甚至尚未接触到脉管时就能感觉到。相反，如果心理刺激逐步淡化的话，诊断感觉层次逐渐下移，逐步恢复到原诊断部位。

3. 从振动觉部位泛化的程度判断心理损伤的轻重

在心理损伤轻时，只有在特定的诊断部位才能感到这种脉象的振动觉成分。随着心理损伤的加重，某些心理脉象的诊断部位可以有扩散的趋势，即在其他的相应部位也可以感觉到该类心理脉象的振动觉特征，说明损伤的程度加重和弥散了。如肝郁、神经紧张度增高、恐惧等许多心理脉象的振动觉成分都有一定的弥散特征。

4. 从脉象振动觉的典型程度判定心理损伤的轻重

典型的脉象振动觉特征是判断心理损伤的最有力的依据。较轻的和不明显的心理损伤，脉象中的振动觉特征显得若有若无，或形成不典型的振动觉指感；当心理损伤加重后，脉象振动觉成分就会逐步清晰且典型化。因此，我们从心理脉象不典型化到典型化的过程可以作为判定心理损伤轻重程度的尺度。

八、从脉象心理效应的自我感觉判断心理损伤的轻重

许多心理脉象可以在诊者心里产生类似的心理效应，这主要是脉象振动觉所诱发出现的心理效应，如心理创伤的脉象可以在诊者心里产生像把尖刀直刺心中的伤痛感觉，肝郁脉象可使诊者产生两胁胀闷，郁滞的感觉。诊者在熟练掌握脉象心理效应的操作方法之后，可以根据心理脉象在自我心中诱发心理效应的强度、性质、程度等准确而且直接地判断对方心理损伤的程度。

运用心理脉象在诊者心中产生心理效应的方法来诊断对方心理损伤的性质、程度和范围的方法，属于心理脉诊中高层次的诊察方法，它不但在诊察的效率、速度、范围等方面超过其他方法，而且就诊断的准确性、精确度等方面远远超过其他诊法。在运用纯熟之后，对许多尚未见过，甚至自己尚未亲身体验过的情感，往往可以通过感应和理解的方式对其产生心理感应。这对人类心理活动的了解来说，确实是一件有益奇妙的事。

对脉象心理损伤程度的判断是一件非常复杂、细致的工作，要结合多方面的脉象成分进行判定。从心理脉象的有形形态改变到无形的振动觉特征的改变，综合脉象形态特征、强度、清晰度、扩散程度、部位、深浅层次、脉象心理效应等方面进行综合判断才能得出正确的结论。

第三节 情志致病时间的判断

我们在感觉到一个情绪致病因素后，一定想知道这种情志因素发生的时间是在过去，还是现在，距离现在大致有多长时间。

心理损伤时间远近的判断和心理损伤程度的判断一样，需要在长期丰富实践经验的基础上，综合各方面的参量来确定。目前将主要的相关因素介绍如下：

一、从脉象振动觉范围和轮廓形态判断心理
损伤年代远近

一个新的情绪状态形成之后，在脉象上会产生相应的形态改变及振动特征。产生的振动觉在初始阶段会以振动源为中心（振动源起始点可以是脉搏本身，也可以是血管壁，或血管周围组织发出的，依不同情感特征而定）向周围扩散的状态，一直播散到皮肤表面，其中心的振动强度最大，向四周扩散的过程中呈现逐渐衰减的状态。

振动觉的手感特征有种很奇妙的现象，当我们对脉象振动觉掌握得熟练应手之后，会逐渐对振动成分的振动区域和范围形态产生认识。这时会发现振动觉手感不再单纯像石头投在水中，水波由中心向四周均匀地扩散状态，我们会发现指下的振动感觉可以产生并具有各种奇特的形态，它们有的呈某个方向上的放射状；有的弥散在振动源到皮肤之间的整个儿空间；有的游离在血管之上和皮肤之间，呈团块状；有的可以呈线状；有的弥散成片状。就是说，根据周围组织本身的结构特征不同，其谐振特征和对振动波的传导特征不同，可以使我们手中的振动感觉具有一定形态和某种边界的特征。

这是一个超出常规认识的观念。的确，振动觉作为一种波的表现形式，它怎么会有形态呢？这种感觉又是如何形成的呢？

我们做具体的分析。例如从血管壁到皮肤之间有一个团块状的组织对于振动波的共振和传导特征较好，而周围的组织谐振特征很差，那么，我们的手指在触及团块部分时就可以感到一个有明显边界振动加强的区域，而在接触团块周围的组织时就可以感到不明显的振动成分。

这里涉及了振动觉的形态概念。

由于受神经心理外周效应的影响，寸口局部组织的形态产生变异，形成不同的微组织结构，这些局部微结构呈多样性，可以是片状、层状、团块状、线状、放射状，或其他不规则形

状，其组成可由局部平滑肌收缩，局部充血、水肿、失水、纤维组织增生、小的结节、局部肌张力增加等多种结构组成，从而构成与周围组织不同的振动特征和谐波特征。当脉诊时手指接触到这些组织时，由于频率特征和谐波特征的差异，可以感到一个局限形态的振动异常区。

这里，我们创造出一个有形态、有边界、有轮廓的振动觉概念。至此，我们对振动觉的判断不仅仅限于谐波频率的判断，而是形成一种有谐波特征的、有深浅层次的、有传导特征的、有轮廓形态的振动觉。这样就使我们的诊断层次多元化、多层次、多形态化，大大地丰富了振动觉诊断的内容。

此时，我们用形象的方法来描述振动觉形态演化过程。

当一种情感刺激初次出现时，振动波向外播散，形成类似由振动源发出的到皮肤之间的一片迷茫雾状振动感觉，随着脉搏的搏动，这片雾状周期性地向四周播散，占领整个空间。

随着时间的推移，情感刺激强度逐渐淡化、减弱，这片烟雾振动觉不再充斥整个空间，而是呈现出边界逐步收缩的趋势。这种缩小的振动范围，使我们从脉搏的正上方和左右两侧都能感到一个缩小了的边界，汇聚成边缘多形态的不规则振动场。也就是说此时并不是从振动源到皮肤表面都能感到振动觉，只有使诊者的手指按下到达皮肤下的某一个层次，才能感到一个有形态的振动区域。

随着时间推移越久，这种振动范围也越缩越小。然而很久以后，只要这个精神刺激因素还留在内心深处，即使患者情绪已恢复正常，平时已不再受当时的情景所左右，这时的脉象振动觉痕迹仍然会存在，只是振动范围局限在振动源附近，而这点附近的周围组织则呈现一种相对的寂静，一种无明显情感振动波的事态。标志着情感障碍虽然仍遗留在内心深处，但仅仅成为心灵上的伤疤了。

以上就大多数情感刺激而言，其中主要是欲求得向外发泄型的情感。而某些内收型的情感，如恐惧的脉象，则脉壁两侧有明显振动觉减弱的现象，好像这个区域内的振动成分突然被抽走、消失，形成一种局部相对的空寂感。此时，中央脉管拘紧僵直而弦长，上面附有的紧张带来的细颤。恐惧越重，脉管周围的冷清和空寂感的面积和区域就越大，脉壁强实僵直的程度和振动哆嗦的感觉就越明显。它和血管周围组织振动觉减弱造成得空寂感，共同形成恐惧脉象特有的振动觉的空间特征。

二、从振动觉主体成分的深浅层次判断心理损伤的时间

脉象振动觉的感觉区域一般从浮取到中取的范围，当诊者手指从浮取向中取下探的过程中，将在其中的某一个层次最清晰地感到振动觉特征。

脉象振动觉有一个明显的特征，就是振动觉最清晰点的位置和深浅层次与心理刺激发生的时间远近有很大的关联性。作为欲向外发泄性的情绪，心理刺激初发或比较强烈时，振动觉的感觉最清晰点偏于表层，大约是在轻按皮肤而脉管没有明显受压时的位置，具体位置大约在皮下到脉管之间略偏上的部位。经过一两天之后，情感刺激虽然没有忘却，但情绪已经平稳，此时感觉的最清晰点会下移到脉管附近，此时若略微加力，下探到这层下方的位置感觉，就会感到振动觉有所减弱，就像一片浮云漂浮在脉管略向上的部位。经过较长远的时间之后，若偶尔还留有心理痕迹，感觉的最清晰点会转移到紧贴脉管的附近。

三、从振动感觉的弥散特征判断情感因素的时间

强烈的情感因素往往造成明显的脉象振动觉弥散特征。一般说来，当人的整个情绪为情感所控制时，他所表现的脉象振动觉往往有很强的向四周弥散扩张的趋势，此时振动觉边界不清，总体形态上可以超过本位，扩散到周围区域。经过一两天之后，情感的强烈爆发阶段逐渐过去，或人的理智控制了情感，进入相对平静的时期。这时脉象振动觉的弥散特征会逐步

减弱，甚至消失，此时的脉象振动觉往往集中在脉管的某一层次，分布范围相对稳定。

这里我们简要论述了一个典型的心理情感活动的演变过程。在这个过程的不同阶段，我们从其振动觉弥散程度可以看出心理损伤的时间距离。但有一点，长期持久的精神刺激，其振动觉范围不但不缩小，反而会弥散到其他部位。

综合以上，脉象心理损伤程度和时间远近的判定是一个信息综合的过程，每一个判断都要从形态的清晰度、典型程度、部位的深浅层次、振动觉强度、弥散特征、振动特征等等多方面全面分析、综合判断。

就心理损伤的程度而言，心理脉象形态特征越典型，轮廓越清晰，特异性振动谐波强度越大，弥散程度越广泛，脉象心理效应明显，其心理损伤程度就越重，反之就轻。如果是长时间持久的精神刺激，其振动感觉亦可弥散到其他部位。

对心理因素发生的时间远近因素的判断，主要是综合振动觉特征的各项感觉。一般来说，振动最清晰点偏于表面，边界不清，弥散特征明显，该心理刺激的时间就较近。过一两天，如情绪状态较为稳定之后，振动的清晰点往往逐步下移，在脉管的上方振动感觉逐渐减弱，振动范围逐步缩小而变清晰，弥散特征减弱，形成悬浮在血管上方的片状振动场。如该心理创伤已是过去的历史遗留，而近期无新的精神刺激因素，但旧的伤痕依然停留在心上，此时振动部位的清晰点将下移到脉管附近，呈现为一个点状或小片状的振动源，有时可表现为向某个方向放射的振动觉，而周围的振动感明显减弱，呈现为一种沉寂的感觉。

脉象心理刺激和损伤的程度，以及时间远近的判定是心理脉象中高层次的判定方法，具有较大的难度，有赖于对脉象基础形态的熟练掌握，并在长期的临床实践中反复练习，进行系统研究，融会贯通，逐步掌握要领，达到悟而知之的地步。

第四节 "善者不可得见，恶者可见"的脉诊原则与胃气脉

我们在脉诊时可以发现，有的脉象很清晰，有的却很模糊。自然，脉诊的清晰度和人体胖瘦有关系。胖人皮下脂肪较厚实，影响到手指对脉象形态的感觉，使人不容易诊断清楚；而瘦人皮下脂肪相对薄弱，脉诊时脉象形态自然就容易显露。但并不是所有脉象的显露程度都由胖瘦所决定的。

人体脉象的显现模式有个有趣的现象，表现为不同病理、生理心理的脉象在寸口脉显露的程度和脉象特征是不一样的。皮下脂肪的厚薄只是影响到感觉的清晰度的原因之一，更重要的是不同脉象有不同的显现模式。

通常脉象的显现模式可以表现为脉位的高低，也可以表现为强度的差异，还可以表现为轮廓的范围与清晰程度，又可以表现为形态特征的鲜明与模糊。总之，脉象的显现模式是所表露的各方面因素的总和，其中清晰度和脉象特征是影响脉象感觉的主要因素。

代表病理心理的，或疾病征象的脉象通常有较好的显现模式，它们在脉象上形态特征表现得清晰而明确；而正常的、代表正常生理的脉象在一般情况下则显露得不很明显，似乎它们的形态都很相似，并不表现为某种特殊的形态特征。

人体在不同病理、生理、情志等情况下，脉象的显现程度和显现特征有所差异，这个问题古人很早就有论述。这就是《内经》所说的，人体的各种信息在脉象上是否能够显露遵循着"善者不可得见，恶者可见"的原则。

所谓善者，是指正常的，生理状态下的脉象在形态上是不易显露的，是难以用某种脉象形态来描述的。所谓恶者，是指非正常的，病理状态下的脉象是易于通过脉象形态的改变，以其特征性改变反映出来，为人们所察知。

以上这段话是一条重要的脉诊原则，它是区别生理的，还

是病理的脉象；是正常的，还是异常的脉象的一个分水岭。该段话原文出自《素问·玉机真脏论》，这是阐述胃气的有无与脉象之间关系的一段论述。该文说："帝曰：然则脾善恶可得见之乎？岐伯曰：善者不可得见，恶者可见。……五脏者，皆秉气于胃，胃者五脏之本也。"这是"脾脏功能正常与否，其外在表现形式是什么？"所引发的问题讨论，用通俗的话来解释，代表生理状态的脉象表现在形态上是难以见到的；而异常的、病理状态的脉象则容易通过脉象形态的改变被看到，它们都和胃气的转输作用密切相关。

对于胃气这种善者不可得见的指感特征，《丹台玉案》做了具体描述，其曰："胃气之取法，……乃指下浑浑缓缓，无形之可碍是也。但觉有形，便是六脉阻滞，就可以之为病脉也。"也就是说，正常的胃气脉感觉是一种浑然和缓，无异常形态可以碍手的感觉，一旦觉得有所感觉，就表明有经脉阻滞的现象，这就可以确认是病脉了。

至清·林之翰《四诊抉微》对胃气脉的论述更加明确而具体，其曰："凡脉缓而和，不浮不沉，不大不小，不疾不徐，不长不短，应手中和，意思欣欣，悠悠扬扬，难以名状者，此真胃气脉也。"这是至今对胃气脉的最真切描述。

综合古人的论述，有胃气脉的基本特征为"指下浑浑缓缓，无形可碍"和"应手中和，意思欣欣，悠悠扬扬，难以名状"。总之，应手中和、无形可碍、悠扬有生气是其基本特征。

这里表述了两个概念。

其一是脏腑脉象的显现模式遵循"善者不可得见，恶者可见"的原则。正是由于这项原则，才使我们脉诊时不受各种正常生理脉象的干扰，而使病脉显露尽现。

其二是脏腑之精气变现于气口的原因是由于胃气的转输作用。这点《素问·五脏别论》有进一步的说明，其曰："胃者，水谷之海，六腑之大源也。五味入口，藏于胃，以养五脏气，气口亦太阴也。是以五脏六腑之气味，皆出于胃变见于气口。"其产生的机理，《素问·经脉别论》曰："食气入胃，浊气归心，淫精于脉，脉气流经，经气归于肺，肺朝百脉，…气口成寸，以决死生。"表明在心理脉象的显现过程中，胃气的转输起重要作用。

从严格的意义上讲，对胃气脉"无形之可碍"也好，"难以名状"也好，其实并非完全无形无态。例如对胃气脉有"浑浑缓缓"的描述，指脉道浑然不清，脉来和缓之意，其中就包括脉道轮廓不甚清晰的形态之意；而脉"缓而和"则是指脉来从容和缓，舒达流畅之意。古人"不浮不沉，不大不小，不疾不徐，不长不短"等描述则更是对所谓"应手中和"特定指感特征的限定。这些都表述了有胃气脉并非真正的无形无态，只是有其特殊的指感特征。

因此，有胃气的脉包括两方面因素：一是形态特征的描述，即包括脉位不浮不沉；脉形不大不小，不长不短；脉速不疾不徐的限定；一是手感特征的描述，即脉来浑浑缓缓，从容流畅。细分起来，这种描述实际上存在一定问题。我们说瘦人脉多浮，胖人脉多沉，按胃气脉不浮不沉的观点衡量，瘦人和胖人的脉是否就没有胃气？有些脉书把长而和缓的脉和长寿联系到一起，而运动员徐缓的脉象也是健康的标志，那么，胃气脉不长不短、不疾不徐的要求是否过于偏执。因此，我们只能说有胃气的脉较多地表现为脉来不浮不沉，不大不小，不长不短，不疾不徐，这是一种多数健康人所拥有的均衡状态，而其中最关键的因素是手感特征的从容和缓。

正常脉象有胃气。有胃气的脉实际上就是正常生理脉象的一部分。根据《内经》的阐述，在生理状态下，五脏的精气由于胃气的转输而变见于气口，因此，正常生理脉象也必然伴随着胃气那种从容和缓的、难以名状的指感特征而显现出来，也就是我们所说的："善者不可得见"的指感特征。

人生都有七情六欲，情志活动是人体正常生理活动的一部分。《素问·阴阳应象大论》曰："天有四时五行，以生长收藏，以生寒暑燥湿风；人有五脏化五气，以生喜怒悲忧恐。"《类经》具体解释说："五气者，五脏之气也，由五气以生五志。"

人类的情志活动是从人体生理心理活动中衍生出来的，是人体对外界环境正常的反应过程和适应过程。这种正常的心理过程，伴随人体的生理过程，无时无刻不在发生、演化和被下一个心理过程替代或消失。这一正常心理过程的脉象改变，构成了人体正常脉象的一个组成部分。因此，生理状态的正常心理情志活动，在脉象上同样处于不易显示的状态，这也是基于胃气的结果。

从更深一步的角度讲，正常心理情志活动所表现的无形无态并不是说它们真的无形无态。一个健康心态的人，脉象轮廓清楚，手感从容，和缓而有活力，它们不但确有形态，而且形态清晰显露。所谓无形无态是指他们的脉象没有特殊形态，大家都表现出共同的正常生理心理脉象的特征。这种千人一面的表现形式，使我们无从识别，也无法区别它们的个体差异，也就无法把它们从众多正常心理活动的脉象中区分出来。这就是古人"善者不可得见"的认识。

从生理角度讲，人类正常的情志变化是机体适应环境的变化而产生的生理适应性反应，但如果外界刺激过强或时间过久，超过人体生理适应的范围和承受能力，就会造成脏腑及其相对应情志的病理改变。如《灵枢·本神》曰："怵惕思虑则伤神""愁忧而不解则伤意"，"悲哀动中则伤魂"，"喜无极则伤魄"，"盛怒而不止则伤志"等等，这种情志方面过度的恶性刺激，将会造成脏腑的损伤，直接反映到脉象上就成为《内经》典型的"恶者可见"的证实。

古人对异常情感造成的脉象形态改变有明确的认识，并具体描述了它们所对应的形体变化，如《三因方·脉偶名状》曰："缓者……则怒极伤筋"，"动者……则心惊胆寒"，"伏者……则凝思滞神"等，都从不同角度说明了过度精神刺激造成的心理脉象的形态改变。这种情志脉象上的"恶者可见"的脉学原理形成我们诊察心理脉象的主要依据。对于它们的具体形态特征，我们在有关的章节中逐步说明。

第五节　无脉证的心理判断

我们知道，诊脉时有种较为罕见的情况，叫做无脉证，就是在被诊者寸口部位没有发现我们所能感触到的脉管，其中部分被诊者的桡动脉可以移行到手背方向，我们称之为反关脉。《三指禅》有："有脉不行于寸口，由肺列缺斜刺臂侧，入大肠阳溪穴，而上食指者名曰反关"之说。

反关脉是由于局部桡动脉血管走行变异造成的。这种移行到手背部的桡动脉，在一般情况下血管形态显露凸现，管壁张力均匀而缺少特征性变化。脉管周围组织单薄，缺少寸口脉那样丰富多彩的形态特征和细微结构的变化，显得基础薄弱而单调。由于这种血管及血管周围组织缺少受人体内在信息调控的组织结构特征，因此到目前为止，我们尚未能从移行到手背部的桡动脉附近诊出更多的心理或疾病的信息。

那么，在这种情况下我们是否可以进行心理诊断呢？

回答是可以的。这种诊断的候诊部位仍然在寸口部位。

我们在研究无脉证时发现一种现象。患者长期处于肝郁状态，其寸口右关（肝）部位飘溢着一种令人酸麻不适的指感。这种指感有如用石头等硬物划玻璃板，随着发出尖锐刺耳声音的同时，手臂的酸麻感或磕着手肘部"麻筋"时那种不适感。如果把这种感觉引到心里去体会，会产生一种郁滞、两胁闷满的感觉。

这种感觉代表了肝郁脉象振动觉造成的指感特征。只是此时振动的强度很低，感觉较弱，所能感到的振动波信息量远远少于正常脉诊所能得到的信息量，其中只有个别心理现象的振动波形可以感觉到。

有时，面对某些严重肝郁或更年期烦躁的病人，我们可以在寸口以外的皮肤表面，用类似脉诊的方法将其情绪状态诊断出来。这时的振动觉手感特征与脉诊感觉近似。这种局部组织的固有振动如果受到寸口脉搏的激动，则可以变得增强和清晰起来。

从严格的意义上讲，此时脉诊信息成分里见不到脉管的搏动及其形态学的变化，因此称不上真正意义的脉诊。但这种手指感觉是伴随脉诊过程中产生的特有物理现象，而且该手感在有脉搏时和无脉证时都存在，我们仍把它称之为"郁波"或"肝郁脉"。

无脉证的郁波常常很弱，其强度及指感远低于通常的脉搏搏动，需要有丰富的经验和细心体会的情况下才能感到。这是所有无脉证心理脉象诊断的共同特点。

目前我们在寸口部位感觉到的有五种代表心理活动的脉波。其中两种发生在左寸（心）的诊断部位，分别代表心烦的波和心情抑郁、不舒畅的波。另两种发生在左关（肝）的诊断部位，其中一种是代表肝郁的波，另一种是代表忿怒或郁怒的脉波。还有一种是长期内心感到痛苦造成的脉象，诊断部位在右尺。这五种代表不同情感的脉波，其指感特征各异，诊断部位相对固定。

在无脉证的情况下，这五种心理脉象的形态如下：

心烦脉象：诊断部位在左寸，波形指感窄细，带有明显烦躁杂乱的性质，从指目向手臂方向放射。这种感觉引导到内心产生烦乱的感觉。

心情抑郁，不舒畅脉象：诊断部位在左寸，波形指感略细长，两头略尖。主要表现为一段滞涩的指感。这种感觉引导到内心是堵闷的感觉。

肝郁脉象：诊断部位在左关。波形指感较弥散，手感是一种酸麻不适的感觉，就像手握着石块在玻璃上划时那种酸麻不适的感觉。

忿怒脉象：诊断部位在左关，中间部位伴随愤怒的情感局限膨胀隆起，振动觉手感呈现扇形炬然播散，就好像动画电影中太阳放光那样，一段段的细短线段振动跳跃着向四周播散。

长期内心痛苦的脉象：诊断部位在右尺，振动觉波形略呈彗星状，两侧略模糊，手感略感微沉微酸，特异性不是很突出，有时微有飘忽游离的感觉。这种感觉引导到内心时，初起感到平淡，常忽然之中显现出苦的感觉。

由于没有脉搏搏动的影响，无脉证的信息来源只能产生于该情感候诊部位的局部组织。心理情感因素的脉象信息来源可以脱离开寸口脉的搏动而独立产生。

人的情感因素是多种多样的，为什么无脉证的患者只感觉到五种心理活动的波？其原因如下。

（1）无脉证人群数仅仅占正常人群中的很小比例，而无脉证伴有情感致病的人就更加微乎其微了。其中具有某些情感特点的人我们可能没有机会遇见，更谈不上实践和认识其脉象特征了。这种情况下，全面发现和总结所有无脉证的脉象特征是很困难的。从理论上讲，还会有其他脉象会被我们所识别，只是我们目前尚没有机会实践和认识它们。

（2）不同类型心理脉象，平均信号强度不同。通常各种情感脉波指感感觉强度顺序大体有以下规律，忿怒＞肝郁＞心情抑郁＞心烦＞惊恐＞过喜＞悲。相比之下，我们目前所发现的无脉证的心理脉波是信号强度较大的几种。由于无脉证心理脉波的信号强度很弱，许多情感信息的手感强度很可能低于手指灵敏度的阈值，未能被我们感觉到。

（3）有些情感因素（如恐惧等）的诊断依据需有脉管形态学改变，因为在无脉证时无脉管可及，缺乏某些必备诊断条件，故未能确诊。

伴随着无脉证的认识，又产生一个新问题。某些无脉证的指感特征与原来脉象指感不完全相同。例如前面所述的心烦躁脉，虽然不在常规28脉之内，但终究有一定形态感觉可言，其主要表现为脉搏高峰前至高峰之间的脉波异常躁扰感。无脉证无脉管可言，哪里能有有形脉波而言？

那么无脉证的心烦脉波究竟是什么样的呢？

无脉证心烦的脉波，波形指感窄细，带有明显杂乱温躁的性质，从指目向手臂方向放射，这种指感引导到内心的感觉就像三伏天闷热天气，蝉在无休止地鸣叫使人心里又烦又乱的那种感觉，其波谱特性可以用"躁扰，撩人心烦"来解释，这种有形躁扰的脉波和无脉证令人心烦而温躁的无形脉波，其感觉有所不同的情况如何解释呢。

我们还是回到常规的脉象形态，从这方面出发寻找正常脉搏心理脉波和无脉证心理脉波的相关性。经过一段时间的探索，我们发现无脉证五种情感的无形脉波，在有形的同种情感的脉上都具有。

正常的心理脉波包括两个部分：脉象形态学即有形脉波部分和脉象振动觉即无形脉波部分。前面我们所见到的五种无脉证的无形脉波部分，在正常心理脉象上都有。其手感特征与正常心理脉象上的无形脉波相同，也就是说，无脉证的无形脉波和正常心理脉象的无形脉波是性质及频谱特征相同的脉波，但二者振动强度和强度变化的周期不同。正常脉搏的无形脉波，其初始阶段出现在脉搏高峰略偏前的一段时域，随着脉搏强度的加强，无形脉波的振动强度也逐步增加。在脉搏基波强力搏动的掩盖下，此时无形脉波的波形不甚清楚，但随着脉搏振幅达到峰值开始衰减时，无形脉波则显露并上升为最大值，其后随着脉搏主波的减弱，无形脉波的振幅强度以滞后于有形脉搏的速度逐步减弱。在有形脉搏停止搏动后，无形脉波仍以很低的波幅强度继续延伸存在，一直延续到第二次脉搏周期的初始阶段，被新一轮脉动所掩盖。

在无脉证时，无形脉波始终以一种低强度的振动周期延续。它既没有明显的振动周期，也没有明显的强度变化。仅使人感到一种持续的、无明显变化的振动觉。对于正常脉象来说，前面所说躁脉的躁扰波，实际上是心烦情感的有形脉波；"温躁，撩人心烦"的脉波是心烦情感的无形脉波。脉象上的躁扰感觉是脉搏基波及其谐波组成的复合感觉。而对于无形脉波来说，则仅仅是寸口脉局部组织自身固有振动产生的谐波成分。

由于无形脉波是寸口脉局部组织自身固有振动产生的谐波成分，因此在寸口脉上，没有有形脉波并不妨碍无形脉波产生。无形脉波是代表心理脉波的特异性本质的东西。

前面已经谈过，正常脉搏的无形脉波部分始终受有形脉搏调制，表现为明显的周期性变化强度；而无脉证的无形脉波始终以一种不变的低强度的振动周期延续。为什么会出现这种情况？

我们知道，无脉证心理脉波的强度是很低的，需要细心体会才能感知。这是局部组织自身固有振动形成的一种脉学现象。而在有形脉象中，随着脉搏搏动的加强，脉象上那种代表郁滞的、心烦的等不同无形脉波会明显地增强起来，而且指感清晰，其搏动性质与无脉症相同。

对照无脉证那种低弱的指感可以认为，二种无形脉波的产生与局部组织的固有振动有关，只不过无脉症是一种单纯的自身组织固有振动，而正常脉搏的无形脉波部分是受脉动冲击后加强的自身组织固有振动，有形脉搏对无形脉波起激发和增强的作用。这点，我们从无形脉波比有形脉波高峰后移，并随有形脉波滞后一步、同起同伏的现象，可以说明无形脉波与有形脉波的相关性，有形脉波激发在前，无形脉波出现在后。

我们还看到，不管一个人多郁闷，当我们在血管的上方阻断血管时，随着脉搏消失，无形脉波那种周期性变化的郁滞手感随之消失，归于平息。这也是无形脉波受有形脉搏激动而加强的明证。

这里还有一个问题，无脉证的情况下如何能产生心理脉波。此时没有寸口有形脉搏的激荡和共鸣作用，它又是怎么形成的呢？

前面已经谈论过，对于同种情感因素，不管是有脉搏的，还是无脉症，代表这种情感活动的无形脉波，其性质特征和种类是相同的，它们之间只是信号强弱和有无变化周期的差别，脉搏的激励作用在其中起增强信号的作用。

寸口脉无脉症振动成分，反映出如下的特征：

（1）这种振动是局部组织独立产生的，因此与寸口脉动无关，它可以脱离寸口脉搏独立存在。

（2）从生物全息论的观点出发，生命体的每一个独立的局部组织都携带着整个机体的全部信息。寸口脉局部组织携带对应脏器的各种信息。不同脏腑信息可以不同频率振动波的形式反映出来。寸口脉各分布不同的频率特征，代表不同脏腑的频率特征和生命信息，是我们借以诊断机体心理生理变化的依据之一。

对于无脉症来说，形成振动觉成分的主要原因是寸口局部组织在神经－血管、神经－体液的支配下，自己独立产生的固有振动。对于任何一个活着的机体、一个局部组织都要在神经、血管、体液的影响下产生某种特定频率的振动，或依其固有频率产生自身振动。这种振动包括局部组织进行生命活动时产生的振动或局部发放神经冲动所引起的振动，局部小血管及毛细血管血流冲击引起的振动，各神经中枢发放的基本神经冲动和机体维持局部血管、肌肉基本张力而产生的振动等。这些振动成分总和，构成了寸口无脉症的振动成分。

另一种少见的情况是，偶尔我们可以在无脉症的寸口脉似乎感觉到一种若有若无的周期性变化的感觉。这种现象如何产生呢？

通常的可能是，虽然桡动脉的主干移行到手背，但在寸口仍有较小的分支结构，由此形成较弱的搏动。另一种可能是：按照最常规的理解，信号弱的无形脉波如果受到和有形脉搏同种性质的较弱的激动源的影响，可以产生较弱的和强信号同种性质的情志脉波。我们通过显微镜观察人体甲皱的微循环，可以看到，即使最小的毛细血管，伴随动脉的每一搏动，血流在毛细血管中也会如喷泉般地涌动。这就是说，只要有动脉或毛细血管，不管它多细小，都会产生脉动。寸口的无脉症，虽然没有有形脉搏，但下面还有微小的动静脉和毛细血管。这些微小血管内的血液脉动使寸口脉产生微弱的，相对于有形脉搏同样指感特征的情感脉波。

总之，无脉症表现为寸口局部组织的固有振动。其对心理脉象的临床意义在于它反映了生物全息律的概念，每一脏腑的内在变化都可以反馈为寸口局部组织固有频率的改变。这种改变以振动觉特征的形式反映着脏腑心理活动的特征。它是在无脉症的情况下，我们诊断心理现象的物质基础。

第六节　外源性情感障碍与内生性情感障碍

从一般意义上讲，心理性疾病是心理病因作用人体而产生的疾病，是人体对外界环境所做出的应答式反应之一。因此在很多情况下，人们认为心理性疾病是由精神刺激引起的。如果没有精神刺激，也就不会产生心理性疾病。但从严格意义上讲，这只讲对了问题的一部分，某些心理性疾病具有情志病因，而有些心理性疾病并不一定有外来的情志刺激因素。

现代精神病学将人类的情感障碍分为器质性情感障碍，内生性情感障碍和心因性情感障碍等几大类型。

器质性情感障碍与脑瘤、脑血肿、脑寄生虫、脑外伤、脑萎缩等脑组织的结构病变有关。

内生性情感障碍包括抑郁症和躁狂症两大类。其疾病的产生与神经介质及神经内分泌异常有一定关系，而与外界精神刺激或精神创伤没有必然的联系。这两种情感障碍都属内生性精神障碍。

心因性情志障碍是由重大的精神创伤，或持久性精神紧张，或不良环境所造成的心理障碍，属于外源性精神障碍。

中医学虽然没有内生性和外源性心因性疾病的专用称呼，但对其相关的病因病理有着深刻的历史认识。《景岳全书·郁证》中提出："五气之郁，因病而郁；情志而郁，因郁而病。两者有所不同。"明确指出了内生性情感障碍和外源性情感障碍在病理机制方面有着根本区别。内生性情感障碍的致病因素来源机体本身，是"因病而郁"；外源性情感障碍则来源于外界的精神刺激，是"因郁而病"。

外源性精神刺激是造成人体心因性疾病的情志病因。《灵枢·百病始生》指出："喜怒不节则伤脏，脏伤则病。"其机理，正如《素问·玉机真脏论》所说："忧恐悲喜怒，令不得以其次，故令人有大病矣。"

《素问·阴阳应象大论》论述了不同情志对特定脏腑的损伤关系，其曰："怒伤肝，喜伤心，思伤脾，悲伤肺，恐伤肾。"其机理，《灵枢·口问》曰："悲哀愁忧则心动，心动则五脏六腑皆摇。"《素问·疏五过论》对情志致病的机理作了进一步阐述："暴乐暴喜，始乐后苦，皆伤精气。精气竭绝，形体毁沮。"论述了外源性过度的精神刺激是导致情志致病的根本原因。外源性情感障碍的另一致病因素是外界邪气侵犯人体或体内病理产物堆积，造成脏腑气机失调。《素问·至真要大论》曰："诸躁狂越，皆属于火。"《丹溪心法·癫狂》曰："癫属阴，狂属阳，……大多因痰结于心胸间。"论述了火邪致狂和痰郁结致癫的病理机制。

情志疾病的发病机理，《内经》认为外界精神刺激造成脏腑气机失调，最终导致脏腑病变。《素问·寿夭刚柔》说："忧恐愤怒伤气，气伤脏，乃病脏。"《素问·举痛论》进而言之曰："余知百病生于气，……怒则气逆，甚则呕血及飧泄，故气上矣。喜则气和志达，荣卫通利，故气缓矣。悲则心系急，肺布叶举，而上焦不通，荣卫不散，热气在中，故气消矣。恐则精却，却则上焦闭，闭则气还，还则下焦胀，故气不行矣。……惊则心无所依，神无所归，虑无所定，故气乱矣。

……思则心有所存，神有所归，正气留而不行，故气结矣。"因此情志致病的病机与外界精神刺激造成脏腑气机失调有直接关系。

中医经典已经对现代所谓内生性精神疾病的概念有所认识。其中对某些心理疾病的描述与现代内生性精神疾病有类似之处。如《素问·生气通天论》曰："阴不胜其阳，则脉流薄疾，并乃狂。"《河间六书·狂越》曰："心火旺，肾阳衰，乃失志而狂越。"这些著作从不同的角度阐述了属于西医神经分裂症等一系列严重内生性精神疾病的病因病机，其发病的主要因素不是在于外界的致病因素，而是由于机体本身脏腑的气机错乱，病理产物蒙蔽心窍所为。

难能可贵的是，古代中医已经认识到脏器的病变是内生性精神障碍的病因之一。脏器的各种损伤，脏腑气血阴阳的虚实盛衰，及其功能失常是导致内生性情志失常的基本原因。如《素问·本神》讨论了脏器的虚实之变导致情志障碍的现象，其曰："肝气虚则恐，实则怒；心气虚则悲，实则笑不休"等等。

《素问·逆调论》、《灵枢·行针》等论述了人体阴阳失调的状态对情志的影响，其曰："阴气少而阳气盛，故热而烦满也。"又说："多阳多喜，多阴多怒。"

《素问·脏气法时论》和张元素《脏腑虚实标本用药式》阐明了脏气本身病变造成的情感障碍，其曰："肝病者，两肋下痛引少用腹，令人善怒；虚则无所见，耳无所闻，善恐，如人将捕之。""心……本病，诸热瞀瘛、惊惑、谵语、烦乱、啼笑、詈骂、怔忡、健忘……"

中医经典对不同内外源性情感障碍造成心理现象的深刻描述，为我们研究心理现象提供丰富的经验，为心理脉象的识别提供了理论基础。

在心理脉象中，外源性情感障碍和内生性情感障碍特征的异同点，主要表现在以下方面：

　　情绪状态作为一种心理现象，遵守着心理过程的一般规律。人的心理过程表现为认知过程、情绪过程和意志过程三个阶段。

　　对于外源性情志障碍来说，心理过程的三个阶段表现得明确而清晰。在认知过程中，有造成精神刺激的一般指征，可以找出典型的精神诱发因素。在情绪过程中，由于人对客观精神刺激的认识和态度不同，造成了不同的情绪状态。在意志过程中，其动机及意志行动符合逻辑思维的结论。

　　情绪状态通常是以某种带特殊性色彩的体验形式表现出来的。在外源性情志障碍的情绪状态里，情感的内心体验明显，各种不同的情绪反应是建立在真实内心体验的基础上的。因此作为外源性情感障碍的心理脉象，其脉象上反映出的情绪色彩确凿而鲜明。如人体感到心烦，就是心烦的脉象，感到郁怒就是郁怒的脉象。外界刺激量越重，内心情感越强烈，造成的外周植物神经系统及器官的反应也越强烈。这种情绪的外在表现和内心的情绪状态是相符的。表现在脉象上，其刺激量的大小和时间的远近，都在脉象的不同强度和深浅层次上明确反映出来，具有鲜明的形态特征。因而外源性心理脉象有明显的规律性和可识性。

　　作为内生性情感障碍的认识过程，虽然也可以有某种形式上的外界精神刺激诱发因素，但这种诱发因素的线索并非都是清晰和很明显的，它们的产生与外界刺激或精神创伤并没有必然因果关系，其发病原因在于人体的内部。比如脑组织的损伤，神经介质的失衡，体内激素水平的异常，神经系统各种受体对神经介质或激素反应性异常等等，都可以成为内生性情感障碍的发病诱因。

　　例如右侧半球皮质萎缩的病人表现为情感淡漠，甚至对许多重大不幸事件也丧失悲哀的情感。左半球萎缩的病人则表现出过度的情感反应：紧张、焦虑、易激惹。慢性精神分裂症的病人常伴有脑萎缩。大脑前额叶或边缘系统的杏仁核损伤可造成情感淡漠等等。

因此，内生性情感障碍的发病因素在人体的内部，在于大脑组织结构的变化，在于神经－体液的异常改变，由此造成了情绪状态和情绪过程的异常改变。这种情感障碍的病理机制不是因为外界环境的刺激形成，而是由于人体内环境的变化直接导致异常的情绪过程，其表现在内心的情感体验缺乏，和情绪的外在表现不成比例或不协调。

这种情况在制造的动物心理模型身上表现格外明显。当用手术方式破坏动物的大脑皮质、边缘皮质和下丘脑的神经联系，就会形成"发怒"情感状态的神经模型。此时动物表现异常凶猛，对轻触、气流等均表现出极度夸大的攻击性行为，如弓腰、竖毛、咆哮嘶叫和张牙舞爪等。这些行为缺乏明显的指向性，很难说此时动物有怒的内心情感体验。这种内心情感状态及其言语、行为的情感内涵分离的现象，则是内生性感情障碍的主要情感特征。

这种情感和行为不一的现象，在心理脉象中表现得格外突出。

例如我们在观察精神分裂症的患者时，某些表现为骂人损物，怒目咆哮典型愤怒行为的病人，其脉象在左关上并没有出现典型愤怒或怒火样心理脉波。也就是说在患者左关既没有代表怒心内炽的浮洪搏大的有形心理脉波，也没有炽盛播散而上炎的无形心理脉波，相反，患者多表现为浮洪滑实痰热内扰的脉象。其搏动异常点不在左关，而多发生在左寸心经部位。在此基础上，连带其他部位。按照传统中医理论，左寸这种浮洪滑实的脉象是痰火扰心的典型脉象。说明其病理基础并非肝经的怒火，而是心神的错乱。

以上这种脉象上的异常表现提示了以下认识：表现为愤怒精神分裂症的某些患者，有时其内心缺乏真正怒的情感体验，而只是反映为大脑思维意识（心神）的亢奋和紊乱状态。因此这种假怒的情感病位不在肝，而在心（大脑），是一种内生性的情感障碍。

同样有些躁狂症的患者，表现得极端烦躁、坐立不安，他们的心理脉象常常表现弦数躁扰的心火征象，但对于这种情绪状态应有的极度心烦的心理脉象，却未必表现得很强烈。

同样有些抑郁症病人的肝脉郁波，也并不比一般肝郁的人来得强烈。在各种有幻觉的精神病人中，脉象上所表现的情绪或情感，未必和其幻觉出的情感相符。对比内外因性心理脉波的脉象特征和情绪特征，可以看出：造成内生性心理情感障碍的外界精神刺激，其诱因不典型，缺少自主的充分的内心情感体验。反映在心理脉象上，缺乏和外在行为表现相符的心理脉象，尤其是缺少充分代表真实心理情感的相应的心理脉波。

因此，可以得出这样一个结论：临床上的心理脉象，存在着情感和它的外在表现是否一致的情况。这点是外源性情感障碍和内生性情感障碍的鉴别标准之一。也是情感真实性的脉象识别标准之一，但有一点，无论外源性情感障碍还是内生性情感障碍，在一般情况下其脉象表现都反映了它的内心真实情感。这是我们对这类心理现象的认识基础。

世界上的任何事物都是复杂的，人类的情感因素也是这样。外源性心理脉象和内生性心理脉象之间的差异不是绝对的，因为人的个体是在动态变化之中，纯而又纯的个体是没有的。一个长期精神上受压抑的人，其造成神经－体液及心血管系统的改变或合并大脑器质性改变，可影响大脑继发内生性情感障碍；或一个内生性情感障碍的人受不利环境的精神刺激，合并有外源性情感障碍，它们都会对心理脉象产生影响和变异，这些情况是经常发生的，是造成心理脉象的多变性和复杂性的原因之一。我们在对待这些问题上要采取灵活的、辨证分析的手法，进行综合分析、去伪存真，达到正确识别心理脉象的目的。

第七节 心理脉象与脉象心理效应

一、脉象心理效应是客观存在的

在人际交往过程中，当一个人知觉到对方的某种情感体验时，可以分享对方的情感，叫做情感移入。从心理学的角度看，这种分享可以不意味着同情，也不意味着对它的认识，而是指对对方的情感产生的情绪性反应。它说明情感体验通过社会的交往可以交流。也就是说，情感不但可以被认识，也可以互相沟通。

情感移入在心理脉象领域中也有出现，我们称之为脉象心理效应。

在心理脉象诊断过程中，有些脉波可以直接影响诊者心理，使诊者产生某种性质的心理效应。不止一次听别人谈道："在诊某个人的脉时，手上或心里总有一种不舒服的感觉，从心里就不愿意去摸这个人的脉。"这里反映的是某些脉象对诊者存在心理效应问题。

脉象心理效应的概念是：在寸口脉诊的过程中，有些脉波可以直接影响诊者心理，并在诊者心中产生某种性质的心理效应。

脉象心理效应并不是一个虚无的概念。当我们屏息凝神、用心去感触某些脉象时，较易感受对方心理脉象而产生心理效应。比如摸到紧急的脉时，心中不自觉地可以有抽紧的意念；摸到一个惊悸慌乱的脉时，心中可有慌乱的感觉；摸到一个悸动不宁的脉时，心中可以有类似心跳的感觉。以上这种感觉虽然很轻，但反映了他人的脉象确实可以使诊者产生或诱导出一定的心理效应。上面提到临床上使人感到不舒服、不愿摸的脉象，实际上大多反映为某种心理类型的脉象，其中大部分是肝郁气滞的脉象。脉诊时，对诊者造成的心理感觉就是脉象的心理效应。

脉象心理效应的主要表现形式有两种。

第一种是脉象综合形态对诊者心理情感的影响。

中国有句俗话，叫做："一朝被蛇咬，十年怕井绳。"我们会有这样的体会。经历某种场景后，以后一旦出现同种情景，会勾起当时情绪状态的重现。例如当我们摸到一个凶险的脉象时，心中会产生不祥之兆，因为我们曾经见到过类似脉象的不良后果，并对此有着深刻的印象。

当知觉到某种情绪时，我们同时感觉它的脉象，这时脉象形态就作为该种情感的设定条件投射到我们的大脑中，成为一种知觉的组合模式，以后当我们重新感受到该种脉象形态时，这种形态就作为条件反射的诱导因素，诱导对该种情绪的理解和诱发对这种情感的重现。当然，这一过程需要反复的训练刺激和经验的积累。

该模式的特点是以脉象形态作为诱发自身情绪性反应的诱导因素。

第二种是脉象振动觉作用于他人产生类似的情感心理效应。这是脉象心理效应主要表现形式。

我们前面已经对心理脉象谐波产生的机理做了说明，心理活动的同时，情绪特征以谐波的形式进入到脉象中。

心理脉象本来就是反馈某种特定心理过程而出现的，它和内心的情绪体验有直接的对应关系，并携带有该种心理成分的信息结构。当这种特异性状的振动脉波被手指感觉到，发放相应的神经冲动并投射到大脑情感中枢，转化为对对方情感的情绪性反应，产生某种脉象心理效应。从一定意义上讲，脉象心理效应主要是以脉象振动觉为传导媒介的、神经心理效应的重现。

二、脉象心理效应与脉象振动觉反应是两个不同概念

虽然脉象振动觉是诱导脉象心理效应产生的主导形式，但它们是两个不同概念。

（1）首先是感觉部位不同

脉象振动觉反应是指脉象振动觉造成的手感特征；脉象心

理效应是脉象谐波成分在诊者心中产生的内心感觉。一个是手感部位，一个是内心感受，它们是两个完全不同的感觉部位。

（2）感觉信息内容不同

手指的感觉是脉象振动觉作用在手指的感应效应，而心中的感觉则是脉象引起的情绪体验的脏腑效应。比如肝郁的脉波，手指的振动觉感应是酸麻不适的感觉。这种感觉不管传感到手臂任何位置，都是同样的酸麻感觉。但同样是肝郁脉，其谐波成分传到诊者心中产生的感觉则不同，肝郁脉传到心中的感觉是两肋闷胀、郁滞、不舒畅的感觉。手指感觉和心中感觉有所不同。从本质上讲，二者是不相同的物理量。

（3）两者传导时间的差异

前面说过，振动觉在手上传导的速度较慢，这么弱的振动波要传到心中，要经过这么长的传导距离，并且产生某种心理效应，似乎很难解释。即便这种感觉能够一直传到心中的话，也需要有一定的传导时间来实现这一过程。而脉象振动觉的心理效应则不同，它的感觉几乎和手指感觉同时出现。因此就时间和空间转换条件来说，这种心理效应绝非振动波直接传导到心中的结果。

三、脉象心理效应的三种表现形式

我们讲了某些心理脉象的振动觉可以使诊者产生与患者同种情绪状态的心理效应。下面讲脉象心理效应的三种表现形式，它们分为直接心理效应形式、部分心理效应以及对某种心理状态的理解三种情况。

（1）直接心理效应

直接心理效应是讲在诊脉时，患者的心理脉象在医生心中直接产生同种性质的心理感觉。我们在前面提到的感应悸动慌乱的脉时，心中可以产生近似慌张的感觉；在诊候惊悸不宁的脉时，可以有类似心跳的感觉。就是说，有些心理脉象可以不同程度地使医生心里产生同种性质的心理感觉。

一般来说，传导较远的、尤其某些一直传向诊者心中的心理脉象，常使诊者心中产生相似的，或同种性质的心理感觉。

临床容易产生直接心理效应的脉象，常见的有两种，就是肝郁和烦躁有关的心理脉象。

临床上严重气郁，压抑的心理脉象，其振动脉波常使诊者心中感到压抑、胸闷、甚至像一口气噎在那里，让人透不过气的感觉。

烦躁的心理脉象，主要是躁狂症患者的心理脉象，其振动觉躁动弥散而广泛，常使诊者感到极不舒服，诱发出心烦或厌烦的感觉。

传导距离较近的心理脉象则反映出多种心理效应，其中个别的心理脉象可以表现为较强的心理效应。如心理创伤的心理脉象，其振动脉波的传导一般不超出指目的范围，但其诱发的心理效应则可跨越过整个手臂，在诊者心中产生如刀痕直刺心中的心理感觉。

（2）部分心理效应

大部分传导较近的心理脉象都产生部分心理效应。

部分心理效应表现为使诊者只感到该类型心理活动的部分心理感觉。如神经紧张度增高的心理脉波，患者心中常有自觉或不自觉的紧张感，这一现象使其肾上腺素分泌增加，造成血管轻度收缩，心搏加强，肌紧张度升高等一系列临床体征。此时对诊者的心理效果大多只是一种心里轻微的抽紧感，其他的心理效应如血压、心率、肌紧张度等改变都不发生。诊者是通过自己心中的抽紧感这一局部心理效应来感觉对方的心理活动的。

（3）对某种心理状态的理解

这种情况表现为诊者只对被诊者心理现象产生某种认识和理解，而不出现明显的心理效应。

一些传导距离较近的心理脉象常有这种情况。大部分代表某种神经类型和性格特征的心理脉象，在没有受到明显的情志因素的诱发时，仅表现为一种潜在的心理特征。这时患者的心理并没有进入到特定的情绪状态中去，而心理特征仅仅作为一种印记，标示在心理脉象上。这时诊者产生的心理感应也只是对这种心理特征的理解。诊者通过这种理解来确认对方的神经类型及性格特征，即不产生心理共鸣，也不出现同种类型的心理效应。

如反映一个人性格的内向和外向，反映一个人的固执、温顺、善良、多疑、自我封闭、神经质、安详、急躁、逆反心理等不同的心理特征和性格特征的心理脉象，以及对某种复杂的、多重心理成分脉象的区分和理解，往往只表现为诊者对这种心理现象的理解和识别，而较少产生心理上的同种感应。

对对方心理状态的理解是心理脉象诊断的高级形式。该方法不需要更多的中介形式，可以从脉象上直接产生对对方情绪状态的理解。这点与直接心理效应及部分心理效应不同。前两种情况往往需要有过对该情感的亲身体验，通过自身的脏腑心理效应，来领会对方的心理情感，而对对方心理状态理解则不需要调动自身感觉，直接产生对对方心理的识别和理解，它的突出特点是对于某些从来没感受过的情感体验，同样可以通过理解的方式产生心理认识。

例如一生受尽摧残折磨者的心理、被人抛弃者的心理、由监狱而生还者的恐惧心理等，这些为大部分人从来未经历过的体验，我们仍然可以通过对其心理状态理解的方式，对其产生心理的认识。

四、运用脉象心理效应进行心理诊断

我们从脉诊时偶然出现心理效应这一现象出发，推演到运用这种方法直接对对方心理状态进行诊断，创造出一种新层次的心理识别方法，其中包括对机理的探讨和理解，识别方式的选择，自身感觉的培养和训练，以及心理效应的识别。

脉象心理效应使心中直接诱发出和对方同等性质的心理感受，因此可以最直接和简捷地认识对方的心理状态，它是心理脉象识别中最准确和有效的诊断方法。

进行脉象心理效应的体验是一种极精微的心理感应活动，需要在大脑脑力高度汇聚的条件下进行，它有三个基本要求，就是心境的安宁、心神的高度汇聚和敞开心扉。

心境的安宁要求心静如水，毫无杂念，在这基础上才能折射毫微，以达到至精至微的地步。

心神的高度汇聚要求全身心地投入，大脑相关部位高度兴奋、高度集中，汇聚到一点进行情感的内心体验。

最重要的是要敞开心扉。在脉诊时敞开心灵，就是把指端感觉（主要是脉象振动觉特征）引导到心中，细细地去品味其中的心理感受。

以上三项中，心境的安宁和心神的集中是进行心理效应体验的基本条件，而敞开心扉是感觉成功的关键。

敞开心扉是一个很难表述而又确实存在的心理状态。简单地说，它不是单纯地用手去感觉，而是用心去感觉。敞开自己的内心，主动去感触对方脉象传来的种种信息，看它引起什么样的内心感受，在自己心中导致什么样的心理效应。

应该指出，在高层次的心理诊断中，较多地运用对对方心理状态理解的方式去识别各种心理现象。所谓对对方心理状态理解的方式，就是在感应到每一种脉象振动成分时，不去着重区别它的形态、而是直接感受它所携带的心理信息，采用对其信息内容产生直接理解的方式，形成对这种心理情绪的认识。

例如我们在右尺脉上方感到一丝代表痛苦形态的振动成分。这时我们并不是让它在自己心中产生明显的脉象心理效应，而是以一种旁观者的心态，产生对其的理解：哦！他痛苦了，然后再调控感应的信息透入量，通过微微增加信息透入量，去判断对方痛苦的程度。再从振动觉形态、深浅层次、播散特征等方面，去判断该心理指标产生的时间和过程。

另外是分层识别。所谓分层识别，是指每一次只感应一种心理成分，在识别清楚后，再进行下一个成分的识别。具体过程是：例如我们在识别到痛苦这个心理成分后，马上关闭这层感应渠道，这时从心理意识上要有一个自我暗示，不再去感应这种形态的振动成分。此时，再敞开感应渠道，感应下一种心理成分。这需要通过反复训练后才能够达到。

有人可能感到怀疑，在寸口脉的同一部位，有可能一种种地分别感应不同的振动成分吗？这些振动成分会不会混为一团呢？

不会的。我们在许多人交谈的场合，可能是嗡嗡的一片。但我们仔细地倾听他人谈话并给予区别时，我们可以从这种嘈杂的背景中识别出不同人的声音信息。这些声音并没有混为一谈，他们还是以各自的频率特征独立于声音的集合之中。同样，各种心理产生的不同的脉象振动觉之间可以出现融合、干涉，甚至掩盖的现象。但总的说，大多数心理成分还是以独立的形态共存于心理脉象的系统之中，也就是说，心理脉象系统中分别共容了多种频率特征的心理脉象振动波，使我们有可能一一识别。

如果不同心理脉波的感觉部位于寸口脉的同一位置，我们可以通过脉象振动特征、手感形态和脉象心理效应的方式区别它们。如果诊断部位不在同一位置，我们就更可以从不同部位的形态去识别它们。

但分层感应时，我们应注意不同心理脉象之间在感觉部位、感觉形态和感觉心理方面的细微差异。如神经紧张度增高的心理脉象，诊断部位在右尺正中的位置；而恐惧脉象的诊断位置为右尺正中的形态与内侧的空虚形态相结合进行诊断。它们在诊断部位，脉管形态，手感特征，振动觉特征等方面都有细微的差异，可以区别开来。

五、脉象心理效应的感觉训练

脉象心理效应的感觉训练是一个渐进的学习过程，其基本的方法是将手指端所感触到的形态和振动觉特征引导到心中去体会和理解，看它引起何种心理感觉。

　　作为初学者，需要用自身的感觉去对比和分析对方的心理状态。可以通过询问或其他途径去验证自身的感觉正确与否。如果自身感觉与对方心理是一致的，说明自己的判断正确。此时将自己心中感觉和对应的心理状态模式记下来，通过逐步训练的过程，形成条件反射。一旦脉诊时出现同样的形态感觉，马上在自己心中诱导出同种心态模式，并产生对这种心态的理解。如果自身的感觉与对方的表述不一致，则首先要确定对方的真实心理。这里面涉及的因素很多，首先是诊者的判断失误，对于初学者失误的可能较多；但对较熟练的诊者来说，造成失误的可能性就很小了。因为脉象振动觉真实地反映心理情感活动，并且同种情感活动脉象振动觉特征也是基本相同的，那么这种振动特征所诱发的心理在大多数情况下也应是准确的。

　　造成判断失误的情况可能与患者自身理解的失误，表达得不准确，个人隐私不愿坦露等多方面原因有关，导致双方的表述不一致。对于这些情况，需要诊者通过更多的临床验证来体验内心情感的正确性。实践里面出真知，只有经过反复验证、分析、理解，心理感受能力才会逐步提高的。

　　脉象心理效应的训练是一个逐步提高的过程。首先感觉直接心理效应。熟练之后，逐步过渡到由部分心理效应感受对方心理，在此基础上逐步产生对多种心理情感的理解，达到融会贯通的程度。

六、脉象心理效应感觉过程中的自我保护

　　脉诊时，为了更清晰地了解对方心理，往往需要对对方心理进行脉象心理效应的感应；进行心理脉象诊断时，有时对方的不良心理也会突然闯入自己心中。这两种情况都产生诊者心中的心理效应。

　　应该指出，进行脉象心理效应的感应对诊者的心理健康是有损伤的。由于情感致病因素对人体是一种不良信息，当诊者感应并诱发出同种内心情感时，这种不良情感对诊者同样会造

成内心伤害，造成诊者心中明显的不适感觉。可以说，脉象心理效应的感觉训练是一个艰苦的学习、认知过程，需要承受因此引起自身心理上刺激和痛苦。如严重的肝郁脉，除使诊者手臂抽筋似的酸麻不适感觉外，还可以产生两胁胀痛、胸中胀闷的感觉，严重的时候可使诊者突然有一口气噎在那里，半天喘不过气的感觉。又如严重心理创伤的脉象，可使诊者感到刀尖直刺心中似地伤痛。其他有怨恨、凄凉等情感，都会明显刺伤诊者的内心，留下深刻印象及不适。

这里出现一种矛盾状态。我们进行脉象心理效应的感觉必须敞开心扉，不敞开心扉就难以接受对方的心理信息；需要产生心理上的共鸣，不产生心理上的共鸣，也就难以实现对脉象心理效应的感应。

作为医者来说，行的是救人之道，为此遭受某些心理上的不适和痛苦也是舍己救人。但在脉诊时应注意自我保护和防范，尽量减少对自己的伤害。

为了防范对方不良情感对诊者造成心理伤害，在进行心理脉诊时要掌握适量适度的原则。

适量就是要控制心理刺激量的导入，即在敞开心扉的同时，保持高度的警觉，一旦感应到脉象中有不良心理存在时，立刻闭合感应的渠道，然后再屏息凝神，微微开启心理感觉的渠道。此时要密切掌握心灵开启程度的控制量，逐步增加对方信息的透入量，以刚能感觉到，有所体察而不伤及自己为准。

另一种方法也可以对脉象信息保持一种若触若离的事态，即敞开内心微微感触一下，立刻封闭感觉渠道，分析感觉结果，如果感觉不清，再微微扩大心理感觉的渠道，增加透入的信息量，直到感觉清楚为止。

适度的原则，是讲对于感觉的情绪内容，一旦感觉清楚就马上停止，不可过度，以免受到伤害。

虽然脉象心理效应的主动感觉在处理不当时可能造成诊者心理的某种不适感，但作为一种心理诊断方式，该方法快捷、迅速、准确，可在短时间内分析出多种复杂的心理情感信息，是目前最直接、最准确的心理感受方式。

由于脉象心理效应是在脉诊过程中短暂脏腑心理效应的重现，因此造成诊者心中的不适感多为一过性。在脉诊过后，这种不适感多在短时间内消失。因此，我们大可不必担心脉诊会给自己造成持久的心理损伤。

为了防止和减轻脉诊时心理效应造成的不良反应，应注意以下问题：

（1）如果在心理感应时未能控制好信息的导入量，或者未能充分注意防范措施，对方的不良心理突然闯入自己的心中，造成明显的不适感觉。此时应立即停止该项心理的感应，先转移到其他部位进行诊断，待心中的不适感消失后，再小心地处理该项诊察工作。

（2）感受脉象心理因素时，应调整好心态，严格操作规范，控制好导入的信息量，感到即止，不可过量。

（3）加强心理修养，培养宽宏、平静的心态，避免在心情不佳和身体条件不佳的条件下勉强进行脉象心理效应的感应。

（4）勤于学习，加强训练，熟练掌握该项技术的操作要领，避免经常使用心理感受方式。尽快掌握，并且更多地运用对对方心理脉象理解的方式直接判断对方心理，减少可能受到对方心理损伤的机会。

脉象心理效应在心理脉诊中具有极其重要的意义。它通过脉象形态或脉象振动觉特征这种诱导媒介，使诊者心中感应出同种性质的心理情感。它使我们摆脱了单纯对心理脉象形态学的种种识别，达到直接感应对方心理情感的状态。它使心理脉诊效率和准确性都大大提高，使直接感应对方心理状态成为现实和可能。这对脉象心理学的发展是一个重大的进步。

第五章　心理脉象脉案

脉案是中医心理脉诊的真实记录，它反映了整个心理诊断的思考过程，记载了心理脉诊的内容和结论，它是实现医患之间心理交流和进行心理诊断的重要环节。同时，心理脉象的脉案也给我们提供了一种思考模式，一种借鉴，一种历史的记录。通过对心理脉案的观察分析，使我们能够对心理脉诊过程中的相关程序及医疗模式，及其推理方法有一个具体的认识。

由于心理脉诊中涉及了很多个人的隐私问题，为了尊重和保护个人权益，我们在脉案的论述中隐去对方的姓名，其中不包含任何针对某个原型的成分，这里仅仅作为教学的模式加以介绍，着重脉诊过程的论述，分析脉象形态和推理过程，讲述思考方法。脉案中有些关于背景的介绍，均是在作出诊断后由被诊者陈述的，可以作为判断正误的佐证。

另外，在诊断中不可避免地会遇到对疾病的判断，由于本书着重于心理脉诊，对病脉部分疏于解释。有时不讲病脉形态，只讲病脉结论，或做一些简单的介绍，以免和病脉混淆。

例1　某女士，外籍华人，著名社会活动家。

脉象介绍：初诊时，患者由一女士陪同，说一口标准的官话。她举止文雅，待人友善，以胃口不好和失眠就诊。由于她用的是化名，故当时并不知道她的真实身份与背景。

在进行正常的病脉诊断之后，她右尺的脉管形态引起了我的注意。血管在挺直之中略显粗隆，脉壁张力略大，稍有结节感。脉管内血流充实而稳定，无明显振动杂波。奇特的是脉管周围组织振动觉异常清冷，与脉壁毫无交融之态。

脉象分析：该女士血管挺直，血流充实、稳定，构成自主自立性格及有所作为的基本脉象形态。患者血管脉流的充实而稳定，无异常杂波，标志着当前心理与生活环境的稳定。脉管充实而脉壁张力略大，是某种心理负荷造成的压力；而无异常杂波，标志着目前这种压力并没有形成明显心理上的波动，因为任何心理的波动都会引起脉象成分杂波的增多。脉管略显粗隆，稍有结节感，反映了过去曾经有过挫折和压力的痕迹。脉管周围组织振动觉的异常清冷，和周围无交融之势，显示了内心心理的闭塞状态，从心理上不能达到和周围环境很好的交流。

患者说她刚从某国归来，还有其他活动，希望检查和调整一下身体。我给她作了如下分析："你一般身体情况还好。从脉象上看，有点胃寒的征兆，要少吃冷食。目前主要需要的是心理上的调整。依我看，你到国外很多年，取得相当的社会地位，可能已经适应了那里的生活方式。但有一点，你的内心始终未能加入融汇到那个社会之中去。你的心理结构实际上还游荡于那个社会之外，缺乏真正意义上的沟通。这种心理上的不适应，造成你目前身体上的某些症状。"

患者表示同意。她说到欧洲居住多年，与外国人结婚并有两个孩子，生活富足而稳定，但心理上始终未能适应当地的社会环境。对于当地的人际关系、人文背景、家庭结构、社会观念、处世哲学等等，总感到有某种心理上的不适应。虽然和爱人友好相处，但都忙于各自的事业与成功，感情上总有点"君子之交淡如水"的感觉，缺少更多的心理上的通融。孩子都已长大自主，另立门户，家中难免有些孤单。虽然事业上的成功，有众多的崇拜者（因为是社会活动家），但在说教之中，有时感到力不从心，很难达到心心相通。

半年后她来信说："月前在北京成了您的病人，无意中相识，甚觉欣慰。回来后，我十分认真按时吃药，感到身体在好转……真是谢谢您，说得十分正确而恳切。不过像我这种做了一辈子书的人，除了提笔为文好像对别的全外行。当然，我生活里一些根本的矛盾没法子解决，心境就难以真正得到疏解。如今我正在修炼自己，把俗事看淡，好好保养身体，希望渐渐能好转。"

按语：此案开始时虽然不知道患者背景、家庭及工作情况，但从尺脉形态上入手，分析出其与周围缺乏沟通的心理障碍。

这种缺乏沟通实际反映在两方面。一是未能得到周围环境及亲情的充分关怀，作为家庭来说，缺少更多的温馨气氛，这从她后来介绍的家庭背景情况可以得到印证。但其是个自强奋斗的人，这点可以造成心理压力，并未能形成更大的心理伤害。二是由于种族、文化、信仰等多方面原因，使其不能真正从心理上融入当地社会，形成心理上游离于社会之外的感觉。如此，造成身体上的不适也就理所当然了。

鉴别：这种脉象形态类似无依无靠脉象，都有周围组织振动觉的清冷感觉，但二者本质上有不同。本例脉管主体上挺直自立，脉来充实稳定，代表内心一种积极努力和奋斗的心态。这与无依无靠那种孤独、畏惧、颤抖的脉象形态不可同日而语。本例仅反映了心理上的不能沟通与隔阂。

例2 某先生，男，国内著名公司董事长。

因公务交往，偶与之共同小憩，并为之诊脉。其场面热忱友好，其属下招待殷勤周到。诊脉后，我私下对他说："老总，我讲个感觉，说错了别往心里去。你在当地名声不小，看着属下言听计从，但实际上你心里和处事时都很难，这种苦苦挣扎的劲儿恐怕只有你自己心里知道。之所以造成这种情况，是因为你公司里没有一个亲信，没有一个能够心贴心和你分担、和你共同奋斗的人。"

某先生听了大吃一惊，说："不可能，不可能是你摸脉摸出来的，肯定是他们告诉你的。"他马上质问身边的人说："是不是你们对他讲了什么。"我笑着对他说："别说他们了。在这之前，我和你，和你的部下从来没说过话，没打过交道。"

某先生叹了一口气，低声说："公司这两年不顺，经济效益滑坡，副总经理不太合作。上个月我刚召开了董事会，决定撤了他的职务，任命新的副总经理，我想以后会好的。"

脉象介绍：诊其脉形宽厚，脉来充实有力。右尺接近右关的位置脉管收紧，脉来有种滞涩和冲越受阻的感觉。右尺脉管拘紧，孤直，在周围组织清冷背景下显得格外孤单。脉管上壁的附近漂浮一缕苦楚的振动觉。

脉象分析：脉形宽厚，脉来充实有力。这是典型精力充沛，奋斗事业型人常有的脉象形态。实际说来，脉来宽厚，充实有力仅仅是身体健壮的标志，这是事业奋斗的基础。从道理上讲，它并不能标志着在心理上奋斗努力。

这里有两种脉搏充实有力的解释。一种是体魄上的充实有力，例如运动员的脉搏可以充实有力，但在他休息时，脉来充实而平缓。一种是精力充沛，事业奋斗型的脉形宽厚，脉来充实有力，其特点即使在他休息时，脉搏也不是平缓的。而是脉管壁微微收紧，脉来充实而具有一种向前的、奋斗不止的冲荡感觉。这时产生的振动觉虽然平稳，但衰减有限，有种发自深层的冲荡和持续播散的感觉。标志着即使休息时大脑兴奋程度也是较高的。这种精力充沛，事业奋斗的结论是对脉象充分认识的基础上得出的。

其右尺脉管拘紧，孤直，四周清冷显示了孤单的心理。临床上这种脉象的诊断准确性是很高的，它清晰地标志了心理上的孤单，同时也反映了处境上的孤单。自然，应该区分这种孤单是自强自立、鹤立鸡群的孤单，还是孤立无援的孤单。我仔细地搜寻了他的脉管四周，空旷旷的没有一丝略带温馨感的振动成分。一般来说，哪怕他周围有一位可知心的朋友，脉象上也不会出现这种孤旷的情况。靠近脉管的苦楚的振动觉，说明了他心态的苦闷。脉象的充沛有力加上右尺上方的振动觉的滞涩感，这是事业奋斗受阻带来心理上压力的表示。

总结以上脉象特征：无人知心的孤独感，孤苦挣扎的苦涩感和事业受阻所带来的压力，构成了他脉象的基本特征成分。此案例正是在以上充分分析的基础上，作出了没有一个人能够与之贴心奋斗，心中的痛苦只有自己才能知道的正确判定。

按语：该先生事业上不可谓不努力，地位不可谓不显赫，但孤军作战的苦楚，如果没有心理脉象作媒介，何人知晓。作为心理诊疗的范畴，反映了该先生性格上的缺陷。他不能围拢更多的人心为之服务，团结奋斗，仅靠个人的力量终究是有限的。事情的表面是环境造成的困难，扭转的契机实际上是内心的悟性。

应该说，心理脉象的诊断像所有医学诊断一样，需要正确的推理过程，但这种推理不是随意推想，它需要在充分掌握脉象心理成分的基础上，准确按照逻辑思维的推理模式，做出正确的判断。这种判断成功与否，在于对心理成分的准确识别和精确的推理过程。

例3　某女士，留美多年，回京探亲。自感身体不适，由朋友带来就诊。

脉象介绍：六脉略细，脉搏的上升支缺少活力，脉搏高峰拐点滞涩不畅，高峰过后衰减明显，虚软无力。右尺脉孤直、微颤、有种内收的振动感觉。周围组织振动觉空旷寂冷。

脉象分析：脉搏来去无力，应与病脉的心脏衰竭鉴别。心衰的无力并不是单纯的搏动无力，而突出体现在脉搏高峰拐点的迟涩，速率慢。本脉的无力，伴随高峰过拐点的涩滞不畅，这是劳神过度，心里感觉累得慌的脉象形态，而不是体力上的疲劳和心脏衰竭。心里累得慌脉象准确的心理感觉需要通过脉象的心理效应来感应。而右尺孤直、微颤、四周冷寂则是典型的无依无靠感觉。

本案例中涉及一个新的脉象概念，即振动觉内收的感觉。它的解释是：普通脉象的振动觉，通常是从振动源出发，形成一个逐步向外播散的过程，其振动觉手感也是由指目位置向手臂扩散的感觉。而内收的振动觉则有倒过来的感觉，首先是感到外层的振动波，然后振动波逐步向指目方向收缩，减弱而消失，形成一种外密内疏，振动波由外向内逐步收引消失的感觉。

这种形态的振动觉多和渴望、需求、企盼等心理有关。在该案例中，是一种孤独、需要得到关怀的心灵。总的说来，脉象上是一种长期在外面奋斗挣扎而心力憔悴，孤立无援，需求帮助的感觉。

我把自己的看法告诉给她。对方说："到了美国很多年，别人都觉得我应该是很富裕了，但实际上这些年一边学习一边打工，仍然生活在当地的贫困线以下。前些天爱人和她离婚了，现独自生活。"

本案例虽然未能预先知道她的遭遇，但对于心态的判断是基本正确的。在异国他乡，处境困难，产生孤独脉象是很自然的。通常的说，这种离婚的情况下的孤单与环境的孤单略有区别。此时她右手脉上应有一种痛苦或怨恨的感觉，但是没有，而是一种优柔离别，略带凄凉的孤单。按推理来说，很可能她还爱着对方，或另有离别的原因，使这种爱还没有被痛苦和怨恨所代替。

按语：前两个案例虽然也存在与周围隔阂的孤独，但由于他们在性格上的自强自立和事业作依托，脉象上并没有出现无依无靠的感觉。本例则身居异国，因离婚形成典型的无依无靠的脉象感觉。较为特别的是脉上并没有深切的痛苦或凄凉感，可能作为知识阶层，虽然处境不佳，但不至于太惨了吧。

例4　某女士，杂技团工作，由于胃病就诊。同行的还有她的两位同事。

脉象形态：两尺脉高度绷紧，弦直细长，伴有细颤，直通于关脉。形成鲜明对比的是周围组织手感纹理柔和，振动成分不疾不躁，手感从容文静，平和坦然之中带有一种淡淡的温馨感。我当时真是感到震惊，不知道自然界竟会有这样的造化；脉象上的高度紧张和坦然真诚，这是何等的心理差异。这两种巨大对立反差的脉象如何能在同一躯体内共存，拥有这种脉象的人又是何种心态？

我不禁问她："你是做什么工作的？"她回答说："杂技团走钢丝的。"我又问她："那么高的钢丝，你上去害怕不害怕？"她说："哪有不害怕的，走惯了也不行，一上去就揪着心。"我同时诊察了她的两位同事，她们的脉象上都有类似弦紧的情况。我心中不禁感触，当我们观看优美的杂技艺术表演时，看那从容高超的表演技巧时，表演者付出的是一颗绷紧如钢丝的心，她们付出的是多么巨大的心理代价啊。

脉象分析：患者尺脉绷紧弦长而振颤，这是高度神经紧张造成的脉象表现。其周围组织温馨从容的振动觉是一种善良的心态。当你把这种振动成分引导到内心去感受时，会有一种巨大的，真诚的善良会融入你的心中，使你感到天底下竟有这么博大幽深的挚诚的爱，一种真挚感人的善良。这大概就是人们所宣扬的人的善良本性吧。我不禁对她说："我从来没见过你这么善良的脉，我觉得你的心里一定特别的善良。"她的两位同事马上接过来说："她从来就没有过坏心眼，你想教她坏心眼她都学不会。"

按语：这是一例心地善良而由于职业关系，精神高度紧张脉案。应该说真善美、仁爱之心人皆有之。但这种纯而又纯的善良，脉象上确实罕见。或世人的善良不会时时显露，或技术上未能纯熟到处处感觉到这种善良之心。总之，留作以后的努力吧。

例5　某先生，长期从事机密工作，以频发室性早搏就诊。患者四十余岁，虽然受疾病困扰，但仍掩盖不住他的英姿。

脉象形态：诊其脉象，脉来时有一止，止无定数，是一种典型的结代脉。右尺弦长细紧，高度拘急，上面附有紧张带来的细颤。脉搏搏动时微有撞击感。

脉象分析：我仔细地感应各部的脉象形态，没有动脉硬化及心肌受损的结滞感。脉虽结代，脉搏高峰拐点流畅度尚可，未见滞涩感觉。也没有高血压的脉象表现。总的说来，这种心脏早搏应该倾向于非器质性病变。但在这个问题的判定上不可掉以轻心，应小心地完善各项检查为是。

我为此特意询问他工作情况，他说搞机密工作。长期工作极端紧张，单位中高血压、心脏病发病率很高。

结合尺部脉象形态分析，这是一种高度神经紧张形成的脉象改变。脉证相参，总体印象是：患者属于神经容易紧张类型的人，由于过度紧张工作影响了心脏系统，有可能属于非器质性病变。

我明确向他指出：他是一种神经稳定程度差，容易紧张的精神类型。这种精神类型的人不能耐受精神高度紧张、心理压力巨大的工作，往往伴有精神紧张、失眠、情绪不稳等症状。在职业选择上，这种人不适于从事金融、银行、公安、涉及重大机密等部门的工作，在长期过度紧张工作的环境下容易比别人诱发各种疾病。为此，我劝他一方面作相关检查，排除器质性病变；另一方面治疗，以休息，调节神经，养心安神为主。治疗一段时间后，基本排除心脏器质性病变，心脏早搏已变为偶发。

半年后遇到他时，他说已调动工作，到某个公司业务部门，工作环境轻松，心脏早搏早已消失，至今未发作。

按语：该例患者实际上是典型的神经紧张度增高的病例。同样是紧张的工作，不同心理素质的人反应不同。心理素质好的人可以坦然承受；心理脆弱，精神高度紧张的人则不能适应，同时容易诱发各种疾病。自然，心脑血管疾病的发病会首当其冲。

心理素质的形成，一方面与遗传因素有关，另一方面也和后天的环境因素、心理修养有关，但它对一生的事业、身体健康及心理状态的影响则是很大的。在这个案例反映了心理脉象对心理素质的识别的重要性，表明在职业选择上心理脉象同样也可以为我们提供广阔的天地。

例6　某女士，50余岁，身体不适前来诊病。

脉象介绍：还没有诊病，她的脉管形态首先引起我的注意。这脉管摸上去扭曲而显得粗糙，有一种像在摸柔韧的软皮子的感觉。上面散在数个类似半球样的结节，就像长了大大小小的瘤子。脉搏来时平淡之中显得呆滞不畅。我仔细地诊察了她右尺脉的内侧，陆续感觉出悲伤、凄凉、苦楚等多种心理成分。

脉象分析：这是一种典型的由生活艰辛造成的脉象改变。这种脉象的出现必须在生活艰苦的基础上伴有重大的心理折磨和伤害时才会出现。我当时第一次遇到这种脉象，确实感触万分，不禁对她说："你这辈子够苦的。"她好像没听明白，"啊"了两声，呆呆地望着我。我又说了一遍："我是说你这辈子真够苦的。"她终于明白了，嘴角抽动了几下，顿时潸然泪下，半晌望着我说："苦啊！老伴早就死了。我拉扯着孩子，给人当保姆，糊纸盒，捡破烂，什么活都干。好容易把儿子拉扯大了，结了婚，哪知儿媳妇嫌我给他们家丢份，整天指桑骂槐的，没给好脸。"

按语：生活艰辛造成的脉象改变，给人的印象是很深的。通过脉象形态，你可以深切地感受到生活的煎熬如何在折磨着痛苦的心灵。在形成这种脉象改变中，心理上的折磨是首位的，其次才是生活的艰苦，而这种脉象改变将长久地遗留在心理脉象中。

例7 某先生，研究员。

脉象介绍：由于近日工作劳累，突然感觉心前区不适，憋闷，呼吸困难。据说吸过几次氧，并含了硝酸甘油，目前病情尚未缓解，经同学邀我前去看望。只见他躺在床上，身边放着两个氧气袋，神色紧张，呼吸急迫，大口喘气，双手颤抖。询问病情时，他语言断续。心电图报告为可疑供血不足。

脉象介绍：双尺脉弦长细紧，绷急，拘直而细颤。肝脉略显郁象。反观他的心脉，脉来和缓，脉搏高峰拐点圆滑，振动觉无涩滞感觉，血管无明显硬化现象。

脉象分析：此例患者以心前区不适发病，病势危急然而心脉坦然，令人疑惑，其中必有藏奸。我反复把脉之后，斟酌再三，提出我的看法："估计心脏问题不大，目前主要考虑是精神过度紧张。"建议在服镇静剂的基础上，严密观察病情，尤其心脏变化，做进一步检查处理。然病人紧张万分，害怕得了心肌梗死，坚持要去监护室观察抢救。后经住院一个月全面查体，心脏检查基本正常，诊为神经官能症出院。后来我去看他时，只见他双手时有细颤，有时伴有无意识动作，与人交谈时表情拘紧，有时语言略有磕绊。果然是一派神经质的表现。

按语：此例神经官能症，由于赶科研课题连续几天工作，过度劳累加之进展不甚顺利，诱发胸闷、憋气。然患者性格多疑，心电图的可疑供血不足更导致了恐慌情绪。当时所见呼吸急迫，双手颤抖。除紧张外，亦不能排除过度呼吸造成的呼吸性碱中毒。对于这种情况，由于事关患者生命安危，纵有十分把握，也不敢贸然行事，相关的系统检查是必须的。但有一点，关键时刻的脉象表现确实反映病情的真谛。

例8 某小姐，曾获国内金奖的著名电影演员，因胸闷前来就诊。

脉象介绍：脉率平稳，脉管略细，没有病脉涩脉的感觉。双手寸、关脉的脉管上方有一条带状浓郁的郁滞的振动觉，手感略有酸麻感。

脉象分析：这是一种典型的肝郁脉。由于肝气郁滞导致了胸闷、憋气。我向她指出这是个心理特征问题。那演员说："我在排演这个电影时特别投入。那演的是个悲剧，在拍电影的那些日子里，我总是哭，整天泡在泪水里。现在电影都公演半年了，我经常脑子里好像还在那个场景里，觉得生活中的我就是那个角色，跳不出来，有时想起来就感觉憋气，压抑。"

按语：这是生活中的特例情况。一般人是受了气不能发泄出来而肝郁，而这例是陷入电影情节不能自拔而肝郁憋气。实际上，这并不是我们通常意义上的肝郁。表面上陷入电影情节不能自拔，实际上是一种心理性疾病，是一种典型的心理障碍，需要得到有效的心理治疗才能缓解。

另一方面，我们在做这些诊断时要十分小心。不能一见有肝郁脉就把胸闷憋气归于肝郁，应该全面地排除其他疾病，尤其是心脏和胸部疾病后，在十分把握的情况下，再下肝郁的诊断。以免耽误病情。

例9　某女士，华人，现为法国某药业公司高级职员。

去年到法国业务考察，闲暇之时随同事到其朋友家，看一看当地华人的生活。闲谈之中女主人邀我诊脉。

脉象介绍：脉管圆而均长，显得略为宽厚。右尺脉来充实而有活力，但到右关尺之间部位略有滞涩感，左寸中央有一鲜明刀刻样痕迹。其脉象心里效应有尖刀直刺心中的感觉。

脉象分析：脉管圆而均长，脉来充实有活力，这是典型精力充沛，奋斗型的脉象。很多事业有成的人都具有这种脉象，他们往往能干，有魄力，精力旺盛，能连续鏖战。

这种脉象里面有两个概念需要解释。一是脉来充实感，一是脉象有活力的概念。一般脉管随着脉搏搏动有充盈和衰减交替的感觉。脉来充实感的脉象内涵是脉管饱满，富有韧性，脉去时脉力的衰减较一般脉有减缓的感觉，此时脉管的管壁仍感觉充实不衰，这标志着神经兴奋度始终维持在一个较高的水平。在一般情况下，人们是难以长时间持续在这种状态的，具有这种脉象的人标志着精力充沛的状态。

脉来有活力的感觉较难描述。通常脉搏的手感是垂直上升扩张和下落减弱的感觉。但有活力的脉是一种由尺部向上，略有冲劲，有种后浪推前浪感觉的脉象，它的上升支和下降支流畅，脉搏高峰拐点圆润、活脱、富有弹性。

本例显示了女主人的能力和精力充沛。而她脉象上左寸的刀痕感明确而清晰地提示近期有重大的心理创伤。我向她提出这个问题说："从脉象看，你是个性格上不爱计较的人，心理承受能力还是很强的。你的脉象上出现这么深的心理创伤痕迹，一定有一个相当大的精神打击。"她回答说："几年来受聘于外国老板，工作上尽心尽力，凡事都拼命干。我用了两年多时间，单枪匹马地奔波在荒野农村，受尽了苦头，在中国农村为公司开辟了三个大规模的原料基地，深受董事会的赏识。没想到四个月前，一个后去的人为了排挤我，在老板面前编造了许多关于我的谎言。老板听信了他的话，一怒之下就要解聘我，目前仍正在交涉之中。"

按语：这是一个忠心耿耿，奋力工作而遭诬陷的案例。在这个案例里，我们从心理脉象上可以知道她的严重心理创伤，甚至可以区别出这创伤是由于感情因素造成的，还是其他素造成的，但我们却无法知道这个事件的本身经历。它提示了心理脉象一个突出特征，也就是我们在前面反复强调的，心理脉象所了解的是整个心理过程中的情绪过程，而不是大脑思维活动的本身。因此它不能了解整个事件的思维和发展过程，我们是通过对情绪过程的感知来认识心理过程的。

例10　某女，学生，由她父亲带来就诊。说她与另一女孩都看上班内的一个男孩，近半年情绪十分不稳定。她总是感觉到另一女孩在说自己的坏话，破坏她和那男孩的关系。曾经哭闹摔打过东西，最近又有发作。

脉象介绍：诊其六脉弦细，右尺根部有一层薄薄扩张弥散的振动觉，这层振动觉有种飘忽不定的感觉。我诊到右尺脉偏上至关脉中间位置，突然手指像被扎一下，产生一种强烈的妒火感觉的脉象心理效应，直刺我的心中。

脉象分析：右尺根部淡薄播散，略有飘忽感觉的脉象，这是某些容易产生幻觉人常有的脉象。我问这孩子，是否有时可以感到并不存在的事或想入非非。尤其是在自己独自呆着的时候，她说有的。这可以印证这孩子确实有一定程度幻觉存在。由于忌妒而生妒火，恐怕也是某些年轻女孩子的一个特点。

按语：在心理脉象中，有些问题不能反向推理。例如我们说本例的这种脉象是某些容易产生幻觉人常有的脉象；但不能一感到类似的脉象，就说对方有幻觉，这样往往会失误。本例情况具有一定的心理障碍，如得不到正确的引导和治疗，容易在一个大的精神刺激下使病情明显加重，甚至导致精神分裂症类的疾病。

例11　某小姐，年轻、美丽、活泼、开朗，她是那种使人感到无忧无虑，走到哪里就会给哪里带来欢乐的人。有一次，我偶然为她诊脉，我以为一定会有个充满生命力，活脱，欢愉的脉象，实际上恰恰相反，她左寸明显有一个心理创伤脉象，左肝部位漂浮着郁滞的振动觉。我对她说："别人都觉得你很开朗，什么事都不放在心上，从来不知道什么叫发愁，真不知道你心里有那么多不痛快的事。""这是一个不好的心理特征。看着你很开朗，实际有些不痛快的事都埋在心里，不发泄出来，时间长了，就容易形成心理伤害。"

脉象分析：这是一种表面上活泼、开朗，实际上不痛快的事都埋在心里，不发泄出来，形成心理伤害的脉象。在脉象表现上，心理创伤和肝郁形成一种复合脉象，实际上里面还有心理不痛快的成分，受到心理创伤形态的掩盖。若要仔细区分，还是可以感觉出的。在感觉这种脉象时，应分部位感觉与同部位分次感觉的方式相结合，逐步把脉象信息汇拢判断。

按语：我不止一次见到，女孩子如果出奇的活泼、大方，走到哪里就成为别人注目的中心，这欢乐的背后往往可能掩盖着痛苦的情感。这真是大自然的一场恶作剧，定要将活泼，美丽的躯体安上一颗伤痛的心。这一现象也反映了心理脉象的诊法比其他种心理诊断有着更快捷准确的优势，许多重要的心理情感都将在心理脉象面前袒露无遗。

例12　某先生，华人，某跨国公司驻中国分公司总经理。

感情丰富往往是女人的专利，但男人的脉上出现痛苦的感觉却很少见，尤其下移到尺部的痛苦感觉需要长期痛苦的煎熬，积累到一定程度才能显现出来。

脉象介绍：右尺略显粗隆，脉来凝重中略显滞涩，脉管上清晰地浮着一层痛苦心理的脉象振动觉。

脉象分析：右尺略显粗隆，脉来凝重中略显滞涩，这是饱经风霜而老成持重的脉象。脉管上的痛苦振动觉是痛苦经历留下的痕迹。

按语：据了解，该位先生家中在当地亦有一定地位，但他的脉象却是一种老成持重的感觉，可见从小并没有受到娇惯。据了解，他学习刻苦，奋力开拓，工作后又复读了博士学位，多年周旋外国老板之间，终于成为外国公司驻中国首席代表。若论起他当年初到国外打工，钱财用尽，甚至每日仅一顿饭食。由奔波劳碌到如今的显赫地位，曾经经历了多少风雨挫折，我们从他脉象上的痛苦感觉也可略见一斑。古人云："天将降大任于斯人也，劳其筋骨，苦其心志……"现在看来，确实如此。

例13　这里介绍一种对他人或周围环境抱有挑剔而内心永不知足性格的脉象。

挑剔而不知足的性格有它的两面性。如果在处事过程中对自己的作为同样采取挑剔态度的话，他们有可能很上进，在事业上有所成就，并往往取得一定的社会地位。但这种性格对其他人来说，则不那么美妙。他会经常地挑剔你的不足，甚至无端生事，使人觉得他为人尖刻，爱故意挑剔，难以与之共事。这种性格对家庭来说则往往是场灾难。不管对方对他（她）多么关心体贴，如何满足他（她）的要求，他（她）都会随时或在一段时间后产生新的不满，提出新的要求，讲一些不合情理的话，最终使对方忍无可忍。这种家庭经常会发生争执，离婚率很高。

脉象介绍：脉管偏于细直，脉来略有数意，脉管充盈挺直而细长。紧贴脉壁内侧振动觉减弱而显得空旷。脉来有种像细直竹竿似的感觉，向内折摆掠过。振动觉传导似有环绕返聚集指端的感觉，微带有酸滞感。

脉象分析：各人脉管粗细可以不同，但偏于细直，则是经常用心思的结果，反映了心胸狭窄的方面。对于心理脉象来说，过于使用心思的人往往都有脉象偏细的倾向。但应注意，这种偏细是相对他本来的脉象而言。由于受不知足的意念动力所驱使，心搏有加力的趋势，故脉来有数意。脉管挺直细长，脉来像细直竹竿似的折摆掠过感觉，是心里不知足，不平衡导致的脉象摇摆感觉。紧贴脉壁内侧振动觉减弱而空旷，振动觉传导环绕返聚集指端的感觉表现出一种内心需求的感觉。酸滞感是内心不平衡、不满足带来的心理上的不畅感觉。

按语：这是一种性格特征，在十几岁的时候可以在脉象上定型出现，并往往携带终身。糟糕的是具有这种性格的人并不是单纯地表现在对物质的欲望上，它们包括对周围的一切事物，包括情感方面都持有一种挑剔的，经常不知足的态度。以至某些人认为这种人是脾气不好，而不以为是一种心理上的病态。

这种性格和贪婪性格有所区别。贪婪性格为了掠取，占为己有，而挑剔不知足的性格虽然可以提出一些新的欲望，但不一定具有特别的贪婪掠取成分。它可以是一种心理上的不平衡，不满足所造成。当挑剔心理得到满足后，可以带来一时的心理平衡和满足感。

一般来说，这种性格的人女性为多。需要鉴别的是，如果仅仅在工作职位上对人挑剔，而在其他场合不挑剔，或回到家中很关怀体贴，则不是这种性格的人。因为这种性格受一种下意识的心理所驱使，对生活的各个方面（但不是对每一件事情都这样）都会迟早显露出不知足的特征。

我曾有两个朋友，他们都是很友善的人。他们在恋爱时，曾请我给他们的对象诊脉。我发现他们的对象是挑剔而不知足性格的人，当时我真有点手足无措了。这真是一个痛苦的抉择：如果我讲出他们的性格缺陷及后果，在双方热恋的情况下只能造成互相之间的隔阂，甚至拆散了他们。如果不讲明这些，我朋友的婚后生活中可能会有许多不幸和挫折。然而，面对这种悲哀的先知，我只能保持沉默，心中默默祈祷他们能够平安度过这段磨合期。后来果然是这样。一对还没结婚已争吵分手，另一对婚后有了很多争吵与摩擦。

例14　某先生，某集团公司经理。

脉象介绍：右尺略微膨隆，脉壁紧张度增高，血流充实、丰满而呈纺锤状形态。脉来有一种滞重感。伴随每一脉动，在脉管的根部冲起阵阵豆状波动，就像血浆中冒起的一个个小气泡，向上冲顶，上升到尺脉中上部位逐步减弱消失。伴随每一脉动，可以感到从脉管根部向上的、小球样冲动播散的振动感觉。

脉象分析：从脉象感觉上来说，振动觉的滞涩感往往与不舒畅的情绪有关；而滞重感则与心理负荷的加重有关。本例脉壁紧张度增高，血流充实而丰满，脉来有滞重感，与该先生作为公司经理，身担重任是直接相关的，他需要调动全身精力管好企业。精神的高度集中，带来了脉壁紧张度增高，血流充实而丰满的状况，而脉象上的滞重感，则与重任相关的心理负荷有直接联系了。

脉象上小球状的冲动，则代表了容易冲动的性格。这是一种很奇特的手感，它不是随着脉搏整体上升，而是像在血液的河流中，一个个小球状搏动着向上冲顶。很活脱的、激昂的向上冲顶，甚至有点争先恐后的味道。

按语：当我向他指出心理上的缺陷，并说明冲动情绪下做出的决定有时可以断送整个公司的前程。他坦然地接受了这点看法，认为他在一些公司业务的谈判中有时确实受情绪冲动的影响，并表示在以后的工作中注意这点。

前面我们已经数次地提到一些有关部门或公司经理的案例。在经济大潮中，要立于不败之地，不但要有充沛的体力，还要有充分的心理上的健康以及良好的心理素质。正如我们前面讲到的，一个公司决策人不但要有强壮的身体，充沛的精力，还要情绪稳定，心理承受力强，能维系他人，自然也要避免容易冲动的性格。在这方面，心理脉象的诊断为心理素质的判断提供了可靠的了解渠道。

心理脉象并不是成人的专利，下面我们介绍儿童心理脉象的问题。对于儿童来说，心理脉象诊断同样是可行的。由于心理脉象往往成为一种持久的心理状态时才表现得较为显著，而儿童心理相对简单，没有很多复杂的心理成分，故脉象表现上也相对单纯。下面是两个儿童心理脉象的案例。

例15　某女，6岁。

脉象介绍：左寸血管搏动略有滞重感，血管上壁有种拘直缩窄的感觉，好像一小段细线浮在血管壁上。紧贴血管壁周围组织的振动成分减弱，内收的感觉。管壁上方附近组织轻轻浮荡着一缕不畅的振动觉。

脉象分析：左寸血管略有滞重感，这是脉搏波振动成分带来的感觉。其紧贴血管壁周围组织的振动成分减弱，有种内收的感觉，这是一种心重的脉象表示。它和遇事拿得起，放得下的性格成为鲜明对比。血管壁上的细线感和漂浮不畅的振动觉，是心理不痛快的表示。

按语：性格内向与心重感觉不完全一样。性格内向是心理上的不开放，较少与他人交往，不主动与他人沟通心理。心重感觉则是遇事容易存在心里，成为一种心理负荷。此例幼儿虽然年纪很小，但仍有很强的自主思想。脉象中反映了她的性格特征，如果某件很想办的事被大人拒绝了，她很可能不以哭闹或听从的形式来表达自己的意愿，而是把它存留在心里，以默默无言的形式留下这个不愉快的印记。对于儿童来说，这种心理不是这个年龄阶段所应具有的，发展下去对幼儿的心理生理都是不利的。长大后她容易把各种不痛快的事积存在心里，造成心理上的扭曲，或形成一种逆反心理。

家庭是幼儿的第一课堂，从小在家庭环境中习得的病态的心理往往阻塞了孩儿正常心理的发展。很多有关的人格障碍形成于幼儿期。这时候造成的心理损伤往往以潜伏的状态遗留在内心深处，等到了青春期或遇到生活创伤的刺激，形成一系列精神疾病。

有趣的是，这个幼儿与她母亲的性格极为相似。这种亲情间性格的影响和延续，也是值得我们研究和考虑的。

例16　某男，12岁，学生，形体瘦弱。

脉象介绍：右尺血管壁绷紧、细颤，内侧振动觉明显减弱，有种陷落感。脉搏如小豆状滚过，有悸动和轻度慌张的感觉。

脉象分析：这是一种恐惧和容易受惊的脉象感觉。对于儿童来说，如果受到惊吓或遇到使之恐惧的事件，当时未能得到有效的身心保护，其刺激量和时间特征达到一定强度，则可以形成这种心理特征。

按语：我询问了这孩子的情况，知道孩子的父亲去世，母亲在农村改嫁。孩子曾受到继父的殴打和虐待，留下了心理的创伤。虽然后来被奶奶接走，但儿童心理发育期的重大精神刺激，给他的心理上留下了不可磨灭的印记。

儿童心理特征的形成与幼年时期的经历有直接的关系。作为家庭成员如有精神问题，或有遗传性精神疾病，或有严重心理伤害，或夫妻关系紧张，感情破裂，或重大的家庭变故，都会形成产生子女人格障碍的温床。而幼儿一旦形成某种心理创伤或心理特征，则很难抹去，甚至贻害终身。

应说明的是，恐惧心理特征与我们遇到一个可怕的场景时产生的恐惧心理不同。当遇到可怕的场景时，产生恐惧心理是一种正常的心理现象，可以说人兼有之。而恐惧心理特征则是一种持久的心理特征，他可以有特定的恐惧对象，也可以不具备某种特定的恐惧对象。这种心理特征一旦形成之后，心理脉象上的痕迹很难消失，标志着持久的心理损伤。

成人的恐怖心理，有些是儿童时期心理的延续，有些则是生活经历造成的心理障碍。我曾见到一个被误判入狱而又释放出来的青年，虽然事件已经过去很多年了，但这段经历在他的脉象留下深深的恐怖心理的痕迹却依然触目。

需解释的是，脉象上的恐怖心理仅仅代表他过去遗留的心理痕迹与当前的心理特征，并不一定代表目前恐怖正在发作。

恐怖心理脉象与神经症中的恐怖症，它们在脉象表现上略有不同。恐怖心理的脉象，脉象痕迹深刻并且鲜明；神经症中的恐怖症，有时脉象形态与他们的外在表现并不成正比。例如有时看着他们十分恐怖，甚至颤抖，但脉象表现却达不到这种程度。

例17 某先生，精神分裂症患者。

脉象介绍：脉象弦长实大，按之搏指，直通三关。脉象振动觉炽烈而躁动，有种躁疾狂乱的感觉。

脉象分析：脉象弦长实大，按之搏指，这是在狂乱神志的指使下，心脏强力收缩的结果。振动觉成分则显示了不受大脑控制的，混乱躁动的思维模式。

按语：精神分裂症患者在发作期的脉象，大多表现为实大弦长，像一根直挺挺的筷子一样，直上直下。遗憾的是，我们对他们心理成分的提取却显得很少，他们似乎更多地表现为外在的狂乱举动，而缺少实质的情感内容。

这里有个需要讨论的问题。心理脉象着重是对心理情感活动的感知，它可以感知心理状态，但心理状态和我们通常所说的心理性疾病并不是完全等同的概念。例如，我们可以感知患者的恐惧心理，但我们不能直接判断它是否是患有西医的恐怖症。因为恐怖症的诊断需要有一系列的诊断标准，只有完全符合这些诊断标准才可以称之为恐怖症。然而从心理脉象的角度出发，我们只能说精神分裂症患者具备某种脉象，却不能单凭这种脉象就诊断精神分裂症。

例18 某女士，半月前，患者由于强烈精神刺激诱发反应性精神病，她语言激烈，思维活跃，常常从一个概念突然跳跃转换为另一不相干的内容，就诊时坐立不安。

脉象介绍：双手脉象弦细而长，脉搏高峰和周围组织弥散着强烈躁动的振动波，亢奋冲动而无序，使诊者感到极不舒服。

脉象分析：广泛弥散强烈躁动的振动成分是这类精神疾病的特征。正由于这种成分的强烈广泛，往往掩盖了其他成分的感知。若在仔细的感应下，依据诱因的不同，有时我们可以感觉分离出痛苦、惊吓、失恋或其他一些诱发疾病的基本情绪因素。

按语：从以上两个案例看，这类病症的详细西医疾病分类诊断还需要有其他诊断内容的配合。而脉象上的躁动成分，反映了精神疾患导致思维躁动无序混乱状态。作为心理脉象来说，脉象的躁动成分及强度范围可以反映出疾病的程度及发展趋势，可以指导我们对用药效果的判断及作为药量增减的参考指标。具体地说，躁动成分的减弱，代表疾病的向愈；躁动成分的消失，则代表疾病基本控制。在这方面，心理脉象具有较准确的判断意义。

以下我们讨论另一个问题。

作为心理脉象的应用，也许有人会提出："心理脉象对于外国人是否适用？"这是一个令人感兴趣的问题。心理脉象作为一种心理情绪过程的识别工具，对中国人和外国人来说都是相同的。因为作为人类共同的心理过程和心理情绪特征，他们都是相同和相通的。下面举两个例子说明这个问题。

例19　某小姐，日本国籍，到中国学习中医3年，来我处进修实习。看我脉诊感到兴趣，邀我诊脉。

脉象介绍：脉管紧张度略高，左寸有种动滑的悸动感。一分钟后这种动悸感逐步平稳，而血管紧张度仍然略微增高。左关脉管上方有种手感酸麻不适的振动感觉。

脉象分析：脉管紧张度略高，左寸动滑悸动感。这是刚诊脉时对方心理紧张所造成的。一些对诊脉不甚了解，或见了医生容易紧张的人常有这种现象，不可作为病脉认识。这种现象在和对方作放松交谈后可以逐步缓解。血管紧张度增高是由于她处于异国环境，心理上的不适应形成神经基础紧张度的增高。左关酸麻不适的手感是典型的肝郁脉。

按语：到了异国他乡，心理紧张度增高属于正常生理反应。而我向对方指出她患有肝郁的情况时，她说："现在社会那么复杂，工作又紧张，有些肝郁是很正常的事情么。"令我大吃一惊。

例20　某小姐，美国人，形体略微单薄，有种文静而腼腆的感觉。我在一个西班牙学生的住处和她相遇，并邀我诊脉。

脉象介绍：右尺脉管细直微紧，脉管周围振动觉淡薄，显得虚静冷清，脉来有小球样悸动掠过的感觉。

脉象分析：右尺脉管细直微紧，周围振动觉淡薄冷清。有些类似无依无靠脉象感觉，实际上它略有差别。它没有尺脉的细颤与周围内收的振动觉，因此并没有强烈的需求保护的感觉。但从脉象上显示，类似孤独和与周围环境缺少心理上沟通的感觉还是有的。大概与这些国家里，某些家庭孩子较早自立，亲情间关系不是很紧密有关。脉来有小球样悸动掠过的感觉，显示了易惊的心理特征，可能与她幼年时的某些经历有关。

按语：这两个案例，显示了外国人与中国人有着同样的心理特征与心理脉象。因此心理脉象的诊断没有国界之分，具有普遍的临床意义。在这里只能做一个概括的介绍，更多的研究实践有待于共同的努力。